精神科疾病
诊疗思维与应用实践

Diagnosis and Treatment Thinking
and Application Practice
of Psychiatric illness

李建功 王晶 张家瑞 曹青 陈钰 蒋剑苓 主编

化学工业出版社
·北京·

内容简介

本书共十九章,上篇介绍精神科疾病基础,包含绪论、精神病学的发展、精神疾病的症状学、精神疾病的病因学及诊断学、精神科专科治疗,及精神科基本操作规范。下篇介绍精神科疾病诊治,涵盖了精神科领域的常见疾病,结合最新研究成果,介绍其诊疗思维和治疗。从理论到实践,从诊断到治疗到康复,每一部分都力求精确、深入、实用。

本书旨在为精神科医师、医学生及其他相关专业人员提供全面的理论基础和实践指导,以便更好地理解、诊断和治疗各种精神疾病。

图书在版编目(CIP)数据

精神科疾病诊疗思维与应用实践 / 李建功等主编.
北京 : 化学工业出版社,2024. 11. -- ISBN 978-7-122-46933-5

Ⅰ. R749

中国国家版本馆CIP数据核字第2024KT7650号

责任编辑: 满孝涵   王 玮
责任校对: 李雨晴
装帧设计: 史利平

出版发行: 化学工业出版社
         (北京市东城区青年湖南街 13 号   邮政编码 100011)
印   装: 三河市君旺印务有限公司
787mm×1092mm   1/16   印张 18½   字数 453 千字
2024 年 11 月北京第 1 版第 1 次印刷

购书咨询: 010-64518888   售后服务: 010-64518899
网   址: http://www.cip.com.cn
凡购买本书,如有缺损质量问题,本社销售中心负责调换。

定   价: 88.00元   版权所有   违者必究

《精神科疾病诊疗思维与应用实践》
编写人员

主　　编　　李建功　天津市安定医院

王　晶　天津市安定医院

张家瑞　天津市人民医院

曹　青　昆明市精神病院

陈　钰　武汉市武东医院

蒋剑苓　内蒙古自治区第三医院

副主编　　廖其凯　重庆市第十一人民医院

张会莲　白城市洮南神经精神病医院

黎永锋　十堰市中西医结合医院

孟庆顺　肥城市仪阳街道卫生院

景　兰　内蒙古自治区精神卫生中心

（内蒙古自治区第三医院、内蒙古自治区脑科医院）

陈彦君　巴中市精神卫生中心

张川江　内蒙古自治区精神卫生中心

（内蒙古自治区第三医院、内蒙古自治区脑科医院）

杜熔淦　哈尔滨市第一专科医院

程常娥　烟台市栖霞市心理康复医院

刘玉琼　武汉市第二社会福利院

陈　静　德阳市精神卫生中心

施金埔　贵州省黔西南布依族苗族自治州贞丰顺康精神病医院

周　峰　福州市精神病人疗养院

任仕强　德阳市精神卫生中心

郭　萍　武汉市武东医院（武汉市第二精神病医院）

靳广军　广汉乐龄精神病医院有限责任公司

李　谭　济宁儒济医院

编委人员　　薛　斌　哈尔滨市第一专科医院

李建功，男，医学硕士，现任天津市安定医院精神科主治医师，从事精神心理诊疗工作14年，系统学习并熟练应用认知行为治疗及眼动脱敏治疗，熟练掌握对各类精神障碍的诊断及治疗，尤其擅长抑郁症、焦虑症、强迫症的药物及心理治疗，在住院医师规范化培训中负责带教工作。参与天津市及全国精神障碍流行病学调查，多次参与危机干预工作，为多所大学提供学生心理健康评估及心理咨询服务。

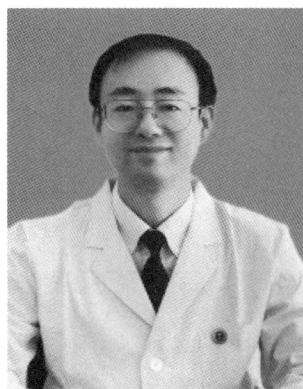

王晶，女，毕业于天津医科大学精神病与精神卫生专业，硕士学位。现任天津市安定医院精神科主治医师。2009年至今从事临床工作。在住院医师规范化培训中负责带教工作。擅长精神分裂症、双相障碍、焦虑障碍等精神科常见疾病的诊疗。发表论文2篇。

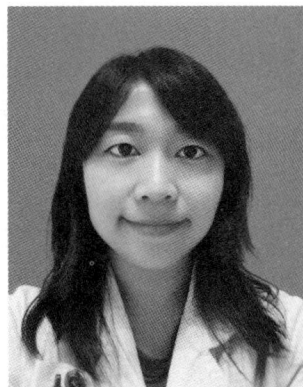

张家瑞，女，医学硕士，现任天津市人民医院精神心理科副主任医师，心理治疗师。对睡眠障碍、焦虑抑郁障碍、心身疾病、心境障碍、老年精神障碍等疾病诊疗经验丰富，擅长运用药物、心理治疗及中西医结合的诊疗思维对疾病进行个体化综合管理。曾参与国家级课题1项，发表论文10余篇。担任天津市医师协会精神科分会委员，中西医结合学会精神疾病、老年医学、心身医学专业委员会委员。

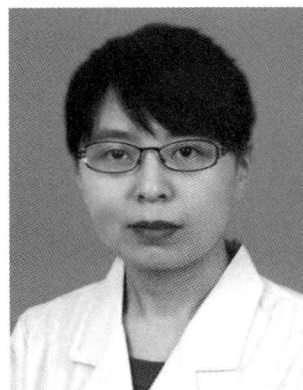

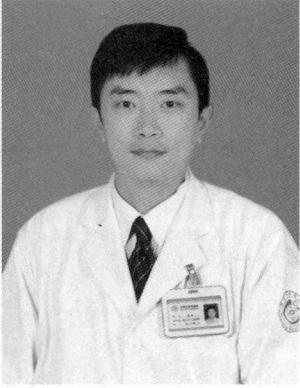

曹青，男，毕业于昆明医科大学临床专业，主治医师，中级心理治疗师。现任昆明市精神病院重性精神科副科主任。从事精神科临床工作15年，对重性精神病及女性精神病的诊断与治疗有一定的造诣。先后到多地学习进修，曾到上海精神卫生中心深造。发表多篇学术论文，主要以药物对照研究为主。

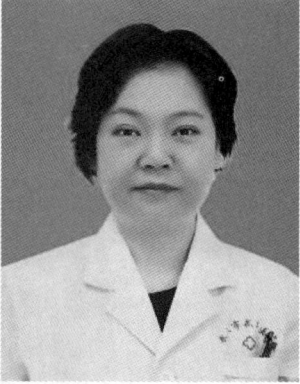

陈钰，女，本科，精神科副主任医师，现任武汉市武东医院睡眠体检中心主任，中级心理治疗师。擅长各种精神疾病的诊断及治疗，研究方向为睡眠障碍、精神疾病、老年性疾病的综合治疗。担任武汉微循环学会睡眠障碍防治专委会常务委员，湖北省中医药学会神志病分会委员。从事临床精神病学20余年，专注于老年精神病学研究和临床实践，对老年痴呆、睡眠障碍和精神障碍的康复治疗积累了丰富的临床治疗经验和深刻的研究见解。在核心期刊发表专业论文多篇，参与编撰多部精神医学专著。

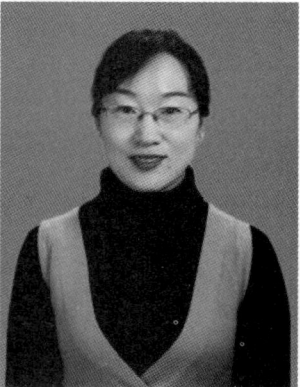

蒋剑苓，女，副主任医师。毕业于内蒙古医科大学，现就职于内蒙古自治区第三医院。从事重性精神疾病诊疗工作近20年，擅长精神分裂症、抑郁焦虑、双相障碍、睡眠障碍等各种精神疾病的诊治及心理治疗、心理咨询。担任精神卫生学院的带教老师及责任导师工作。担任内蒙古自治区医师协会精神科青委委员及内蒙古自治区女医师心身医学与临床心理学委员会委员。为精神残疾鉴定组成员。发表国家级论文3篇。作为主要成员参与内蒙古自治区自然科学基金项目1项。

前　　言

　　随着社会的快速发展和人们生活节奏的加快，精神健康问题逐渐成为公共卫生领域的重要组成部分。精神科疾病在临床医学中占有极其重要的地位，这不仅因为它们对个体的健康和功能有深远的影响，而且因为这些疾病对家庭、社会和经济系统也有着广泛的影响。为适应精神病学和临床研究迅速发展的形势，编者在参阅大量文献的基础上，结合自身临床经验，编写了本书。

　　本书共十九章，内容从精神障碍的基础理论研究到具体的疾病类型，再到治疗方法和康复管理，涵盖了精神科领域的常见疾病。上篇介绍了精神障碍的基本概念、病因和相关因素，为读者揭示了精神疾病形成的多因素模型。随后，在讨论了精神疾病的症状学后，还进一步介绍了精神疾病的病因学及诊断学，强调了精确诊断在专科治疗中的核心地位。下篇详尽讨论了从精神分裂症、抑郁障碍、焦虑与恐惧相关障碍、强迫症、分离障碍到各类神经发育障碍等多种疾病的诊断与治疗，结合最新研究成果，提供了详细的诊断分析和治疗方案。此外，对老年性抑郁症和阿尔茨海默病进行了深入分析，不仅反映了社会人口老龄化的现实挑战，也强调了针对这一特定群体精神疾病的理解与关怀的重要性。

　　本书力求全面覆盖精神科的各个方面，从理论到实践，从诊断到治疗再到康复，每一部分都力求精确、深入、实用。本书旨在为精神科医师、医学生及其他相关专业人员提供全面的理论基础和实践指导，以便更好地理解、诊断和治疗各种精神疾病。

　　鉴于编者学识水平所限，书中难免存在不足之处，敬请读者给予批评指正。

编　者

2024 年 10 月

目　　录

上篇　精神科疾病基础

下篇　精神科疾病诊治

上篇
精神科疾病基础

第一章　绪论

第一节　概述

一、精神病学

精神病学，作为临床医学的一个重要分支，专注于研究精神疾病的病因、发病机制、临床表现、发展规律，以及治疗和预防方法。这个学科的复杂性和精神疾病本身的特点可促使精神病学细化为多个亚专科，以更深入地探讨不同的疾病类型和处理方法。

1. 亚专科的细分

精神病学包括多个亚专科，各自关注不同的领域。

（1）社会精神病学：研究精神疾病与社会因素的关系，探讨文化差异如何影响精神疾病的发生和发展。

（2）司法精神病学：处理精神病患者涉及的法律问题，评估患者的责任能力和适当的安置问题。

（3）精神病理学：基于心理学，对异常思维、情感和行为进行分类和研究，探索精神现象的内在联系。

（4）生物精神病学：从生物学角度分析精神疾病的病因和发病机制，研究其治疗和预后。

（5）成瘾精神病学：专注于成瘾行为的心理和生理机制，以及其治疗和预防。

根据患者的年龄，精神病学进一步分为儿童精神病学、成人精神病学和老年精神病学，以适应不同年龄段的特定需求。

2. 精神病学的演变

随着社会经济的发展和公众对精神卫生需求的增加，精神病学的研究和服务对象已经从传统的重性精神障碍，如精神分裂症，扩展到包括焦虑、抑郁障碍、强迫障碍等轻性精神障碍。同时，治疗模式也由封闭式管理转向更开放或半开放式的管理，倾向于以社区和家庭为基础的治疗方法。

新一代精神药物的出现、对康复及复发预防的重视显著改善了精神障碍患者的预后。因此，现代精神病学已经超越了传统定义的范围，变得更为全面。

3. 术语的变革

由于"精神病学"这一术语可能带来的误解和歧视，许多学者建议将其更名为"精神医学"。这一新的称呼不仅更准确地反映了该学科的医学性质，也有助于减少对患者的社会偏见，更全面地涵盖了其研究和治疗的广泛领域。

二、精神障碍

精神障碍是一类表现为显著的认知、情感和行为改变的诊断性问题，这些改变常伴随着痛苦体验和（或）功能损害。这类疾病不仅可能导致患者的日常功能受损，还可能增加死亡和残疾的风险。例如，阿尔茨海默病主要表现为记忆等认知功能的显著下降；抑郁症则以深度抑郁情绪为特征；儿童注意缺陷障碍则通常表现为注意力不集中和过度活跃。

传统上，精神障碍按照是否具有明显的器质性因素分为器质性精神障碍和功能性精神障碍。器质性精神障碍包括由脑炎、慢性脏器衰竭等引起的疾病。功能性精神障碍则分为重性精神障碍（如精神分裂症）和轻型精神障碍（如焦虑症、应激相关障碍）。此外，还有一些精神障碍可能从儿童时期开始，持续终生，如发育障碍、精神发育迟滞和人格障碍等。

虽然这种传统分类在临床诊断中仍被广泛使用，但从科学研究的角度看，这种分类存在争议，逐渐被新的分类系统所取代。国际上，精神健康问题普遍存在，研究表明，25%～30%的急诊患者因精神问题就诊。在美国，每十人中就有一人可能在其一生中的某个时期入住精神病院，1/4～1/3的人群会寻求精神健康专业人员的帮助。

在中国，精神障碍的患病率也很高，据估计，有1600万人患有精神病性障碍，3000万人患有抑郁症。然而，这些疾病的识别率和治疗率仍然较低，这对中国的精神卫生事业提出了巨大的挑战。此外，精神障碍的普遍性和对社会的重大影响呼吁更加关注和改进对精神健康的研究、诊断和治疗服务，以提高患者的生活质量和减少社会负担。

第二节 脑与精神活动

现代神经科学证明，人类所有的精神活动（广义的行为）均由大脑调控。我们对孩提时代经历的清晰回忆来自我们的大脑，我们的喜怒哀乐、一言一行，皆是大脑功能的体现。正常的大脑功能产生正常的精神活动，异常的大脑功能与结构可能导致异常的精神活动与行为表现。因而大脑（躯体的一部分）与精神不可分割，如果没有大脑的完整性，就不可能有完整的精神活动；如果没有环境的刺激、个人的经历、反映的对象，这种完整性也就毫无意义。

一、脑结构与精神活动

人类大脑结构的复杂性是科学研究中的一个重要且困难的领域。它由大约1000亿个神经细胞（神经元）组成，神经细胞种类繁多，如在人类视网膜上就存在多达23种不同类型的间质细胞。此外，大脑还包含比神经元更多的神经胶质细胞，这些细胞在维持神经功能中扮演着重要角色。

神经元之间的相互联系尤为复杂。平均每个神经元可以与其他神经元形成超过1000个突触联系。特别地，浦肯野细胞可以与其他细胞形成高达10万～20万个突触，这意味着整个人类大脑中存在数万亿至10万亿个突触。这些突触构成了大脑中的无数大大小小的神经环路，是我们行为和心理活动的基础。

大脑通过这些环路以复杂的方式处理信息。例如，视网膜接收的视觉信息经过初级处理后，会同时在多个环路上进行进一步分析，包括物体的识别、位置、颜色和形状等。最终，大脑将这些信息进行整合，并结合触觉、听觉体验、过往经历和记忆，形成一个完整的知觉体验。

大脑结构的完整性对于保持正常的精神功能至关重要。例如，额叶的损伤常常会导致认知功能受损，使得患者难以完成需要时间和空间认知的复杂任务，从而无法适应当前和未来的环境需求。具体案例中，一侧额叶切除的妇女可能无法组织和计划日常活动，如准备一日三餐，尽管她保持了烹饪个别菜肴的能力。

此外，大脑中的丘脑区域负责接收和传递信息到大脑的其他部分。慢性酒精依赖导致的B族维生素缺乏可能引起内侧丘脑和乳头体的损伤，进而影响患者的近期记忆并导致定向障碍。

近年来，脑影像和结构研究表明，精神分裂症患者在发病前的大脑结构和功能就已存在异常。随着病程的延长和发作次数的增加，患者的脑室扩大和皮质灰质丧失现象更为明显，这有助于解释精神分裂症作为一种发展性和具有慢性衰退性的疾病特征。这些发现强调了对精神障碍深入研究的重要性，以便更好地理解其发病机制并制订有效的治疗策略。

二、脑神经与精神活动

大脑的神经化学极其复杂，涉及多种神经递质和受体，这些神经递质和受体共同构成了精神活动的化学基础。神经元通过电信号进行通信，在突触处这些电信号转化为化学信号，随后又转化回电信号。这一过程中，神经递质扮演了至关重要的角色。

1. 神经递质的分类和功能

大脑中存在超过100种神经递质，这些可以大致分为小分子和大分子两大类。小分子如单胺类神经递质，而大分子包括内源性阿片肽和P物质等。神经递质与其相应的受体结合后，产生生物学效应。例如，多巴胺具有5种不同的受体，而5-羟色胺（5-HT）至少有14种受体。

神经递质受体可分为两大类：配体门控通道和G蛋白耦联受体。配体门控通道受体工作机制是，当神经递质与受体结合后，会导致离子通道开放，细胞膜通透性改变，进而影响细胞内的离子平衡。例如，谷氨酸受体在正离子进入细胞后产生兴奋性效应；相对地，γ-氨基丁酸（GABA）受体则允许负离子进入细胞，产生抑制性效应。

2. 神经递质与精神疾病

神经递质对精神疾病的发展有深远的影响。例如，精神分裂症的某些症状，如幻觉和妄想，可能与多巴胺系统的功能亢进相关，而情感淡漠等阴性症状则与多巴胺功能低下有关。另一方面，5-HT的功能失调与抑郁症密切相关，其活性降低可能导致抑郁情绪、食欲减退、失眠等症状。

当前的抗抑郁药物，如选择性5-HT再摄取抑制剂（SSRIs），主要通过阻断5-HT和去甲肾上腺素的再摄取来发挥作用，从而缓解抑郁症状。

3. 神经递质的复杂互动

神经递质系统的复杂性不仅体现在它们的种类和功能上，还体现在它们如何通过各种受体产生多样的生物效应。大多数神经递质通过与多种受体结合来影响不同的生物学路径，从而调控情绪、认知和行为等多种心理活动。例如，G蛋白耦联受体的活化可以触发一系列的下游信号传导事件，如环磷酸腺苷（cAMP）的生成和蛋白激酶的激活，进而调控细胞内的多种生物学过程。

这些复杂的化学信号转导过程在精神疾病的发生、发展及治疗中扮演着核心角色，是精神医学和神经科学研究的重点。通过深入研究这些过程，医师能更好地理解精神疾病的机制，并制定更有效的治疗方法。

三、脑可塑性与精神活动

大脑作为人体最复杂的器官，不仅因其结构和神经化学活动而显得复杂，更因为这些结构和活动不断地发生变化，显示出高度的可塑性。神经系统的这种可塑性在个体的生命历程中始终存在，从发育阶段到成年甚至老年时期，无论是外周还是中枢神经系统，从单个神经元到整个神经回路，都可能经历可塑性的变化。这种变化是行为适应性的生物学基础，反映在大脑功能，如学习和记忆、行为表现和精神活动等方面的改变，以及在更微观层面上，如神经递质、受体、神经电生理活动和突触的微细结构等的变化。

以记忆为例，可以看到大脑可塑性的具体表现。人类对各种经历的记忆初始通常存储在海马区，运动记忆则主要位于纹状体，而情绪记忆则主要在杏仁核等区域进行编码。人们在日常生活中无时无刻不在学习新事物，无论是有意或无意的学习，都会改变大脑的结构。神经递质反映的是大脑当前处理的信息，若环境刺激适当且强度足够，便会形成新的突触联系，同时也可能加强或削弱已存在的突触联系。而应激过强、药物滥用或某些疾病状态都有可能导致神经元的死亡。

当前研究显示，成人大脑中仍有新的神经元生成，这是大脑为了适应信息处理和存储的需求而不断进行的调整。大脑可塑性与记忆之间的联系体现在两个层面：一是在分子和细胞层面通过形成新的突触联系；二是在突触间的信息循环和交流，导致行为的改变。

随着神经科学的迅速发展，我们对大脑结构和功能有了更深入的理解。尽管基因构成了复杂的人类大脑，但它们不是唯一决定因素。在整个生命过程中，基因与环境（包括学习训练、经验积累、外部刺激等）的相互作用使大脑处于持续的构建和变化之中。这种复杂性解释了为何只有3万～4万个基因，却能形成高达数万亿的突触联系。因此，无论是药物治疗还是心理治疗，都能对大脑产生影响，带来积极的治疗效果。

第三节 精神障碍的病因相关因素

与感染性疾病相比，功能性精神障碍的确切病因和发病机制至今尚未完全揭示，也缺乏敏感和特异的体征或实验室异常指标（如生物标志物）。然而，精神障碍与其他身体疾病一样，通常是生物、心理和社会（包括文化）因素共同作用的结果。例如，无论是糖尿病还是精神分裂症，其发生都可以看作是这些多方面因素相互作用的结果。

在某些疾病中，生物学易感性可能是一个必要的因素，但这还不足以完全解释疾病的所有发展过程。在其他疾病中，心理和社会因素可能同样必要，但它们也不能完全说明疾病的所有病因。大脑和精神是不可分割的，大脑作为产生精神活动的器官，无论是正常还是异常的心理现象都源于大脑。得益于神经系统的可塑性，心理和社会文化因素通过记忆、学习等过程在大脑中得以体现，并在这一过程中导致大脑的结构、化学和神经活动发生变化。

然而，重要的是要认识到，神经科学并不旨在将精神现象简单化为神经传导过程，也不能单纯用神经递质、突触、受体和神经环路的变化来全面解释精神活动的多样性和复杂性。就像任何高级的生理活动都包括更基本的生理过程，并且遵循这些基本过程的规律一样，高级的活动形式同时也展现出独特的、基础形式所不具备的发展规律。虽然我们可以利用数学来解释物理和化学现象，同样也可以用神经生化学和神经生理学来阐释精神现象，但正如物理和化学现象不能仅仅还原为数学公式那样，精神现象也不应仅仅被简化为神经生化或神经生理的现象。这种理解强调了对精神现象的全面和深入探索的必要性，以及采用综合多学科方法来全面理解和治疗精神疾病的重要性。

一、精神障碍的生物学因素

影响精神健康或精神疾病的主要致病因素大致可以分为遗传、神经发育、感染、躯体疾病、创伤、营养不良、毒物等。这些致病因素可能相互作用，并在不同个体起不同的作用，这里仅叙述遗传、环境、神经发育、感染与精神障碍的关系。

（一）遗传与环境因素

精神疾病的发生与多种因素相关，包括遗传、神经发育、环境因素、感染等。虽然我们已经识别出这些疾病具有明显的遗传成分，但确切的病因和发病机制仍然复杂且未完全明了。

1. 遗传因素

遗传研究表明，诸如精神分裂症、情感障碍、孤独症、神经性厌食症、多动症、惊恐障碍等所谓的"功能性精神障碍"均显示出家族聚集性，暗示着遗传因素在这些疾病中的重要角色。虽然单基因疾病（如亨廷顿病）通过明显的遗传模式传递，但大多数精神障碍则涉及更复杂的多基因遗传因素。例如，精神分裂症可能与100多个遗传位点有关，这些位点上的微效基因共同作用，可能增加疾病的风险。这种复杂性使得识别单一的致病基因极为困难。

2. 环境的影响

环境因素在精神障碍的发生、发展和表现中发挥着关键作用。例如，精神分裂症在同卵双生子中的共病率不足50%，表明即使遗传背景相同，环境因素也具有决定性的影响。双生子研究通过比较同卵和异卵双生子的共病率来评估遗传度，进一步揭示了遗传和环境因素的相互作用。

3. 表观遗传学

表观遗传学研究遗传表达的变化，这些变化不涉及DNA序列的改变，而是由环境因素引起的DNA甲基化和染色质结构变化。这些表观遗传变化可能影响疾病的发生，并可能遗传至下一代。临床研究关注表观遗传过程，因为这些变化可能是可逆的，这提供了通过改变环境因素来预防或治疗疾病的可能性。例如，研究表明，在童年遭受严重虐待的低单胺氧化酶A活性个体更容易表现出反社会行为；5-羟色胺转运体的某些基因型在经历负面生活事件后，更容易患抑郁症。

总之，精神障碍的发生是一个复杂的生物-心理-社会过程，遗传和环境因素共同塑造了个体的精神健康状况。通过了解这些复杂的相互作用，我们可以更好地预防和治疗这些疾病。

（二）神经发育异常

神经发育异常假说是理解精神疾病发病机制的重要前沿领域。该理论提出，精神障碍患者的大脑发育从早期就开始偏离正常轨迹。遗传和早期环境因素如何影响神经系统的发育是该理论的核心，这些因素可能导致神经元的增殖与分化异常、突触的过度修剪或不正常的连接。这些变化通常表现为脑的结构和功能的可塑性变化，如额叶、颞叶内侧及海马等关键脑区的灰质与白质减少及体积缩小。

最初，这些发育异常可能只表现为轻微的异常，如轻度的认知功能损害。然而到了青春期后，这些异常可能会变得更为严重。影响神经发育的因素包括遗传、表观遗传以及环境因素。研究表明，如精神分裂症、注意缺陷多动障碍和孤独症这样的疾病可能属于同一疾病谱系，它们都与神经发育的异常有关，并共享一些发育异常的基础。

在个体的早期发展过程中，遗传与环境因素的相互作用对特定脑区（或神经回路）的发育产生影响，从而导致神经发育异常。不同的脑区发展异常可能导致各种不同的精神疾病，这些疾病具有不同的临床特征。以精神分裂症为例，许多研究显示，精神分裂症患者可能在母亲的孕期就存在问题，如感染、营养不足等，这些因素与患者的特定面部特征、病前人格和认知特征、遗传脑影像及神经病理性改变等相关。

通过对神经发育异常假说的研究，我们能更深入地理解精神疾病的生物学基础，为开发预防和治疗策略提供科学依据。

（三）感染

自20世纪初以来，科学家们已经认识到感染因素能够显著影响中枢神经系统，进而导致精神障碍的发生。例如，梅毒这种通过性传播的疾病，在初期主要影响生殖系统，但在多年潜伏后，梅毒螺旋体会侵入大脑，引发神经梅毒。这种疾病主要表现为神经系统的退行性改变，如痴呆、精神病性症状和麻痹。

同样，人类免疫缺陷病毒（HIV）也能侵入大脑，引起认知和行为功能的逐渐损害。HIV感染初期可能表现为记忆力减退、注意力不集中和表情淡漠等症状。随着病程的进展，患者的症状会变得更加严重，如发展至缄默症、大小便失禁和截瘫等。15%～44%的HIV感染者会展现出痴呆样的症状。虽然HIV不能直接感染神经元，但它可以感染脑内的巨噬细胞和小神经胶质细胞，通过这些细胞的炎症反应释放神经毒素和自由基，最终导致大脑神经元受损，这也是所谓的艾滋病脑炎，严重时可引发痴呆。

其他可引起精神障碍的感染还包括弓形虫感染、单纯疱疹性脑炎、麻疹性脑脊髓炎、慢性脑膜炎、亚急性硬化性全脑炎等。值得注意的是，最近的研究发现，有些儿童在患有链球菌性咽炎后突然出现强迫症的症状。目前普遍认为，这些由细菌、病毒或寄生虫引起的感染，无论是在胎儿期、儿童期还是成年后发生，都有可能通过血脑屏障侵入大脑。这些感染可能直接影响大脑结构和功能，或者引发免疫反应，甚至导致自身免疫系统错误地攻击大脑细胞，从而干扰大脑的正常发育，引发一系列精神神经症状。

二、精神障碍的心理－社会因素

应激性生活事件、情绪状态、人格特征、性别、父母的养育方式、社会阶层、社会经济状况、种族、文化宗教背景、人际关系等均构成影响疾病的心理－社会因素。

心理－社会因素既可以作为原因因素在精神障碍的发病中起重要作用，如急性应激性精神障碍、创伤后应激障碍、适应障碍等；也可以作为相关因素影响精神障碍的发生、发展，如焦虑障碍、抑郁障碍，甚至是精神分裂症等；还可以在躯体疾病的发生、发展过程中起重要作用，如心身疾病。

本节仅简述应激性生活事件、人格特征与精神障碍的关系。

（一）应激与精神障碍

应激一词最初由Selye提出，用来描述生物体对外界刺激的反应。为了避免混淆，他引入了"应激源"这个新词来特指外界的刺激，而将"应激"定义为对这些刺激的反应。

在生活中，个体不可避免地会遭遇各种事件，这些事件往往成为引发应激反应的源头。

常见的个人生活事件，如恋爱、婚姻、家庭问题、工作或学校中的人际关系等，都是主要的应激源。此外，社会中的公共问题，如战争、自然灾害（洪水、地震）、交通事故、种族歧视，以及个人遭遇的特殊困境，如身体缺陷、遗传性疾病、精神疾病、难治性疾病、遭受虐待或遗弃等，也是重要的应激源。

临床上，与应激相关的精神障碍主要包括急性应激反应和创伤后应激障碍（PTSD）。急性应激反应通常在经历强烈的精神刺激后数分钟至数小时内发病，持续时间较短（少于1个月），可能表现为精神运动兴奋或抑制。而PTSD则主要表现为焦虑、恐惧，以及对精神创伤情景的反复回忆和梦境中的重新体验。慢性应激反应通常与个体的人格特征更为相关，临床上常见的表现为适应障碍等。

此外，社会和心理的刺激也常常作为多种精神障碍的诱因，应当予以足够的重视。除了外界的生活事件，内部需求得不到满足、动机行为受挫也会引发应激反应，长期的应激可能导致焦虑、抑郁及心身疾病等问题的发生。

（二）人格特征与精神障碍

人格是指一个人在日常生活中展现的总体情绪和行为特征，这些特征通常是稳定且可预测的。性格则是在个体的气质——一个人固有的、独特的、稳定的心理特性的基础上，通过个体的活动和社会环境的相互作用形成的。

例如，一个开朗和乐观的人通常对他人友好、热情，思想和感情容易表达，他们乐于帮助他人，也容易获得别人的帮助和理解。在人际关系中，这种性格的人往往遇到的误解和矛盾较少，即便有冲突，也容易解决。这类人往往性格外向，喜欢追求刺激和挑战，可能表现得较为冲动，思考不足。

相反，性格较为拘谨和抑郁的人则倾向于与他人保持一定的距离。他们性格内向，倾向于回避刺激，但通常较擅长深思，冲动行为较少。

在某些情况下，个人的性格可能从小就显著偏离正常，适应能力不良，达到可能对自己或他人造成伤害的程度，这种情况称为人格障碍。人格障碍与某些精神疾病有着密切的联系。例如，表演型性格的人可能容易患有分离性障碍，具有强迫性格的人可能倾向于发展强迫症，而分裂样人格障碍的人则更有可能患有精神分裂症。

三、关于精神障碍病因学的思考

在探讨精神障碍的成因时，区分"关联""危险因素""疾病结果"与"病因"是非常重要的。例如，虽然人们常将精神刺激视为抑郁的原因，但这种看法可能涉及因果关系、关联或是因果关系的混淆。例如，应激性生活事件与抑郁之间存在联系，但难以明确是应激导致抑郁，还是抑郁诱发了应激。即便应激事件先于抑郁出现，也不能断定二者之间存在直接的因果关系，应激可能仅是抑郁的一个危险因素。此外，精神障碍的成因复杂且多元，其危险因素可能彼此交织。

疾病结果通常是指疾病发生后的影响。例如，一个人在体检中被诊断出患有恶性肿瘤后，可能会经历心理和生理上的剧烈反应，如焦虑、抑郁等。这些反应不仅影响了肿瘤的治疗，还可能加速病情的发展。因此，从整体医学的角度看待疾病，尤其是精神疾病时，应当重视各种因素之间复杂的相互作用。

尽管通过动物模型的研究能为我们提供疾病成因的重要线索，但人类的精神活动特殊性使得大多数精神疾病难以通过动物模型来完全模拟。此外，伦理问题限制了在人类身上重复动物实验的可能性。因此，虽然新技术如脑功能影像学的发展为精神障碍的研究带来希望，但我们对许多精神障碍的成因仍然知之甚少。

生物学因素和心理社会因素在精神障碍的形成中都扮演了重要角色，这两种因素相互作用，共同影响人类行为。例如，双生子研究表明，精神疾病具有一定的遗传性，但环境因素如何影响这一过程仍是一个研究热点。在动物研究中也发现，环境能够显著改变神经系统的结构和功能，这种改变不仅在发育早期发生，在成熟期也同样存在。

总之，我们对精神健康和障碍的理解仍需深入，包括基因、分子、细胞间的相互作用，这些都是构成更高级别的认知和记忆功能的基础。面对如何综合不同领域的知识以形成一个完整的系统的挑战，我们必须避免片面的认识，力求全面理解正常与异常的精神现象。

第二章 精神病学的发展

第一节 精神医学发展史

精神医学是临床医学的一个重要分支，是研究精神障碍病因、发病机制、临床表现、病程转归以及预防和治疗的一门学科。精神障碍伴随人类社会的发展一直存在，但是精神障碍留给人类的大多是痛苦且与社会文明相背离的记忆。因此，精神医学的发展历史漫长而曲折，是一部与精神障碍作斗争的历史。

一、国外精神医学的起源

精神医学的起源可以追溯到古希腊时期，希波克拉底是被誉为精神医学之父的伟大医学家。他将大脑视为思维活动的中心，并首次提出了精神障碍的体液理论。按照他的理论，人体内有四种基本的体液，血液、黏液、黄胆汁和黑胆汁，它们分别对应自然界的四元素，火、土、空气和水。体液之间的平衡状态决定了人的健康；任何体液的不平衡，如过量或缺乏，都可能导致疾病。希波克拉底将情绪高涨归类为躁狂症，而情绪低落则被认为是忧郁症，这是对精神病态进行的早期分类。他认为，忧郁症是由于黑胆汁过多进入大脑而引起的，同时他强调精神障碍源自大脑的物质过程，而非超自然力量所致。在治疗上，希波克拉底倾向于自然痊愈的过程，不主张过度干预。

与希波克拉底同时代的哲学家柏拉图也对精神障碍持有人道主义的观点，认为精神障碍患者应受到家庭和社会的良好照顾，否则应对家庭处以罚金。这些思想在当时的古希腊和古罗马社会中，显示出对精神障碍患者的关怀及对待疾病的先进观念。

到了公元前5世纪的古希腊和古罗马的繁荣时期，人们已经开始探索某些精神障碍的病因，并主张以人道的方式对待患者。这些早期的观念和实践不仅体现了古欧洲文明的智慧和光辉，而且对现代精神医学的发展产生了深远的影响。希波克拉底和柏拉图的思想至今仍被视为现代精神医学的重要基石。

二、中世纪宗教神学对精神医学发展的影响

在3世纪后期，随着古罗马文化的逐渐衰微，西欧的医学进入了一个以宗教和神学为主导的时代，精神医学领域经历了一段严重的倒退。在这一时期，宗教观念深深影响了人们对精神障碍的理解和处理方式。因此，许多患有精神障碍的人被送往寺院接受治疗，治疗方法包括祈祷、使用符咒和进行驱魔仪式等。

在这个时代，有关精神障碍的研究主要集中在探讨恶魔与精神病之间的关系。随着中世纪的进展，对待精神障碍患者的方法变得更为严酷，他们常常遭受监禁和刑罚。

这一时期的做法不仅未能有效治疗精神障碍，反而加重了患者的痛苦，暴露了中世纪西欧社会对精神健康问题认识的落后和对患者的不人道对待。这段历史对现代人来说，是一个

关于如何科学地认识和人道地对待精神障碍，以及如何避免由偏见和无知引起的错误行为的深刻教训。

三、17世纪工业革命对精神医学的影响

进入17世纪，随着工业革命的发展，医学领域开始逐步摆脱中世纪的宗教束缚，精神医学经历了一场深刻的变革。人们开始将精神疾病视为一种需要医学干预的病态，而非宗教惩罚或魔鬼附体的表现。18世纪末期，特别是在法国大革命之后，精神病学家菲利普·皮内尔（Pinel）被认为是精神医学领域的革命者。他在被任命为巴黎"疯人院"的负责人后，采取了划时代的措施——解开了患者身上的锁链，倡导以人道主义精神对待精神障碍患者，这一做法标志着精神医学实践的重大进步，被视为精神医学历史上的一次革命性运动。

与此同时，英国医生希区在疗养院内引入了经过专门训练的女性护理人员，这一措施不仅改善了疗养院的治疗环境，也促使精神障碍治疗模式正式进入了更为专业的医院环境。这些改革为精神障碍患者带来了更加人性化的治疗方式，同时也为精神医学的发展开辟了新的道路，将精神医学从过往的偏见和误解中解放出来，向科学化和专业化迈进。

四、现代精神医学

精神医学的现代发展始于19世纪，得益于神经解剖学、生理学、病理学和神经生物学等学科的进步，以及丰富的临床经验积累。德国精神病学家克雷丕林，作为现代精神病学的奠基人，他的工作标志了精神障碍研究方法的一次重大转变，将传统的医学研究方法应用于精神障碍领域。他提出了精神障碍的分类原则，创立了描述性精神病学，明确区分了躁狂抑郁症和早发性痴呆，强调精神疾病具有生物学基础。

紧随其后，动力精神病学由弗洛伊德创立，强调内在心理动力和情感能量的作用，认为许多精神症状是未能有效发泄的情绪能量转化的结果。阿道夫·迈耶创立的精神生物学派，则结合心理学和生物学视角，提出人的行为和精神障碍是对内外环境变化的反应，强调研究精神疾病时应将患者置于社会环境中考虑。

20世纪精神医学的一大里程碑是1953年氯丙嗪的发现，它不仅推进了精神障碍的治疗工作，也深化了对精神障碍生物学机制的理解。这促进了精神医学向一个更全面的"生物-心理-社会"医学模式的转变，强调精神医学服务应从精神病院扩展到社区精神卫生服务。

五、我国精神医学的起源与发展

自古以来，中国就有关于精神障碍的记载，早在公元前11世纪的文献中就提到了狂病。《黄帝内经》等古代医学典籍中已经将人的精神活动与"心神"活动联系起来，并对情绪与精神障碍之间的关系进行了系统论述，如情绪对五脏的影响等。在秦汉时期，医学文献中已经有了对精神症状的详细描述，并将这些症状分类为"狂""躁""谵妄"等，采用独特的理论和实践方法探讨其病因和治疗原理。尽管在此后的1500多年，中国的精神医学理论发展缓慢，基本上围绕阴阳五行的学说展开，但到了金元时期，对精神疾病的分类和治疗尝试已更为细致。

19世纪末，随着西方现代精神医学的引入，中国开始建立精神病收容机构和精神医学教育机构。新中国成立后，精神疾病的防治逐渐得到卫生、民政和公安部门的管理和支持，

全国范围内建立了精神病院和康复医院。改革开放以来，中国的精神医学领域实现了快速发展，精神卫生服务体系逐步完善，并逐渐与国际接轨。《全国精神卫生工作规划（2015—2020）》的实施进一步推动了精神卫生工作的发展，明确提出到2020年，全国要建立完善的精神卫生工作机制，提升常见精神障碍的防治能力，并普及公众对抑郁症等常见精神障碍的认识。

该规划要求各省市县普遍建立精神卫生综合管理小组，完善三级精神卫生专业机构体系，每个省至少开通一条心理援助热线，并建立心理危机干预队伍，确保在突发事件发生时能够提供及时、科学的心理援助。这标志着中国的精神卫生服务不仅重视医疗治疗，也越来越注重心理健康的普及教育和满足社区居民的精神卫生需求，显示了中国精神卫生工作的全面发展和进步。

第二节 精神病学的特征

精神病学是一个致力于理解、诊断、治疗和预防精神障碍及其相关问题的医学领域。它独具特色地结合了生物医学、心理学和社会科学的原理，旨在全面理解人类行为和精神功能的复杂性。以下详细叙述精神病学的主要特征。

1．多学科性质

精神病学的核心特征之一是其跨学科性。这一领域不仅涉及医学，还包括心理学、生物学、神经科学和社会学等多种科学。精神病学家在诊断和治疗过程中需要考虑到患者的生物因素（如遗传、脑结构和功能）、心理因素（如情绪、思维模式和行为）以及社会因素（如家庭关系、社会支持和文化背景）。

2．症状的主观性

与其他医学领域相比，精神病学在诊断时更多地依赖于患者的自述和行为观察。精神疾病通常没有明显的物理标志，如实验室检查或影像学结果，这使得诊断更具挑战性。因此，精神病学需要一套详尽的临床评估技术和工具，如精神状态检查和心理评估，以准确理解和评价患者的心理状态。

3．药物和心理治疗的结合

精神病学治疗通常包括药物治疗和心理治疗的结合使用。药物可以调节大脑中的化学物质，帮助控制症状，如抑郁、焦虑或精神错乱。而心理治疗，则旨在帮助患者理解和处理其情感和行为问题，改善生活质量。这种综合治疗方法体现了对患者生物-心理-社会需求的全面关注。

4．长期性和复发性

许多精神障碍如抑郁症、双相障碍和精神分裂症，通常具有长期性和高复发率。这要求精神病学不仅关注急性期治疗，还必须提供长期的管理和支持。慢性病管理包括定期的评估、治疗调整、康复服务，以及患者和家庭教育，确保患者能够获得持续的关怀和支持。

5．精神病学的伦理复杂性

由于精神疾病的特殊性，精神病学在伦理方面面临许多独特的挑战，如患者同意权的问题、对患者行为的限制和隐私权的保护。例如，当患者因为精神障碍而无法作出明智决策时，如何平衡尊重其自主权和保护其免受伤害之间的矛盾，是精神病学必须认真对待的问题。

6．社会和文化影响的显著性

精神病学在治疗和研究中必须考虑到社会和文化因素的重要性。精神疾病的表现和患病率在不同文化和社会背景下可能存在显著差异。例如，某些社会群体可能对特定的心理压力更为敏感，或者在某些文化中某种疾病可能更为常见或被社会接受。此外，文化背景影响患者寻求帮助的方式和他们对疾病的认知。因此，精神病学需要采用文化敏感的方法来理解和治疗精神障碍，确保治疗计划既科学又符合患者的文化和社会需求。

7．精神病学的污名化问题

精神障碍常常伴随着社会的误解和污名化，这不仅影响患者及其家庭的社会地位，也可能阻碍患者寻求和接受有效的治疗。精神病学领域一直在努力通过教育、宣传和政策倡导来减少这种污名化，提高公众对精神健康问题的认识和理解。

8．预防与早期干预

精神病学不仅关注疾病的治疗，更注重疾病的预防和早期干预。通过识别高风险群体，实施早期干预措施，可以有效地减轻疾病的严重性，延缓或防止疾病的发展。例如，对于有精神疾病家族史的青少年，通过心理教育和行为干预，可以有效降低精神障碍的发生率。

9．精神病学的科技应用

随着科技的进步，精神病学也在不断地引入新技术和方法，如神经影像学、遗传学研究以及数字健康工具（包括移动应用和在线治疗平台）。这些工具不仅帮助科学家更深入地理解精神疾病的生物机制，也为临床医师提供了新的诊断和治疗手段。

10．患者中心的治疗模式

精神病学强调以患者为中心的治疗模式，关注患者的个体差异和具体需求。这种模式强调与患者及其家庭的合作，共同制定个性化的治疗计划，以达到最佳的治疗效果和提高生活质量。

精神病学作为一个综合生物医学、心理学及社会学的医学分支，其复杂性和挑战性是显而易见的。面对这些挑战，精神病学不断发展和适应新的科学发现和社会变化，旨在为患者提供最有效的治疗和支持，改善他们的精神健康。

第三节　现代精神病学的内容与要求

一、现代精神病学的内容

1．精神障碍的诊断

现代精神病学利用详尽的诊断标准和分类系统来识别和分类精神疾病。主要的诊断工具包括《精神障碍的诊断与统计手册》（DSM）和《国际疾病分类》（ICD）。这些工具提供了标准化的诊断标准，帮助精神科医师在全球范围内以一致的方式诊断精神疾病。

2．生物精神病学

现代精神病学强调疾病的生物学基础，包括遗传、神经化学和大脑结构的影响。通过神经影像技术如MRI和PET扫描，医师可以观察到大脑结构和功能的变化，这有助于理解精神疾病的生物机制。此外，药物治疗是基于对神经递质系统的了解，旨在纠正化学失衡，改善症状。

3．心理治疗

心理治疗在现代精神病学中占有核心地位，包括多种治疗模式如认知行为疗法（CBT）、精神分析治疗、家庭治疗和群体治疗等。这些方法旨在帮助患者识别和改变不健康的思维模式和行为，解决情感问题，以及改善人际关系和调整应对策略。

4．社会精神病学

社会精神病学强调环境和社会因素在精神健康中的作用。这包括家庭环境、工作压力、社会支持系统及文化背景的影响。社会精神病学家研究这些因素如何影响精神健康，以及如何通过改善社会和环境条件来帮助治疗和预防精神疾病。

5．预防和公共健康

现代精神病学越来越注重精神疾病的预防和公共健康策略。通过早期干预和教育计划，以及推广心理健康知识，目的是减少精神疾病的发生率，提高公众对精神健康问题的认识和理解。

6．伦理和法律问题

随着对患者权利和福利的日益重视，现代精神病学也涉及众多伦理和法律问题。这包括患者的同意权、隐私权，以及在极端情况下对患者进行强制治疗的规范和限制。

伦理审查和患者权益保护成为精神病学研究和临床实践的重要组成部分，确保治疗决策尊重患者的意愿和最佳利益。

7．跨文化精神病学

随着全球化加深，精神病学的实践也需要适应不同文化和社会背景下的需求。跨文化精神病学研究不同文化中精神疾病的表现、诊断和治疗方法的差异。这一领域的目的是提高对文化差异的敏感性，促进有效的沟通和治疗策略，以适应多元文化背景下患者的具体需求。

8．数字精神病学

技术的发展为精神病学带来了新的治疗工具和方法。数字精神病学利用移动应用程序、在线治疗平台和远程监测技术来提供治疗服务，扩大了治疗的可及性和便利性。此外，大数据和人工智能在精神病学中的应用正逐步增多，这些技术有助于精确诊断、设计个性化治疗方案，以及监测和预测疗效。

9．神经科学与精神病学的整合

现代精神病学越来越多地整合神经科学的研究成果，以更深入地理解精神障碍的神经生物学机制。包括神经生物学、认知神经科学和分子神经科学的发展，这些领域的进展帮助科学家和医师更好地理解大脑功能与精神健康之间的复杂关系。例如，通过研究大脑如何处理信息、情绪反应的生物学基础，以及认知功能如何受到神经递质系统变化的影响，精神病学可以发现新的治疗靶点。

10．慢性病管理与康复

精神病学不仅关注疾病的急性治疗，还强调慢性病管理和患者的社会康复。许多精神疾病如精神分裂症和双相障碍需要长期管理。精神病学的目标是帮助患者在社会中获得最佳的功能和生活质量，包括职业康复、社会技能训练和家庭支持，以支持患者的独立生活和社会融入。

二、现代精神病学的要求

现代精神病学是一个不断发展的领域，随着科学技术的进步和社会对精神健康的日益重视，对精神病学的要求也越来越高。以下是现代精神病学的主要要求和标准。

1．综合性和跨学科合作

现代精神病学需要综合生物医学、心理学和社会科学的知识。这种综合性要求精神病学家不仅要理解精神疾病的生物学基础，还要掌握心理治疗技术，并了解社会和环境因素对精神健康的影响。此外，精神病学家需要与其他医疗专业人员（如神经学家、心理学家、社会工作者）密切合作，以提供全面的治疗方案。

2．个性化治疗

个性化治疗是现代精神病学的一个重要要求。精神病学家需要根据每个患者的具体情况（包括遗传背景、病史、生活环境、个性特点等）制订个性化的治疗方案。这不仅包括药物治疗和心理治疗的结合，还涉及生活方式调整、社会支持及康复计划的制定。

3．科学依据与循证医学

现代精神病学的诊断和治疗必须基于科学证据。循证医学要求医师在制订治疗方案时，充分考虑最新的研究成果和临床试验数据。这需要精神病学家不断学习和更新知识，掌握最新的诊断标准、治疗指南和研究进展。

4．技术应用与创新

现代精神病学要求精神病学家掌握和应用最新的技术手段，如神经影像技术（MRI、fMRI）、基因组学、数字健康工具（如移动应用和在线治疗平台）等。这些技术不仅帮助提高诊断的准确性，还可以通过个性化数据分析优化治疗方案。此外，人工智能和大数据的应用也在推动精神病学的发展，为精准医疗提供新的可能。

5．伦理与法律责任

精神病学家在临床实践中需要严格遵守伦理和法律规范。这包括保护患者隐私和尊重患者的自主权，确保患者的知情同意，合理使用强制治疗措施，并在涉及自杀风险或他人安全时做出负责任的决策。精神病学家还需要了解相关法律法规，以确保临床实践符合伦理和法律标准。

6．预防和公共健康

现代精神病学强调疾病预防和公共健康策略。这包括通过教育和宣传提高公众对精神健康的认识，早期识别和干预高危个体，减少精神疾病的发生率和复发率。此外，精神病学家还需要参与政策制定和社区服务，推动建立有效的社会支持体系和心理健康服务网络。

7．文化敏感性

精神病学家需要具备文化敏感性，理解和尊重不同文化背景下精神疾病的表现和处理方式。这要求医师在诊断和治疗过程中考虑患者的文化背景、信仰和价值观，以提供符合患者文化和社会背景的治疗方案。文化敏感性不仅有助于提高治疗的有效性，还能增强患者的治疗依从性和满意度。

8．持续教育与专业发展

精神病学是一个快速发展的领域，要求从业者不断进行继续教育和专业发展。精神病学家需要定期参加学术会议、培训课程和专业认证，以保持和提高其专业技能和知识水平。同时，精神病学家还应参与科研活动，贡献于学科的发展和新知识的创造。

9．沟通技巧与患者关系

良好的沟通技巧是精神病学家的基本要求。这包括能够有效地倾听患者的陈述，理解患者的需求和担忧，清晰地解释诊断和治疗方案，以及与患者和其家属建立信任关系。良好的医患关系有助于提高治疗效果，增强患者的治疗依从性和满意度。

10．社会责任与倡导

精神病学家需要意识到自己的社会责任，积极参与精神健康的社会倡导活动。通过宣传和教育，减少精神疾病的污名化，提高公众对精神健康问题的认识。同时，精神病学家应支持和推动公共政策的制定和实施，促进精神健康服务的普及和可及性。

总之，现代精神病学要求从业者具备全面的专业知识和技能，遵循科学依据和伦理规范，不断学习和创新，注重个性化和文化敏感的治疗方法，并积极参与公共健康和社会责任活动。只有这样，精神病学才能更好地服务于患者，推动社会的心理健康发展。

第四节　现代精神病学的现状与展望

一、全球视角

20世纪90年代，世界卫生组织（WHO）积极倡导并推进全球性的"脑十年（Decade of Brain）"研究计划，取得了显著进展。这一计划推动了对神经科学的深入研究，特别是在欧美国家，脑研究被提升到国家战略层面。2013年，欧盟启动了耗资10亿欧元的"人脑计划"，同年，美国也新增了45亿美元用于"脑计划"，显示出对神经科学研究的高度重视。

2010年，Nature杂志在编者按中指出，下一个十年将是"精神障碍的十年（Decade for Psychiatric Disorders）"。这一声明反映了国际社会对精神障碍研究的关注和投入。WHO也在2001年将世界卫生日的主题定为"精神卫生"，提出"消除偏见，勇于关爱"的口号，以呼吁公众关注精神健康问题。2013年，WHO在世界卫生大会上通过了《2013—2020年精神卫生综合行动计划》，其愿景是"精神卫生受到珍视、促进和保护，精神疾患得到预防，受这些疾患影响的人能够全范围地履行人权并及时获得高质量、文化上适当的卫生保健和社会照护以促进康复"。

二、中国的精神卫生进展

在中国，精神卫生事业也得到了显著推进。2002年，中国政府颁布了《中国精神卫生工作规划（2002—2010年）》，随后在2012年出台了《精神卫生法》。这些政策标志着精神卫生工作作为保障和改善民生，以及加强和创新社会管理的重要举措，被纳入国民经济和社会发展总体规划。2015年，中国发布了《全国精神卫生工作规划（2015—2020年）》，在完善机制、健全体系、完善救治救助制度和促进公众心理健康四个方面提出了总体目标。

三、科技与研究的推动

随着科学技术的发展和方法学的创新，特别是神经科学的进步，生物精神病学取得了重大进展。建立精神障碍临床研究大数据及生物样本库成为研究平台，通过临床与基础交叉融合研究，从临床、心理、神经电生理、脑影像及分子等不同维度寻找精神障碍的生物学指标，推动了易感性筛查、诊断与复发预警的研究。同时，研发复发干预新技术，构建干预-康复-疗效模型，并将这些研究转化为临床实践。

四、临床与社会服务的结合

在临床方面，心理卫生知识的普及使内外科医师对心理障碍的识别率大幅提高。市级综合性医院建立精神科联络-会诊机构，并且有专门的心理工作者和精神科医师参与临床各科的防治工作。此外，私营精神专科医院的发展迅速，为满足患者的治疗需求提供了多种途径，也为精神科医师的执业提供了更多选择。

五、需求与专业发展

随着公众对精神卫生需求的增加，精神卫生工作者特别是精神科医师的服务质量和数量都提出了更高的要求。精神卫生的服务对象和重点将进一步转移，各种适应不良行为、焦虑、抑郁障碍、药物酒精依赖、行为成瘾障碍、心身疾病，以及儿童和老年心理卫生问题将会受到更多关注。精神科将进一步分工和专门化，硬件与软件环境建设也将更加优化，精神病院的现代化前景将是院内园林化、室内家庭化、管理开放化和治疗多元化。

六、法律与社会保障

随着各级政府的重视和精神卫生立法的推进，患者的权益和隐私将得到进一步保护。以患者为中心，强调患者与家属共同参与的治疗模式，以及功能恢复和全病程治疗的理念将得到强化。精神疾病的康复与社区服务也将得到充分发展，以功能训练、全面康复、重返社会和提高生活质量为宗旨，逐步建立适合中国国情的社区康复模式。培养一批从事精神康复的专业工作者和社区服务工作者，将促进精神病患者的心理社会康复。

七、挑战与未来

综观世界精神卫生工作的进展，大多经历了两个阶段：首先是对社会保护的阶段，即控制严重精神疾病患者对社会的危害，对重性精神疾病患者进行治疗和管理；其次是保护患者，关注全民精神健康的阶段。由于历史发展的特殊性，中国的精神卫生发展加速了这两个阶段的交叠。

精神卫生问题作为公共卫生和社会问题已经成为国际社会的共识，对精神健康的关注是对人的根本关注。国民精神健康和享有精神卫生服务的水平是衡量一个国家社会稳定和文明程度的重要标志之一，也直接影响社会的和谐与发展。面对这些挑战，我们需要不断努力，以提升精神病学的整体水平和服务质量，满足日益增长的社会需求。

总之，现代精神病学在全球和中国的背景下，都在经历着重要的发展和变革。通过加强科学研究、完善政策法规、提高临床实践和社会服务水平，未来可为精神疾病患者提供更优质的治疗和支持，推动社会的整体健康。

第三章　精神疾病的症状学

第一节　感知觉障碍

感知觉障碍主要包括感觉障碍、知觉障碍和感知综合障碍。

一、感觉障碍

感觉是指人脑对外界事物的感受，包括对形状、颜色、重量、气味等属性的感知。感知障碍可以表现为以下几种形式。

1. 感觉过敏

感觉过敏是指个体对于一般强度的外界刺激的感受性变得异常增强。例如，对于日常生活中的声音、光线、气味等刺激，患者可能感到特别刺耳、刺眼，或者对普通的气味感到难以忍受。感觉过敏常见于神经症等情况。

2. 感觉减退

感觉减退是指个体对于一般强度的外界刺激的感受性减弱。例如，患者对于强烈的疼痛或刺激性气味可能只有轻微的感受，甚至可能对外界刺激没有明显的感觉。感觉减退常见于器质性精神障碍、抑郁状态、木僵状态等情况。

3. 内感性不适

内感性不适患者表现为身体内部产生各种不适或难以忍受的异样感觉，如挤压、虫爬等感觉。患者通常难以用言语准确描述这种感觉。例如，患者可能感到不明部位的内脏被牵拉、挤压、撕扯，或感觉一种游走的不适，但无法准确描述或定位这种感觉。这种情况常伴随焦虑情绪，并多见于精神分裂症、抑郁状态、器质性精神障碍和躯体形式障碍等疾病。

二、知觉障碍

知觉障碍是涉及对客观事物的整体属性在大脑中的异常反映。在精神科疾病中，知觉障碍是一种常见症状。常见的知觉障碍包括错觉、幻觉和感知综合障碍。

1. 错觉

错觉是一种知觉障碍，它指的是将实际存在的事物错误地感知为与实际完全不符的事物。这种现象类似于视错觉，当人们看到事物时，他们可能会错误地将它们解释为不同于实际的形状、颜色或属性。在某些情况下，正常人在过度疲劳或情绪紧张时也可能经历短暂的错觉，但通常能够在仔细观察后进行纠正。然而，错觉在器质性精神障碍、焦虑症等疾病中更为常见。

2. 幻觉

幻觉是一种虚幻的知觉，即在没有相应的客观刺激作用于感觉器官的情况下出现的虚幻知觉体验。幻觉可以涉及不同的感觉器官，包括听觉、视觉、嗅觉、味觉、触觉和内脏感觉。常见的类型包括以下几种。

（1）幻听：患者听到虚幻的声音或声音，这是临床上最常见的幻听类型。这些声音可能包括评论性幻听（对患者进行评价）、命令性幻听（命令患者采取行动）等。

（2）幻视：患者看到虚幻的图像或景象，通常出现在意识清晰度下降的情况下。

（3）幻嗅：患者感觉到虚幻的气味，如腐烂食物、燃烧物等，通常与其他幻觉和妄想一起出现。

（4）幻味：患者感觉到虚幻的味道，可能导致拒食，常伴随其他幻觉和妄想。

（5）幻触：患者感觉到虚幻的触觉，如麻木感、刀刺感、触电感、虫爬感等。

（6）内脏性幻觉：涉及内部器官的虚幻知觉，如器官被扭曲、穿孔、断裂等。

这些幻觉可能来源于患者的内部体验，称为假性幻觉，或者它们可能与实际感官刺激有关，称为真性幻觉。了解和识别不同类型的幻觉对于精神科疾病诊治非常重要。幻觉常见于精神分裂症、器质性精神障碍、抑郁症等疾病中。

三、感知综合障碍

感知综合障碍是一种知觉障碍，指的是对客观事物的本质属性或整体存在进行正确认识，但在对事物的个别属性或特定部分进行感知时出现错误。这种情况下，患者能够意识到事物的存在，但可能会在事物的大小、形状、颜色、距离、空间位置等个别属性方面产生错误的感知。感知综合障碍在精神科护理中较为常见，特别是在精神分裂症、器质性精神障碍和抑郁症等疾病中。感知综合障碍可以表现为以下不同的形式。

1．视物变形症

患者可能感到周围的人或物体在大小、形状、体积等方面发生了变化。这可能包括看到物体变得异常大或异常小。

2．时间感知综合障碍

患者可能对时间的流逝产生不正确的感知体验，感觉时间过得快或慢，与实际情况不符。

3．空间感知综合障碍

患者可能感觉周围的事物之间的距离发生了改变，可能会感觉物体离自己很近，但实际上物体距离较远。这种情况可能导致运动障碍，例如把物品放在桌子上时，却掉在地上。

4．运动感知综合障碍

患者可能对外界物体的运动或静止状态产生错误的知觉体验。他们可能感觉到本应运动的物体变得静止，或者静止的物体似乎在快速运动。

5．非真实感

患者可能感觉周围的环境，包括人和物体，都变得不真实。这种感觉可以让他们觉得与现实脱节，一切都变得模糊或不可信。

感知综合障碍的出现可以影响患者对周围世界的理解和体验，对于精神科医务人员来说，了解这些症状的类型和表现形式对于诊断和治疗的制定非常重要。

第二节　思维障碍

思维是人脑对客观事物的一种间接概括性反映，被认为是人类独特的认知活动的最高表现形式。思维的发生和存在通常需要语言这一工具的支持，因为语言帮助我们整理、表达和交流思维。因此，对于思维障碍的识别和理解通常也需要关注语言方面的表现。

思维障碍涉及思维过程的不正常功能，主要包括思维联想障碍、思维逻辑障碍和思维内容障碍。思维联想障碍影响了思维的流畅性和连贯性。它表现为思维的速度变化，可能变得过快或过慢，以及思维的路径或关联方式出现异常。这可以导致思维跳跃或困顿，使思维过程变得混乱或不连贯。思维逻辑障碍涉及概念的运用、判断和推理方面的问题。患者可能在逻辑上出现混乱，难以正确运用概念和进行合理的判断。这可能导致错误的推理或逻辑不一致。思维内容障碍涉及思维表达的内容，通常表现为思维内容明显违反客观事实。患者可能会产生与现实严重不符的思维内容，这可能包括妄想或幻觉等症状。

不同类型的思维障碍可能与不同的精神疾病相关，因此了解和识别这些障碍对于提供有效的治疗和护理至关重要。

一、思维联想障碍

联想是思维和记忆中的常见过程，它通常涉及将一个想法或记忆与另一个相关的想法或记忆联系起来。联想障碍是指在这种过程中出现问题，表现为联想的速度、数量或结果发生异常，或者联想的表达方式受到干扰。这可能导致思维过程的不正常或混乱。

1. 思维速度和量的异常

思维速度和量的异常是思维过程中的一种突出问题，它可以表现为不同类型的异常情况，包括以下三种。

（1）思维奔逸：是指思维的速度明显加快，患者常感到思维如同机器一样在高速运转，导致联想速度异常快。这种情况可能伴随思维的随境转移、音联（因声音或语音引发的联想）、意联（因思维内容引发的联想），以及心境的异常高涨和过多的意志活动。思维奔逸常见于躁狂发作，是躁狂症的一个典型表现。

（2）思维迟缓：与思维奔逸相反，思维迟缓表示思维的速度明显减慢。患者会感到思维迟钝，就像机器没有适当润滑一样，无法正常运转。这可能导致言语、动作和反应的明显延迟，以及心境的低落情绪。思维迟缓常见于抑郁发作，是抑郁症的一个主要症状。

（3）思维贫乏：与思维迟缓不同，它指的是思维的数量明显减少，概念和词汇表达的贫乏。患者可能以简短的词语回答问题，或感到自己的思维空虚。这种情况常见于精神分裂症。

2. 联想连贯性异常

联想连贯性异常是思维过程中的另一种突出问题，它可以表现为以下三种方式。

（1）思维松弛：在这种情况下，患者的意识是清晰的，但思维内容却呈现出散漫、缺乏主题的特点。他们对问题的叙述可能缺乏中肯性，不切题，而且联想内容之间缺乏一定的逻辑关系。这使得他们的言语表达变得困难，对话可能变得混乱。思维松弛常见于精神分裂症，这种情况下的思维过程可能受到干扰，导致思维不够连贯。

（2）思维破裂：是指在意识清晰的情况下，概念之间的联想出现断裂，缺乏内在意义上的连贯性和逻辑性。虽然单独的语句在结构和语法上可能是正确的，但语句之间缺乏内在联系，使人无法理解其意图。这种情况下，患者可能会在回答问题时给出看似不相关的信息。思维破裂常见于精神分裂症，患者的思维可能受到干扰，导致思维过程中断。

（3）思维不连贯：通常在意识障碍的背景下出现，并表现为思维破裂的特征。然而，与思维破裂不同的是，思维不连贯更加杂乱，语句可能呈现片段化，缺乏明确的主题。这种情况可以在感染、中毒等躯体疾病引发的精神障碍或器质性精神障碍中见到。

3．联想过程异常

联想过程异常是思维中另一个重要方面的异常表现，它可以表现为以下两种方式。

（1）病理性赘述：这种情况下，患者在思维过程中难以专注于主要问题，而不断陷入不必要的细节描述中。他们可能不按医师或对话伙伴的要求提供简明扼要的回答，而是坚持按照自己的思维过程详细陈述，给人一种谈话内容杂乱、无明确主题的印象。尽管如此，最终患者仍会回到主题上来。这种情况最常见于由癫痫引发的精神障碍。

（2）思维中断（思维阻滞）：是指思维过程突然停顿，患者感到大脑一片空白，表现为说话突然停顿，片刻后可能会重复说话。这种现象常见于精神分裂症等精神障碍，患者的思维流畅性受到干扰，导致思维中断。

4．联想形式障碍

联想形式障碍是思维中的另一种异常表现，通常包括以下四种形式。

（1）持续言语：是指思维活动会停滞在某一个概念上，导致患者在回答一系列问题时，每次都会重复第一次回答时所说的话。这种现象常见于由癫痫或器质性精神障碍引发的精神障碍。

（2）重复言语：类似于持续言语，但在这种情况下，思维的灵活性受到损害，患者会多次重复一句话的最后几个字或词。这种情况也多见于由癫痫或器质性精神障碍引发的精神障碍。

（3）刻板言语：是指在思维受到困扰时，思维活动会停滞不前，概念转换困难，患者会机械地、刻板地重复一些没有意义的词语或句子。这种现象常见于精神分裂症等精神障碍。

（4）模仿言语：在这种情况下，患者会刻板地模仿周围人的言语，表现出对周围环境的异常敏感。这种情况多见于精神分裂症的紧张型。

5．思维自主性异常

（1）思维被强加（思维插入）：在这种情况下，患者认为头脑中存在某种思想，但他们坚信这些思想不是自己的，而是通过各种方式被别人强加给他们的。他们感到自己的思维受到外界干扰，即脑子里插入了别人的思想。这种现象常见于精神分裂症。

（2）思维云集（强制性思维）：在这种情况下，思维不受患者意愿的支配，大量思维内容会突然涌现在脑中，常常与患者的期望和意愿相悖，难以控制。患者感到自己无法自主地思考，思维内容出乎意料，甚至让他们感到困扰。这种情况多见于精神分裂症。

（3）强迫观念（强迫性思维）：这种情况下，患者的脑中会反复出现同一内容的思维，尽管他们明知这些思维没有必要，也没有实际意义。然而，这些思维无法自主地被清除，常常伴随明显的痛苦和压抑情绪。患者可能会采取仪式动作来减轻内心的痛苦。强迫观念常见于强迫症，并在某些情况下也可见于精神分裂症。

二、思维逻辑障碍

思维逻辑障碍是精神病患者思维过程中的一种异常表现，主要表现在以下四个方面。

1．病理性象征性思维

病理性象征性思维是指患者会混淆具体概念与抽象概念，导致概念的混乱和不可理解。例如，一个患者可能坚持认为走左边代表自己是"左派"，这种思维混淆常见于精神分裂症。

2．语词新作

语词新作是指患者会自创符号、图形、文字或语言来表达离奇的概念，常常将不相关的概念融合或浓缩在一起，使其难以理解。例如，某人可能用特定符号代表离婚，这种表现在精神分裂症中较为常见。

3．逻辑倒错

逻辑倒错是指患者的推理过程缺乏逻辑性，常常违反思维的同一律，推理过程离奇古怪，难以理解。这种情况可能涉及没有合理前提或基于错误的因果关系，导致不可理解的逻辑错误。

4．矛盾观念（矛盾思维，对立思维）

矛盾观念（矛盾思维，对立思维）是指患者的思维中会同时出现两种相反、矛盾的对立概念，这些概念互相对立，患者无法判断哪个是正确的。这种现象常见于精神分裂症，也可出现在强迫性神经症中。

三、思维内容障碍

思维内容障碍主要表现为妄想，是一种病理性的信念扭曲，通常表现为个体坚信一种观念，尽管这个观念与事实和理性相悖，但他们无法接受事实和合理的纠正。

1．特征

（1）信念扭曲：妄想的内容常常与事实存在与否无关，而更多地涉及信念偏离常规或专业知识的程度。这些信念可能是不切实际或不符合现实的。

（2）坚信不移：妄想的关键特征是患者坚信这些观念，无论其他人如何试图用事实和理性来纠正，患者都不接受。这种坚信不疑使妄想与正常的信仰或观点有所不同。

（3）个体性质：妄想通常是个体独有的，不同于文化或亚文化群体中的共同信念。它们可以表现为各种类型，包括迷信观念等。

此外，临床上还存在一些类妄想观念，这些观念在未达到坚信不疑的程度时不被视为妄想。例如，牵连观念、被害观念、妒忌观念等，它们可能与妄想存在一定的关联，通常被视为妄想的早期表现。

超价观念是指由于强烈情绪的存在而被强化的观念，这些观念在意识中占主导地位。这些观念通常基于某种事实，但由于情感的影响，患者对这些事实进行了超出寻常的评价。虽然在逻辑上较为正常，但从内容上来看，它们反映了某些现实，通常与患者的切身利益有关。这种现象在人格障碍中较为常见。

2．分型

妄想是一种精神障碍，根据发生的背景、结构和内容可以进行分类。以下是不同类型的妄想。

（1）关系妄想：是指患者将与其无关的事物坚信与自己有关，如认为路上的行人在背后议论自己或暗中指责自己。这种类型的妄想常见于精神分裂症。

（2）被害妄想：是指患者坚信自己受到了不同形式的迫害，包括诽谤、陷害、造谣中伤、放毒等，通常达到坚信不疑的程度。例如，患者可能认为有人在跟踪自己，导致他们采取极端措施来保护自己。这种妄想在精神分裂症中较为常见。

（3）影响妄想：是指患者坚信自己的心理活动和行为受到外界某种特殊东西或仪器的干扰和控制，常伴有不自主感和被迫感。这种类型的妄想多见于精神分裂症。

（4）被洞悉感：是指患者坚信他们内心的想法能够被其他人以某种方式知道，即使没有通过语言或文字表达。例如，患者可能认为有人安装了特殊设备，能够读取他们的思维。这种妄想也多见于精神分裂症。

（5）释义妄想：是指患者赋予外界事物特殊的意义，坚信这些事物与他们的生活和命运息息相关，尽管这些解释与事物的实际联系毫不相关。例如，患者可能相信乌云滚滚预示着股市会崩盘，或者桃花盛开表示他们将获得巨大财富。这种类型的妄想在精神分裂症中常见。

（6）夸大妄想：是指患者认为自己具有超越实际情况的特殊能力，妄想内容可以根据情感状态而有所不同。例如，在情绪高涨时，他们可能认为自己是超级英雄，而在其他时候可能持有荒谬离奇的信念，无法理解。这种类型的妄想可见于不同的精神障碍，包括躁狂发作和精神分裂症。

（7）罪恶妄想：是指患者认为自己犯下了严重的罪行，尽管这些罪行在现实中并不存在。例如，患者可能因为掉了几粒饭而认为造成了巨大的经济损失，进而自责和自首。这种妄想多见于精神分裂症和严重的抑郁症。

（8）嫉妒妄想：是指患者坚信他们的爱人对他们不忠诚，认为对方有外遇。这种类型的妄想可能伴随对爱人行为的检查和跟踪。嫉妒妄想在不同情境下可见，包括慢性酒精中毒、精神分裂症和偏执性精神障碍等。

（9）钟情妄想：是指患者坚信某异性对自己产生了爱情，即使遭到对方的拒绝，仍然坚持追求。这种妄想多见于精神分裂症。

四、与其他心理活动相关的思维障碍

1. 妄想性知觉

妄想性知觉是思维与感知觉相关的障碍。患者在面对客观现实中的事物时，突然赋予其妄想意义，坚信周围的现象预示着尚未确定的事件。这也包括对真实知觉过程的异常解释，患者会赋予其特殊的意义。这种现象常见于精神分裂症，患者可能会看到普通事物，但将其解释为神秘的迹象。

2. 妄想性情绪

妄想性情绪是思维与情绪相关的障碍。患者突然经历强烈的情感，如焦虑和不安，他们感觉到周围环境的氛围变得紧张，坚信即将发生巨大的灾难或世界将发生巨大变化。这种情绪驱使他们产生妄想性知觉，即坚信某种事件即将发生，尽管没有确凿的证据支持这一观念。这种情况也常见于精神分裂症。

3. 妄想性回忆

妄想性回忆是思维与记忆相关的障碍。患者对过去的事件进行妄想性解释，将其与目前的妄想内容相互联系起来。他们回忆起以前的经历，并用目前的妄想来解释那些经历，从而认为妄想内容早在很久以前就已经发生。例如，一个有被害妄想的患者可能回忆起多年前同事说过的一些话，现在将这些话与妄想联系在一起，认为当时同事已经在陷害自己，蓄谋已久。这种类型的思维障碍通常与精神分裂症相关。

第三节 注意障碍

注意并非一个独立的心理结构，而是个体心理活动过程中的一种关键精神活动，表现为对特定对象的集中和指向。注意分为两种主要类型：被动注意和主动注意。

被动注意又称为不随意的注意，是在没有自觉目标或努力的情况下，由外界刺激引起的注意。这种类型的注意不需要个体的主动干预，通常是自发的反应。被动注意可能会在个体没有明确意图的情况下被吸引，例如，突然出现的强烈声音或明亮的光。

主动注意是个体有意识地将注意力引导到特定目标上的过程。这种类型的注意受到外界刺激的影响，与个体的思维、情感、兴趣以及过去的经验等因素密切相关。主动注意通常需要个体的努力和意愿，以达到特定的认知或感知目标。

通常，我们所说的注意更倾向于指主动注意，即个体有意识地将精力集中在特定事物或任务上，这种注意受到多种心理因素的影响。常见的注意障碍包括以下几种。

注意增强是指个体的主动注意过度集中，常见于有妄想观念的患者。他们对周围环境保持极高的警惕，过分地关注他人的一举一动。疑病观念的患者也表现出注意增强，他们过分关注身体的微小变化，异常关注自身的健康状况。这种现象常见于焦虑症、偏执型精神分裂症、抑郁症等精神障碍。

注意散漫是主动注意难以集中的情况，表现为注意的稳定性降低。这种情况常见于焦虑症、精神分裂症以及儿童多动综合征。在这些病例中，个体往往难以将注意力集中在特定对象或任务上。

注意减退是指主动和被动注意的兴奋性减弱，表现为注意的广度缩小和稳定性降低。这种情况常见于焦虑症、脑器质性精神障碍及伴有意识障碍的情况。在这种状态下，个体的警觉性降低，很难保持对外界的持续关注。

注意转移主要表现为主动注意不能持续集中，而是容易受外界环境的干扰，导致注意的对象频繁转换。这种情况常见于躁狂发作，个体的注意容易从一个事物迅速转移到另一个事物上。

注意狭窄指注意范围明显缩小，当个体将注意力集中在某一事物上时，很难同时关注与之相关的其他事物。这种情况常见于患有意识障碍的患者，他们的注意容易局限在特定的对象或情境上。

第四节　记忆障碍

记忆是一个复杂的心理过程，它建立在感知和思维的基础之上，用于重新体验过去的事物或经验。

一、记忆过程

记忆过程包括四个关键步骤：识记、保持、再认和回忆。

1. 识记

识记是指在感知事物或经验时，大脑留下相关痕迹的过程。这是通过不断地感知和接收信息来实现的，是记忆的第一步。

2. 保持

保持是确保这些记忆痕迹不会轻易消失的过程。它有助于将记忆信息存储在大脑中，以便以后可以重新访问和利用。

3. 再认

再认是将现实世界的刺激与先前存储的记忆联系起来的过程。这使我们能够识别和确认我们已经经历过或学到的事物。

4. 回忆

回忆是将存储在记忆中的信息重新激活或复现的过程。这使我们能够回顾和提取先前存储的记忆，以用于思考、学习和决策等活动。

识记是记忆的基础，它需要不断地感知和接收信息。而保持、再认和回忆则是记忆过程的不同阶段，它们一起帮助我们存储和利用过去的经验和知识。

二、记忆障碍的形式

1. 记忆增强

在这种情况下，记忆明显增强，患者能够回忆起过去不能记住或不重要的事情。这种现象主要出现在躁狂发作、轻躁狂或偏执性精神障碍患者身上。

2. 记忆减退

记忆减退是指记忆的各个基本过程普遍减弱，包括回忆能力的下降。轻微的情况可能表现为忘记刚刚见过的人，而严重的情况下，连远期记忆也会受到影响，例如回忆不起个人经历。这种情况在痴呆症中较为常见，但也可见于焦虑症、抑郁症及正常老年人。

3. 遗忘

遗忘指部分或全部地无法回忆以往的经验，主要涉及回忆过程的障碍。根据遗忘的程度，可分为完全性遗忘和部分性遗忘。根据遗忘事件发生的时间顺序，又可分为顺行性遗忘和逆行性遗忘。

4. 错构

错构是指记忆出现错误，患者对过去经历的事件在地点、情节甚至时间上出现错误的回忆，并坚信这些错误的记忆是正确的。这种情况多见于老年性痴呆和酒精中毒性精神障碍。

5. 虚幻

虚幻是指由于遗忘，患者用想象中的、未曾亲身经历的事件来填补记忆缺失的情况。由于患者经常伴有严重的记忆障碍，虚幻的内容也会不断变化，并容易受到暗示的影响。虚幻常见于各种原因引起的痴呆，特别是慢性酒精中毒性精神障碍和颅脑外伤后所致精神障碍。

6. 似曾相识感

似曾相识感是一种认知错误，表现为对新感知的事物产生似曾感知过的体验，即感觉到一种熟悉感。例如，新的地方似乎曾经去过，陌生人似乎曾经见过，或者对新接触的东西产生一种熟悉感。

第五节　智能障碍

智能是一项综合的心理功能，它反映了个体在认知活动中的多方面能力差异。智能涵盖了一系列的心理活动，包括观察力、记忆力、注意力、思维能力、想象力等。它代表了个体利用过去获得的知识和经验，来解决新问题和形成新概念的能力。

在临床实践中，医师常常通过简单的提问和操作来评估患者的智能水平。这些评估可以涵盖对患者理解能力、分析概括能力、判断力、一般常识的保持、计算能力和记忆力等方面的考察。通过这些评估，医师可以初步判断是否存在智能损害，并对损害的程度进行粗略评估。

此外，临床上还可以使用智力测验等方法来量化评估个体的智商（智力商数）。智商是一种定量指标，用来精确评估个体的智能水平。通过这些测验，医师可以更准确地了解患者的智能状态，帮助制订适当的治疗和支持计划。

总之，智能是一个综合性的心理功能，涵盖了多个方面的认知能力。在临床中，通过简单的评估和智力测验，可以对个体的智能进行定性和定量的评估，以更好地了解其认知能力和需求。

智能障碍是一种广泛的心理健康问题，通常分为两大类型：精神发育迟滞和痴呆。

精神发育迟滞是指个体在生长发育成熟之前（通常在18岁之前），由于大脑的发育受到不良影响或受阻，导致智力水平停留在较低的阶段。随着年龄增长，这些个体的智力明显低于同龄人的水平。精神发育迟滞通常伴随社会功能的障碍，影响个体在日常生活中的独立性和适应性。

痴呆是一种后天获得的智能、记忆和人格全面受损的综合征状，通常由器质性病变引起。痴呆症状包括创造性思维受损、抽象思维、理解、判断和推理能力下降，记忆力和计算能力下降，后天获得的知识丧失，工作和学习能力下降甚至丧失，生活自理能力受损。痴呆还伴随其他精神症状，如情感淡漠、行为幼稚和本能意向亢进等。常见的痴呆病因包括阿尔茨海默病和麻痹性痴呆等。

此外，还存在一种称为假性痴呆的情况，通常在强烈的精神创伤后出现，表现类似于痴呆，但没有大脑组织结构的器质性损害。假性痴呆的预后通常较好，它包括以下三种类型：第一，刚塞综合征。患者对简单问题给出近似但错误的答案，似乎故意做作或开玩笑。例如，对于简单的数学问题，可能会给出近似但不准确的答案，但在某些复杂问题上却能够正确回答。第二，童样痴呆。表现为成年患者行为幼稚，模仿幼儿的言行，包括言语和称呼方式。第三，抑郁性假性痴呆。这种情况下，严重抑郁症患者在精神运动性抑制下，表现出认知能力的降低，包括计算、记忆、理解和判断能力的下降，以及缺乏主动性。

这些不同类型的智能障碍在临床上需要仔细区分和诊断，以便采取适当的治疗和支持措施。

第六节　定向力障碍

定向力是指个体对时间、地点、人物，以及自身状态的认知和理解能力。这一能力分为两个主要方面，对周围环境的定向力和自我定向力。定向力障碍是指个体在认知能力方面出现的问题，通常包括对周围环境的定向障碍和自我定向障碍。定向力障碍可能由多种原因引起，包括但不限于意识障碍、严重记忆障碍、智能障碍、注意力障碍、思维障碍等。这种障碍常见于躯体疾病导致的精神障碍，以及伴随意识障碍的脑器质性精神病。定向力的丧失可能会显著影响个体的日常生活，因此对于精神健康和躯体健康的综合评估和治疗非常重要。

一、对周围环境的定向障碍

1．时间定向障碍

时间定向障碍是指个体在认识时间方面出现问题，可能会混淆白天和晚上，上午和下午，或者错误地估计年、月、日等时间单位。

2．地点定向或空间定向障碍

地点定向或空间定向障碍涉及对所处地理位置的认识，可能导致个体对自己的位置产生误解。

二、自我定向障碍

自我定向障碍包括对自身基本信息的认识出现问题，如姓名、性别、年龄和职业等。个体可能会混淆或错误地报告这些基本信息。

定向障碍可以在多种情况下出现，通常与精神健康问题或躯体疾病有关。这些障碍可能会干扰个体的日常生活和社交互动，因此需要及时评估和治疗，以帮助个体恢复他们对周围世界和自身的准确认识。

第七节　自知力障碍

自知力亦称领悟力或内省力，是指患者对自身精神状况的认识和评判能力。包括：首先是对自身疾病的认知，即患者认识到自己患有疾病；其次是对症状的理解，意指患者能够正确辨识和描述其行为表现和各种异常体验，并认识到这些是疾病的表现；最后是对治疗的认识，涉及患者对治疗的合作态度，包括积极求治或服从治疗的愿望。自知力在临床诊断、鉴别诊断、治疗效果预测和预后判断中扮演着重要角色。

在临床实践中，自知力障碍常见于精神分裂症和双相障碍患者，他们往往不认为自己患病，也不承认自己的行为异常，因此拒绝接受治疗。相比之下，焦虑症患者通常保持较完整的自知力，能够主动就医并详细描述自己的病情，社会功能也相对较好保持，他们常常会积极寻求医疗帮助。

评估自知力不仅涉及患者对自身精神状态的认识程度，也包括对治疗态度的评估，以及患者恢复后的生活和工作计划安排。通常，当精神疾病患者的症状消失，并能认识到这些症状是病态的时，我们可以认为其自知力已经恢复。然而，自知力的恢复往往是不平衡的。例如，一些精神分裂症患者的症状可能已经消失，但自知力仍未恢复；而有些慢性分裂症患者虽然自知力恢复了，却仍有个别症状残留，这种情况被称为"带着症状去生活"。在精神分裂症的康复治疗过程中，更为重要的是帮助患者重新融入社会，而不是等到所有精神症状完全消失后再进行。这也说明了自知力恢复在治疗成功中的重要性。

第八节　情感障碍

情感和情绪在精神医学领域经常被视为等同的概念。它们代表了个体对周围事物的主观态度和相应的内在体验。情感反应是多维的，包括心理体验、外部表现和内部生理反应。例如，情绪体验可以是喜悦、愤怒、悲伤、乐趣、爱、惊讶、忧郁、思考、悲痛、恐惧等；同时，这些情感反应伴随身体上的动作变化，如面部表情、肢体语言、语调等。情感还与自主神经系统和内脏器官的活动密切相关，并且与其他心理过程（如感知、记忆、思维和意志活动）相互作用。

心境则指的是一种较为微弱且持久的情绪状态。情感障碍通常涉及情感性质、稳定性和协调性的改变。这类障碍影响情感的表达和体验，可能表现为情感的不适当性、过度波动或不协调。简而言之，情感障碍反映了情感和心境在个体中的异常，影响个体对环境的感知和反应，以及其心理和行为表现。

一、情感性质的改变

情感性质的改变主要指心境障碍的持续性变化，涉及不同类型的情感异常。

1. 情感高涨

情感高涨表现为正性情绪的增强，患者经历不同程度的异常欢愉。他们通常会感到异常愉快和高兴，这种体验与环境不相符。表现形式包括高声说话、欢快地跳舞，表情活泼丰富。这种情绪高涨往往会感染周围的人，通常伴随思维加速和意志活动的增加，常见于躁狂症患者。

2. 欣快

欣快是一种难以理解的、自得其乐的情感高涨状态，多见于脑器质性疾病或醉酒状态下。

3. 情绪低落

情绪低落变现为负性情绪增强，患者表现出忧郁、叹息、心境苦闷，对未来感到绝望。在严重的情况下，可能产生悲观和自杀的想法或行为。这通常伴随思维迟缓、动作减少和某些生理功能的抑制，如食欲减退、闭经等，多见于抑郁症患者。

4. 焦虑

这种状态下，患者经历无端的担忧和对自身安全的过度关注，伴有紧张、恐惧、坐立不安等行为表现。生理上可能出现心跳加快、紧张性出汗等症状。根据发作的类型，焦虑可分为惊恐发作和广泛性焦虑。

5. 恐惧

恐惧指的是对特定人、物或情境的持续性恐惧，并伴有逃避行为。可细分为广场恐怖症、社交恐怖症、单纯恐怖症和学校恐怖症等。

情感性质的改变是情感障碍的核心特征之一，不仅影响患者的心理状态，还会显著影响其日常行为和社会功能。

二、情感稳定性障碍

情感稳定性障碍涉及情绪反应阈值的变化，表现为对外界刺激的反应异常，具体包括以下几种。

1. 情感淡漠

情感淡漠指患者对任何外界刺激都缺乏相应的情感反应。他们的表情平淡，缺乏相应的内心体验和非语言情绪表现，如面部和肢体表情动作。这种情况多见于精神分裂症患者。

2．情感麻木

情感麻木指在强烈精神刺激下出现的暂时性情感反应抑制状态。患者可能表现为木无表情，并伴有言语和行为的抑制。这种情感麻木多见于心因性精神障碍。

3．情感脆弱

情感脆弱是指轻微的外界刺激就能引起明显的伤心体验。情感脆弱的较轻形式称为情绪不稳，而更严重的形式称为情感失禁，常见于脑血管疾病导致的精神障碍。

4．情感暴发

情感暴发是指在强烈的精神刺激下，患者可能突然出现短暂的情感宣泄状态。这种情感暴发表现为杂乱无章、变化巨大，并带有强烈的情感色彩和戏剧性表现，有时伴随轻度意识障碍。

5．病理性激情

病理性激情是一种突发的、强烈而短暂的情感反应，常伴有意识障碍。发作后可能有遗忘现象，通常表现为无目的的冲动行为且难以控制，多见于痴呆所引起的精神障碍。

6．易激惹性

易激惹性是指患者对刺激的反应性增高，即使是一般性刺激也会引起强烈而不愉快的情绪体验。这种易激惹性多见于躁狂发作，也可能出现在抑郁症、焦虑症、精神分裂症等情况中。

情感稳定性障碍的出现对患者的日常生活和人际交往产生重大影响，需要专业的评估和治疗。

三、情感协调性障碍

情感协调性障碍是指情感表现与内心体验或实际处境之间的不协调现象，具体可以表现为以下五种类型。

1．情感倒错

情感倒错是指个体的情感表现与其内心体验或所处环境不相符。例如，当听到令人高兴的消息时，个体可能表现出悲伤，或在描述自己的不幸遭遇时却表现出愉快的表情。这种情感倒错多见于精神分裂症患者。

2．情感幼稚

情感幼稚是指成年人的情感反应类似于小孩，表现为缺乏理性控制、反应迅速且强烈，缺乏节制和隐藏。这种情感幼稚的表现不涉及特定的精神疾病，但可能表明情感发展的不成熟。

3．矛盾情感

矛盾情感是指同时出现两种截然不同、相互矛盾的情感体验。例如，对同一事物既感到喜悦又感到厌恶，或对同一人既有爱意又有恨意，并且不意识到这两种情感是相互矛盾的。这种矛盾情感多见于精神分裂症患者。

4．被强加的情感

被强加的情感是指患者体验到的情感不是自发产生的，而是感觉像是外界力量强加给他们的。这与其他被动体验一起，构成了精神自动症的一部分。这种情况通常见于精神分裂症。

5．病理性心境恶劣

病理性心境恶劣是指在没有明显外界原因的情况下，出现短暂的心境低落、痛苦、怨恨，可能伴随敌意、攻击性、自伤或自杀行为，持续数日。这种病理性心境恶劣主要见于脑病变所引起的精神障碍，也见于某些人格障碍。

情感协调性障碍的出现可能导致个体在社会交往和日常生活中遇到困难，需要精神健康专业人员的评估和治疗。

第九节　意志障碍

意志是指人们自觉地确定目标，并克服困难用自己的行动去实现目标的心理过程。在意志过程中，受意志支配和控制的行为称为意志行为。简单的随意和不随意行动称为动作。有动机、有目的而进行的复杂随意运动称为行为。意志障碍指的是个体在意志活动方面出现的异常，影响了其决策和行动的能力。意志障碍通常体现在个体的动机、决定和执行行动的过程中。这种障碍可能表现为意志的增强、减弱、缺乏或矛盾。具体包括以下四种类型：

1. 意志增强

意志增强涉及意志活动的增加，通常伴随情绪的高涨和思维的迅速流动。在这种状态下，患者可能会在病态情感或执念的驱使下，持续并坚定地执行某些行为。例如，患有妄想症的人可能会不断寻求医疗帮助。这种意志增强的表现常见于躁狂症发作和偏执性精神障碍等情况。

2. 意志减弱

意志减弱指的是意志活动的减少。在这种情况下，患者往往缺乏行动的动机，这常与情绪淡漠或低落有关。他们缺乏积极性和进取心，对周围的事物失去兴趣，导致意志消沉，不愿意进行任何活动。在严重的情况下，患者甚至连日常生活的基本自理都变得困难。这种状况常见于抑郁症和慢性精神分裂症患者。

3. 意志缺乏

意志缺乏是指意志活动完全缺失的状态。在这种情况下，患者对任何活动都没有动力和主动性，生活完全处于被动状态，需要他人的持续督促和管理。在严重的情况下，连基本的生理需求也得不到满足。行为上可能表现为孤僻、退缩，伴随情感淡漠和思维贫乏。这类症状多见于精神分裂症晚期的精神衰退阶段和痴呆症患者。

4. 矛盾意向

矛盾意向是指患者对同一事物会产生两种完全相反的意向和情感。他们在遇到问题时常常缺乏果断，反复犹豫不决。例如，在遇见朋友时，他们可能一方面想要上前握手，而另一方面却又会立刻把手缩回。这种矛盾的行为特征多见于精神分裂症患者。

第十节　意识障碍

意识是个体对周围环境和自身的认知和反应能力的关键方面。维持意识的正常状态需要大脑皮质和网状上行激活系统的兴奋性协同作用。意识障碍是指个体的意识清晰度受损，表现为不同程度的认知和反应能力下降。当意识发生障碍时，个体的精神活动经历明显的异常表现，可能包括以下七个方面：第一，感知觉清晰度下降。个体可能感到知觉变得不够清晰，变得迟钝，甚至感觉对外界刺激的敏感度下降，需要更多的刺激才能产生感知。第二，注意力问题。难以集中注意力，注意力漫无目的地游移，可能导致记忆力下降和遗忘或部分遗忘的情况出现。第三，思维迟钝和不连贯。思维变得缓慢，难以形成连贯的思维线索，可能表现出语言和思维的混乱。第四，理解和判断能力下降。个体可能对信息的理解变得困难，判断能力下降，难以做出明智的决策。第五，情感反应减弱。情感反应可能变得迟钝，个体可能感到茫然或情感反应有所减弱。第六，动作和行为迟钝。行动可能变得迟缓，缺乏目的性和指向性，可能表现出行动迟缓或行动不协调的情况。第七，定向障碍。在严重情况下，个体可能无法正确辨别时间、地点和人物，甚至可能出现自我定向力的障碍，无法识别自己的姓名、年龄和职业等个人信息。

在临床上，意识障碍可能表现为意识清晰度下降、意识范围缩小以及意识内容的异常变化。这些症状可能是不同疾病或情境下的表现，因此需要进行详细的评估和诊断，以确定潜在的原因并采取适当的治疗措施。

一、以意识清晰度下降为主的意识障碍

以意识清晰度下降为主的意识障碍分为以下四种类型。

1. 嗜睡

嗜睡指意识清晰度略有下降。患者常常处于睡眠状态，但当受到刺激时，可以迅速醒来，并进行基本的对话。然而，他们的回答通常相对简单，一旦刺激消失，他们可能会重新入睡。体格检查通常没有异常发现。

2. 意识混浊

意识混浊指意识清晰度轻度受损。患者表现出反应迟钝和思维迟缓，他们的注意力、记忆和理解能力都受到影响，可能出现对周围环境的定向障碍。虽然他们可以回答一些简单的问题，但对于复杂问题则感到困惑。此时，吞咽、角膜反射和对光反射可能仍然存在，但可能会出现原始的运动和病理反射。

3. 昏睡

昏睡的意识清晰度较前两者更低。患者失去了环境和自我意识，不再言语，对一般刺激没有反应。只有强烈的疼痛刺激才能引起防御性反射。一些基本反射如角膜和睫毛反射可能减弱，但光反射和吞咽反射仍然存在。此时，深反射可能会亢进，病理反射可能呈阳性。患者可能出现不自主的运动和震颤。

4. 昏迷

昏迷指意识完全丧失。患者不再表现出痛觉反应和自主运动，对任何刺激都没有反应，包括刺激、防御和光反射。这种状态通常根据严重程度进一步分为浅昏迷和深昏迷等不同级别。昏迷常见于严重的脑部疾病和躯体疾病的垂危期。

二、以意识内容变化为主的意识障碍

1. 谵妄状态

谵妄状态是指患者在意识清晰度降低的同时，会经历意识内容的障碍。他们可能遭受大量的错觉和幻觉，尤其是鲜明且生动的视觉幻觉，常常包含恐怖的元素。这种状态会导致患者感到紧张和恐惧，表现出精神运动性兴奋和思维不连贯。虽然患者对自己的认识还在，但对周围环境的认识却丧失了。谵妄状态通常在夜间加重，呈波动性，持续时间从数小时到数

日，恢复意识后可能部分或完全遗忘。这种状态常见于身体疾病或中毒引起的精神障碍。

2. 梦幻样状态

梦幻样状态是指患者在意识清晰度降低的同时，会经历类似梦境的体验。他们完全沉浸在幻觉和幻想中，与外界失去联系，虽外表看似清醒，但对幻觉内容并不会完全遗忘。这种状态可持续数日到数月，常见于感染或中毒引起的精神障碍，以及脑病变所致的精神障碍。

3. 朦胧状态

朦胧状态是指患者的意识范围变得狭窄，同时伴随意识清晰度降低。他们在有限的意识范围内可以保持相对正常的知觉和协调连贯的行为，但对范围之外的事物无法进行正确的知觉和判断。这种状态表现为联想困难、表情呆板或迷惘，有时伴有焦虑或欢快的情绪。可能出现定向障碍、片段的幻觉、错觉和妄想，以及相应的行为。这种状态通常突发并突然中止，反复发作，持续时间从数分钟到数小时，事后可能遗忘或部分遗忘。这种状态多见于脑病、脑外伤或脑缺氧所致的精神障碍。

三、自我意识障碍

1. 人格解体障碍

人格解体障碍是一种独特的自我意识障碍，患者会体验到一种对自己存在的不真实感。他们可能会感觉到自己的精神活动或身体不存在，仿佛失去了自我认知，感觉自己变得像一个没有实体的灵魂，或者觉得自己"魂飞魄散"。

2. 双重人格/多重人格

双重人格/多重人格是意识统一性障碍的一种形式。在这种情况下，患者会在同一时刻体验到两种或更多完全不同的自我。这种状态下，患者感觉自己拥有多个不同的人格特征，每个人格都有其独特的特点和行为方式。

3. 交替人格障碍

交替人格障碍也是意识统一性障碍的一种，但与双重或多重人格不同，患者在不同时间体验不同的自我。在这种障碍中，患者的人格会随时间而改变，每个人格在不同时间段内占据主导地位。

4. 人格转换障碍

在这种情况下，患者可能自称是另一个人或动物，并否定原来的自我。尽管他们的言语和行为可能没有显著的变化，但他们的自我感觉和认同却发生了根本的改变。这种障碍通常被归类为统一性意识障碍。

第四章　精神疾病的病因学及诊断学

第一节　精神疾病的病因学

生物 - 心理 - 社会等因素相互作用的现代医学模式的观点使我们对精神疾病的病因有了更多的认识。精神疾病与其他慢性躯体疾病一样，均是生物 - 心理 - 社会（文化）因素相互作用的结果，任一单个的原因可能只是增加精神疾病的患病风险性。

一、生物学因素

影响精神疾病的主要生物学因素大致可以分为遗传因素和感染、躯体疾病、创伤、营养不良、毒物等因素。

（一）遗传因素

家系研究揭示了精神分裂症、心境障碍、儿童孤独症、神经性厌食症、儿童多动症、焦虑症以及阿尔茨海默病等精神健康条件在家族中呈现出较高的聚集性。这种现象指出，这些疾病的发生并非仅仅由单一基因遗传决定，而是多个基因之间的相互作用，在增加患病风险的同时，环境因素的影响也起到了关键作用。单个基因的影响相对有限，是遗传背景与环境条件相结合的结果，共同影响一个个体是否会发病。这种遗传影响的程度，我们称之为遗传度。

即便遗传度较高，环境因素仍然在是否触发疾病方面发挥着重要作用。例如，在精神分裂症的案例中，即便是基因完全相同的同卵双胞胎，如果双胞胎中的一个患有精神分裂症，另一个患病的概率也仅为50%左右。这一现象显示，尽管我们无法改变基因，但是通过调整和优化环境因素，可能有效预防或降低某些精神疾病的发生风险，为精神疾病的防治提供了新的希望。

遗传性的精神疾病并不意味着家族中有精神疾病患者的亲属就必然会患病。实际上，遗传性意味着相较于普通人群，这些亲属罹患同类或相关精神疾病的风险更高。这一认识的转变不仅有助于我们更科学地理解精神疾病的遗传特性，也强调了预防和干预措施在精神健康领域的重要性。

（二）感染、躯体疾病、创伤、营养不良、毒物等因素

多种因素可能在个体的早期神经系统发展阶段产生影响，进而在成年后引发精神健康问题。举例来说，精神分裂症的神经发育障碍理论认为，某些因素可能在青少年晚期或成年早期导致明显的精神分裂症症状，这些因素对神经发育的影响可能导致脑部的器质性变化，进而引发即时的精神异常表现。这些精神疾病可以由不同的脑器质性因素、躯体疾病，或是精神活性物质使用引起，它们在临床各科室都可能出现。因此，需要引起非精神科医师的特别关注。

梅毒螺旋体就是被记录下来的最早能引起精神损害的病原体之一。麻痹性痴呆是由梅毒

螺旋体侵犯大脑所导致的晚期梅毒症状，表现为神经麻痹、进行性痴呆及人格障碍，近年来，此类病例有增加的趋势，值得在临床上予以重视。同样，人类免疫缺陷病毒（HIV）也已被证实能引起进行性的认知和行为损害。此外，能导致大脑缺血、缺氧或代谢异常的躯体疾病，如肺心病、冠心病、肾衰竭等，也可导致精神症状；一氧化碳中毒、莨菪碱等物质中毒亦可能导致明显的精神症状。

至于由酒精、大麻、海洛因、可卡因等精神活性物质引起的精神障碍，这一问题的普遍性及其隐蔽性均在增加，需要医务人员高度警惕。需要注意的是，虽然精神异常可能由不同的原因引起，包括感染和躯体疾病等，但这些不同原因引起的精神疾病在临床表现上可能有相似之处。

二、心理社会因素

应激性生活事件、情绪状态、人格特征、性别、父母的养育方式、社会阶层、社会经济状况、种族、文化宗教背景、人际关系等均构成精神障碍的心理-社会因素。这些心理-社会因素在精神疾病的发病与转归过程中起着重要作用。

1. 精神应激因素

生活中的事件，如地震、火灾、战争、暴力事件、亲人意外去世等，能够引发个体感到心理上的压力和紧张，这类心理压力称为精神应激。这种应激与精神疾病之间的关系呈现出一种谱系，从直接导致心因性精神障碍，如上述剧烈的生活事件，到作为触发因素较为微小，诱发精神分裂症、情感性障碍等疾病。

2. 社会因素

环境污染、过度噪声、居住空间狭小、社会动乱或重大社会变革、移民（特别是跨国移民），都是可能加剧精神压力、诱发精神疾病的因素。文化和亚文化的差异，包括特定群体的习俗、信仰、生活习惯，也可能影响个体的精神状态，进而诱发特定的精神疾病或赋予疾病特有的文化标识。例如，某些精神疾病可能仅在特定文化、民族或地区中出现，如东南亚的恐缩症等。此外，疾病的表现也可能受到个体所处环境的影响，如农村患者的妄想内容往往与迷信相关，而城市患者则可能与现代科技相关。

3. 个性因素

个性是由先天因素和后天环境共同塑造的，与精神疾病的发生有着密切的联系。研究表明，特定的性格特质可能使个体更容易患上某些精神疾病。例如，精神分裂症患者在疾病发生前往往表现出孤僻、情感冷淡、缺乏生活动力等分裂样性格。而具有强迫性格的人，例如犹豫不决、过度追求完美、反复检查、自我克制过度的个体，则更易患有焦虑症、强迫症等，特别是在遭遇心理压力时。

第二节　精神疾病的诊断学

疾病分类学旨在通过识别和系统化地组织繁多的疾病，根据它们的特征和关系将其分为不同的类别、种类和类型。这一做法不仅促进了对疾病深入研究和理解的提升，而且对于疾病的诊断、治疗和护理具有重要意义。德国的神经精神病学专家克雷丕林（Krapelin）通过综合考虑临床症状、体检发现及疾病进程，对精神疾病进行了系统分类。他的工作几乎覆盖了精神病学的所有领域，详细讨论了偏执症、更年期精神疾病、麻痹性痴呆、中毒性和感染性精神疾病等。他的一个关键贡献是明确区分了两种最常见的精神病类型：躁狂抑郁症（现称为双相障碍）和精神分裂症（以前称为早发性痴呆）。克雷丕林创建的分类系统极大地改善了以往精神疾病分类上的混乱现象，对当前国际上的精神疾病分类体系，包括美国的《精神障碍诊断与统计手册》及中国的精神疾病诊断分类体系，都产生了深远的影响。

目前，在全球范围内，最具影响力并被多数国家采纳的精神疾病分类系统主要有两种：世界卫生组织的《国际疾病分类》第11版（ICD-11）中的精神与行为障碍部分，以及美国精神病学会发布的《精神障碍诊断与统计手册》第5版（DSM-5）。中国自1958年起，也开始致力于建立自己的精神疾病分类和诊断标准。起初，1958年6月，卫生部在南京召开全国精神病防治工作会议，首次提出了14大类精神疾病的分类草案，并在随后的几十年中进行了数次修订。1989年，中华精神科学会在西安会议上审定并命名了中国精神疾病分类与诊断标准第二版（CCMD-Ⅱ），其后1994年进行了修订，称为CCMD-Ⅱ-R，并于2001年开始应用CCMD-Ⅲ。

目前，中国临床及科研领域主要采用ICD-11的诊断标准，这包括了从器质性和症状性精神障碍，到使用精神活性物质所致的障碍，再到精神分裂症、心境障碍、神经症性、应激相关障碍、人格与行为障碍、精神发育迟滞、心理发育障碍，以及通常起病于童年与少年期的行为与情绪障碍等多个范畴。

鉴于大多数精神疾病的病因和发病机制仍然不甚明了，当前的精神疾病分类和诊断仍然基于症状学而非病因或病理特征。这些诊断标准主要基于症状组合、疾病进程及病情严重程度等特点，因此，精神疾病的诊断可能受到采集病史方法、对症状理解水平等因素的影响，且由于缺乏生物学标志物，其诊断的一致性相比其他内外科疾病较低。为了提升分类和诊断标准的合理性、精确性和实用性，全球多个国家和组织，如世界卫生组织、美国精神病学会、中华医学会精神病学分会等，都建立了专门的工作组，致力于通过长期的文献搜集、实验室和现场研究来不断改进这一领域。

第五章　精神科专科治疗介绍

第一节　精神障碍的药物治疗

精神障碍的药物治疗是通过应用化学药物来干预和调整紊乱的大脑神经化学过程，以达到以下主要目标：控制精神病性症状、改善和矫正病理思维、情感和行为，预防疾病复发，提高患者的社会适应能力，从而提高他们的生活质量。精神药物是一类主要作用于中枢神经系统，影响精神活动的药物。

一、概述

1．治疗目标

精神障碍药物治疗的主要目标包括：控制精神病性症状，如幻觉、妄想、情感不稳定等。改善和矫正病理思维、情感和行为，以提高患者的功能水平。预防疾病复发，通过维持稳定的状态来减少症状的再次发作。促进患者的社会适应能力，帮助他们更好地融入社会生活。提高患者的生活质量，减少精神疾病对其生活的负面影响。

2．精神药物分类

精神药物可以根据其主要药理作用和治疗目标进行分类，主要包括：①抗精神病药（抗精神分裂药）：主要用于治疗精神分裂症等病症，通过影响神经递质传递来减轻幻觉、妄想和其他精神病性症状。②抗抑郁药：用于治疗抑郁症和情感障碍，通过调节脑中的神经递质来改善情绪状态。③心境稳定剂（抗躁狂药）：主要用于治疗躁狂症和双相障碍，帮助患者保持稳定的情绪。④抗焦虑药：用于减轻焦虑和紧张情绪，具有镇静和催眠作用。⑤认知改善药：包括精神激活药和改善记忆药，用于改善认知功能和注意力，对治疗注意缺陷多动障碍和痴呆症等疾病有益。

3．发展史

精神药物治疗在20世纪50年代初迎来了里程碑式的突破，首次合成的抗精神病药物氯丙嗪的问世开创了现代精神药物治疗的新纪元。此后，不断涌现出更多种类的精神药物，极大地改善了精神障碍患者的生活质量。

4．研究与进展

精神药物治疗的成功推动了对大脑神经科学的研究，促进了对高级神经活动和大脑功能的认识。精神药理学、精神病学和神经科学相互交叉，共同推动了精神疾病的研究和治疗进展。

总之，精神药物治疗是精神障碍管理的重要组成部分，通过调整大脑神经化学过程，有助于改善患者的症状、情感和行为，提高其生活质量，同时也推动了对神经科学的研究和认识的发展。

二、抗精神病药

（一）分类

抗精神病药又称为抗精神分裂药，是一类用于治疗精神分裂症等精神疾病的药物，它们通过影响大脑中的神经递质来减轻幻觉、妄想、思维紊乱和其他精神病性症状。这些药物可以根据其药理作用、代谢路径和化学结构进行分类。主要分为以下三类。

1. 第一代抗精神病药（经典抗精神病药）

第一代抗精神病药首次于20世纪50年代问世，是早期用于治疗精神分裂症的药物。代表药物包括以下。

（1）氯丙嗪：是第一个合成的抗精神病药物，也是典型的第一代药物。它主要通过多巴胺受体拮抗作用来减轻症状。

（2）普鲁卡因胺：也是典型的第一代药物，同样作用于多巴胺受体。

典型的第一代抗精神病药物主要通过抑制多巴胺传递来减轻症状，但它们常常伴随不良反应，如运动障碍（帕金森病样症状）、锥体外系不良反应和长期使用的不良影响。

2. 第二代抗精神病药（非典型抗精神病药）

第二代抗精神病药于20世纪80年代开始问世，相对于第一代药物，它们的药理特点和不良反应更加复杂。代表药物包括如下。

（1）利培酮：作用于多巴胺和5-羟色胺受体，被广泛用于治疗精神分裂症和双相障碍。

（2）奥氮平：同样作用于多巴胺和5-羟色胺受体，用于治疗多种精神疾病。

（3）喹硫平：也具有多巴胺和5-羟色胺受体拮抗作用，用于治疗精神分裂症和情感障碍。

第二代抗精神病药物相对于第一代抗精神病药物有更广泛的适应证和更少的运动障碍，但它们可能引发体重增加和代谢综合征等不良反应。

3. 其他抗精神病药物

除了典型和非典型抗精神病药物，还有其他一些药物。

（1）氟哌啶醇：被认为是一种部分多巴胺激动剂，用于治疗精神分裂症、双相障碍和自闭症等疾病。

（2）阿莫克赛普：主要作用于多巴胺受体，用于治疗抑郁症和其他精神疾病。

这些抗精神病药物的选择通常基于患者的具体症状、耐受性和个体差异。治疗精神疾病通常需要仔细监测和药物管理，以确保最佳的治疗效果和最小的不良反应。患者在接受抗精神病药物治疗时应定期与医师进行沟通，以便调整治疗方案并管理任何潜在的不良反应。

（二）临床应用的一般原则

1. 适应证

（1）精神分裂症（思维性障碍）：抗精神病药物最常见的适应证之一是治疗精神分裂症，又称为思维性障碍。精神分裂症是一种复杂的精神疾病，患者通常会出现妄想、幻觉、思维紊乱、情感淡漠等症状。抗精神病药物可用于减轻这些症状。

（2）情感性障碍：抗精神病药物还可用于治疗情感性障碍，如双相障碍和抑郁症。这些药物可以帮助调整患者的情感状态，减轻情感波动，改善情感症状。

（3）焦虑障碍：一些抗精神病药物也被用于治疗焦虑障碍，如广泛性焦虑障碍和社交焦虑症。它们可以减轻焦虑症状，使患者更轻松地应对各种压力和社交场合。

（4）自闭症谱系障碍：在自闭症谱系障碍患者中，有时会使用抗精神病药物来减轻冲动、情感失调和攻击性行为等症状。

（5）其他精神疾病：抗精神病药物还可以用于治疗其他精神疾病，如注意力缺陷多动障碍（ADHD）、创伤后应激障碍（PTSD）、强迫症（OCD）等。

需要注意的是，抗精神病药物的选择和使用通常需要根据患者的具体症状、病史、年龄、性别和其他因素来确定。治疗精神疾病通常是综合性的，包括药物治疗、心理治疗和社会支持等多种方法的综合应用。药物治疗应由专业医师根据患者的具体情况来决定，并在治疗期间进行定期监测和调整。患者和医师之间的有效沟通是治疗成功的关键。

2. 禁忌证

抗精神病药物在某些情况下可能存在禁忌证，这意味着在以下情况下患者应该避免或慎重使用这些药物。禁忌证因药物类型和患者个体差异而异，以下是一些常见的抗精神病药物的禁忌证，但具体的禁忌证可能因药物品种而异。

（1）过敏反应：如果患者对某种抗精神病药物或其成分存在过敏反应，那么该药物是禁忌的。过敏反应可能表现为荨麻疹、呼吸急促、咽喉肿胀等症状。

（2）药物相互作用：有些药物与抗精神病药物之间可能存在相互作用，增加不良反应的风险或降低治疗效果。患者如果正在使用其他药物，特别是与抗精神病药物有潜在相互作用的药物，应该在医师的监督下使用这些药物。

（3）心脏问题：抗精神病药物可能对心脏有不良影响，因此在存在严重心脏问题（如心律失常、心力衰竭等）的患者中，一些抗精神病药物可能禁用。

（4）肝功能损害：患者如果有严重的肝功能损害，某些抗精神病药物可能会加重肝问题，因此需要慎重使用。

（5）儿童和青少年：一些抗精神病药物可能在儿童和青少年中引发自杀念头和行为，特别是在治疗初期。因此，这些药物可能在这个年龄组中受到限制。

（6）妊娠期和哺乳期：抗精神病药物可能对胎儿或婴儿产生影响，因此在妊娠期和哺乳期的患者中需要慎重选择和使用。

（7）白细胞减少症：一些抗精神病药物可能引起白细胞减少症，这是一种罕见但严重的不良反应。如果患者已经患有白细胞减少症，这些药物可能被禁忌。

（8）老年患者：老年患者对药物的代谢和排泄可能有变化，因此需要特别小心选择和使用抗精神病药物。

总之，禁忌证因药物类型和患者情况而异，患者在使用抗精神病药物之前应咨询专业医师，以确保安全和有效的治疗。医师将根据患者的具体情况权衡风险和利益，然后做出最合适的治疗决策。

3. 药物原则

抗精神病药物的使用原则和方法取决于患者的具体病情和药物种类。以下是使用原则和方法，但具体的治疗方案应由专业医师根据患者的病情来确定。

（1）个体化治疗：抗精神病药物的选择应该是个体化的，根据患者的具体病情、症状和药物耐受性来确定。不同的精神病症状和诊断可能需要不同种类的药物。

（2）综合治疗：抗精神病药物通常是精神病治疗的一部分，应与心理治疗、康复和支持性治疗相结合。综合治疗可以提供更全面的支持和帮助患者应对精神病症状。

（3）逐步剂量调整：初始剂量通常较低，然后逐步增加，以减少不良反应的风险。剂量的调整应在医师的监督下进行，并根据症状和药物反应来制定。

（4）定期监测：患者在使用抗精神病药物期间应定期接受医师的监测和评估。这包括身体健康检查、药物不良反应的监测及病情的评估。

（5）长期维护治疗：许多精神病疾病需要长期维护治疗，以预防复发。患者通常需要继续服用药物，直到医师认为可以逐渐减少或停止药物为止。

（6）遵循医嘱：患者应按照医嘱和处方来服用药物，不得随意停药或改变剂量。停药可能导致病情复发。

（7）注意不良反应：抗精神病药物可能引起各种不良反应，包括体重增加、运动障碍、代谢问题等。患者应向医师报告异常的症状或不良反应。

（8）注意自杀风险：在治疗初期，一些抗精神病药物可能增加自杀风险。医师需要密切监测患者的情绪和行为，特别是在开始治疗时。

（9）避免酒精和药物滥用：酒精和药物滥用可能影响抗精神病药物的疗效，患者应避免酗酒和药物滥用。

总之，抗精神病药物的使用需要个体化治疗计划，并在专业医师的监督下进行。患者和医师之间应建立良好的沟通，以确保安全和有效的治疗。药物治疗应该在全面的综合治疗计划中协调进行，以提供最佳的治疗效果。

（三）不良反应及处理措施

1. 长期用药可能引发运动障碍

长期用药可能引发运动障碍包括帕金森综合征样症状、抽搐和不自主的肌肉运动。这些不良反应通常出现在长期使用抗精神病药物后，特别是经典的抗精神病药物。

处理措施：医师可能会减少药物剂量，更换不同类型的抗精神病药物，或添加辅助药物来减轻运动障碍。医师应密切监测这些症状，以及症状的严重程度。

2. 体重增加和代谢问题

一些抗精神病药物可能导致体重增加、高血糖、高血压和高血脂等代谢问题。

处理措施：患者应遵循健康的生活方式，包括均衡的饮食和适量的运动，以控制体重和减少代谢问题的风险。医师可能会考虑更换药物或调整剂量。

3. 心脏问题

某些抗精神病药物可能会导致心脏问题，如心律失常。

处理措施：医师会定期监测患者的心脏健康，如果出现心脏问题的迹象，可能需要更换药物或采取其他治疗措施。

4. 长QT间期综合征

某些抗精神病药物可能会导致心电图上的QT间期延长，从而增加心律失常的风险。

处理措施：医师需要监测心电图，并定期评估心脏风险。如果存在问题，可能需要停用或更换药物。

5. 精神状态变化

抗精神病药物有时会引发抑郁、焦虑、自杀念头等精神状态变化。

处理措施：患者和医师需要密切关注精神状态的变化。任何出现自杀念头或严重情绪问题的情况都需要立即报告给医师。

6. 口干、便秘、视物模糊

口干、便秘、视物模糊通常不需要特殊处理。如果这些症状持续或加重，患者应咨询医师。可以采取一些措施来缓解症状，如多喝水可缓解口干，增加膳食纤维来缓解便秘。

三、抗抑郁药

抗抑郁药主要用于治疗抑郁症和其他情感障碍。它们通过调整大脑中神经递质的水平，特别是影响神经递质5-HT、多巴胺和去甲肾上腺素的活动，从而减轻抑郁症状，改善患者的情绪和心理状态。

（一）作用机制

抗抑郁药的作用机制涉及多个神经递质系统，但最常见的是调整5-HT水平。抑郁症状通常与血清素不足有关，因此药物可以增加大脑中5-HT的浓度，提高情绪稳定性。

（二）分类

1．选择性5-HT再摄取抑制剂（SSRI）

SSRI通过抑制神经元对5-HT的再摄取，从而增加5-HT在突触中的浓度。常见的SSRI包括帕罗西汀、舍曲林和氟西汀。

2．选择性去甲肾上腺素再摄取抑制剂（SNRI）

SNRI同时作用于5-HT和去甲肾上腺素系统，如文拉法辛和吉非替尼。

3．三环类抗抑郁药（TCA）

TCA具有多种作用，包括影响多巴胺、去甲肾上腺素和5-HT系统，如阿米替林和多塞平。

4．单胺氧化酶抑制剂（MAOI）

MAOI通过抑制单胺氧化酶的活性来增加多巴胺、去甲肾上腺素和5-HT的浓度。然而，MAOI通常被视为治疗的最后选择，因为它们可能与食物和其他药物相互作用，并引起严重的不良反应。

（三）临床应用

1．适应证

（1）抑郁症：是最常见的适应证之一。它是一种情感障碍，通常表现为持续的、沮丧的、消极的情绪，伴随失眠、食欲改变、能量减退、兴趣丧失、自责感、自杀念头等症状。抗抑郁药通过调整神经递质水平来减轻这些症状，帮助恢复情感稳定。

（2）双相障碍：包括躁狂发作和抑郁发作。抗抑郁药在抑郁发作期间通常用作辅助治疗，以减轻抑郁症状，但在躁狂发作期间通常不建议单独使用，因为可能会加重躁狂症状。

（3）焦虑障碍：抗抑郁药有时也用于治疗焦虑障碍，如广泛性焦虑障碍、社交焦虑障碍、创伤后应激障碍等。这些药物可以帮助减轻焦虑症状，改善患者的情绪状态。

（4）强迫症（OCD）：是一种情感障碍，患者会陷入强烈的强迫思维和冲动行为的循环中。某些抗抑郁药，特别是选择性5-HT再摄取抑制剂（SSRI），在治疗OCD时被认为是有效的。

（5）其他情感障碍：抗抑郁药还可以用于治疗其他情感障碍，如恶心症、抑郁性精神病、季节性情感障碍等。治疗选择通常会依赖于患者的具体症状和疾病特点。

需要强调的是，抗抑郁药的使用应该由专业医师进行评估和监督，并根据患者的具体情况进行调整。不同类型的抑郁症和情感障碍可能需要不同种类的抗抑郁药，因此治疗方案需要个体化。此外，抗抑郁药通常需要一段时间才能发挥最大的疗效，患者需要遵循医嘱坚持用药。如果出现不良反应或疗效不佳，患者应及时与医师沟通。

2．禁忌证

（1）对药物过敏：如果患者对某种抗抑郁药或其成分存在过敏反应，如药物过敏、药物疹等，那么禁止使用这种药物。

（2）与单胺氧化酶抑制剂（MAOIs）同时使用：如果患者正在使用单胺氧化酶抑制剂（MAOIs），绝大多数抗抑郁药都不应与之同时使用，因为这可能导致严重的药物相互作用，引发"酪胺综合征"，包括高血压、发热、肌肉僵硬等危险症状。

（3）严重的心血管疾病：患有严重心脏问题、心律不齐或心力衰竭的患者，在未经医师明确指导和监督的情况下，通常不应使用抗抑郁药，因为抗抑郁药可能对心血管系统产生不良影响。

（4）未成年人和青少年：某些抗抑郁药在未成年人和青少年中可能增加自杀风险，特别是在治疗初期。因此，医师通常会特别小心地评估这个年龄群体的用药。

（5）妊娠期和哺乳期：抗抑郁药的使用在妊娠期和哺乳期需要特别谨慎，因为一些药物可能对胎儿或婴儿产生负面影响。医师会权衡风险和益处，根据患者的具体情况决定是否使用药物。

（6）药物滥用或药物成瘾：对于有药物滥用或药物成瘾史的患者，使用某些抗抑郁药可能会增加滥用的风险，因此需要注意。

3．应用原则

（1）确诊和评估：在开始抗抑郁药治疗之前，应确保患者已被诊断为抑郁症。医师会评估症状的严重程度、持续时间和可能的原因，以制定最合适的治疗计划。

（2）个体化治疗：抑郁症是一种高度个体化的疾病，不同患者对药物的反应可能有所不同。因此，治疗方案应根据患者的个体特点进行定制。医师会考虑患者的年龄、性别、健康状况、药物过敏史等因素。

（3）选择合适的药物：有多种类型的抗抑郁药可供选择，包括选择性5-羟色胺再摄取抑制剂（SSRIs）、三环类抗抑郁药、单胺氧化酶抑制剂（MAOIs）等。医师会根据患者的情况选择最合适的药物。

（4）治疗的目标：抗抑郁药的治疗目标是减轻抑郁症状、提高情绪和心境，并提高患者的生活质量。治疗还应考虑预防抑郁症状的复发。

（5）药物剂量和持续时间：医师会确定合适的药物剂量，并指导患者按照医嘱服药。通常，抗抑郁药需要持续使用一段时间，以确保症状得到缓解。患者不应自行停药，而应在医师的监督下逐渐减少剂量。

（6）监测症状：在治疗期间，医师会定期监测患者的症状，以确保药物的有效性和安全性。患者应定期复诊，并与医师分享他们的感受和症状的变化。

（7）注意不良反应：抗抑郁药可能会引起不良反应，如头晕、失眠、口干等。患者应及时向医师报告任何不适，以便调整治疗方案。

（8）心理治疗：抗抑郁药通常与心理治疗（如认知行为疗法或心理动力治疗）结合使用，以增强治疗效果。

（9）遵循医嘱：患者应按照医师的建议和处方用药，不要自行更改剂量或停药。在治疗期间，患者应避免饮酒或使用其他药物，除非经医师允许。

（10）监测自杀风险：特别是在治疗初期，医师需要密切关注患者的自杀风险。如果患者出现自杀倾向或加重的抑郁症状，应立即向医师汇报。

（四）不良反应及处理措施

1．口干

抗抑郁药中的一些药物可能导致口干。

处理措施包括增加饮水量，保持口腔湿润。咀嚼口香糖或吸含有润喉成分的硬糖。避免咖啡因和酒精，因为它们可能使口干更严重。

2．失眠

一些抗抑郁药可能导致失眠或改变睡眠模式。

处理措施包括避免在晚上服用药物，可在早上服用。建立规律的睡眠时间表，避免午睡。考虑使用安眠药，但必须在医师的监督下使用。

3．头晕

抗抑郁药可能引起头晕或眩晕。处理措施包括缓慢起床或从坐位到站位。避免饮酒，尤其是在服用药物期间。如有需要，咨询医师是否需要减少药物剂量。

4．肠胃不适

肠胃不适包括恶心、呕吐、腹泻或便秘等症状。与医师沟通是否可以在饮食或药物中进行调整，以减轻肠胃不适。避免在空腹或剧烈运动后服用药物。

5．性功能障碍

抗抑郁药可能导致性欲下降、勃起困难或延迟射精。与医师讨论是否需要更换药物类型或减少剂量。考虑与心理治疗师一起探讨性功能问题。

6．体重增加

一些抗抑郁药可能导致体重增加。养成健康的饮食和锻炼习惯，以帮助控制体重。与医师一起评估是否需要调整药物或尝试其他抗抑郁药。

7．其他不良反应

抗抑郁药可能引发其他不良反应，如皮疹、肌肉僵硬、心律不齐等。应根据具体的症状和严重程度而定，患者应及时告知医师。

需要强调的是，患者在使用抗抑郁药期间应与医师密切合作，报告不适或不良反应。医师将根据患者的具体情况来决定是否需要调整药物剂量、更换药物类型或采取其他干预措施。不要自行更改药物剂量或停药，以免引发更严重的问题。如果出现严重不良反应或紧急情况，应立即咨询医疗专业人员。

四、心境稳定剂

心境稳定剂是一类药物，主要用于治疗双相障碍。这种药物旨在平衡患者的情绪，防止情感波动，减轻躁狂和抑郁发作的症状，以维持稳定的情绪状态。

（一）碳酸锂

1．适应证

（1）躁狂发作的治疗：碳酸锂通常用于减轻和预防躁狂发作，这是双相障碍中的一种情感极端。躁狂发作通常伴随情感的极度兴奋、多动、冲动、思维快速、注意力不集中等症状。碳酸锂可以帮助平衡神经递质，减轻这些症状。

（2）抑郁发作的治疗：尽管碳酸锂主要用于治疗躁狂发作，但它有时也可以用于减轻双相障碍中的抑郁发作。然而，在抑郁症的治疗中，通常首选抗抑郁药。

（3）预防性治疗：碳酸锂还可用于长期的预防性治疗，以减少躁狂抑郁症患者再次发作的风险。这对于那些经历过多次情感发作的患者特别重要。

需要强调的是，碳酸锂主要用于双相障碍的治疗，不是一种一般性的抗抑郁药或镇静剂。它的使用需要在医师的监督下进行，因为它的剂量和血液浓度需要精确控制，以确保治疗的安全性和有效性。

治疗碳酸锂的患者需要定期检查其血液锂水平，以确保药物在治疗范围内。此外，患者和医师需要密切合作，以监测不良反应，并及时采取必要的措施。因此，在使用碳酸锂之前，医师会详细评估患者的病史，确保其适合接受这种治疗。

2. 禁忌证

（1）肾功能不全：如果患者存在严重的肾功能不全或慢性肾病，碳酸锂可能会引起药物在体内积累，增加毒性风险。因此，对于肾功能受损的患者，特别是需要透析的患者，通常不建议使用碳酸锂。

（2）心脏疾病：碳酸锂可能对心脏产生影响，因此存在严重心脏问题的患者，如心律失常、心肌炎等，可能不适合使用碳酸锂。碳酸锂可以导致电解质不平衡，影响心脏的正常功能。

（3）甲状腺问题：患有严重甲状腺功能亢进或减退的人，应慎重使用碳酸锂。碳酸锂可能会对甲状腺激素的分泌和代谢产生影响，可能需要在治疗期间监测甲状腺功能。

（4）妊娠期和哺乳期：在妊娠期间，特别是在早孕时，碳酸锂的使用可能会增加先天畸形的风险。因此，孕妇通常应避免使用碳酸锂。对于正在哺乳的妇女，碳酸锂也会排泄到母乳中，可能对婴儿产生不良影响。

（5）过敏反应：如果患者对碳酸锂或相关药物过敏，或曾经出现严重的药物不良反应，应禁止使用碳酸锂。

（6）低钠血症：如果患者有低钠血症（低血钠水平），使用碳酸锂可能会加重该情况。碳酸锂可以导致尿液排钠减少，因此可能会加重已存在的低钠血症。

在考虑使用碳酸锂之前，患者应接受全面的医学评估，包括体格检查、实验室检查和病史评估。医师会权衡潜在的益处与风险，以确定是否适合使用碳酸锂，以及如何进行监测和调整治疗。不应在未经医师建议的情况下开始或停止使用碳酸锂。患者应与医师密切合作，按照医嘱使用药物，并定期进行复诊和监测。

3. 应用原则

（1）个体化治疗方案：每位患者的情况都不同，因此碳酸锂的治疗方案应该根据患者的具体情况进行个体化制定。这包括考虑患者的年龄、性别、病史、严重程度及任何潜在的健康问题。

（2）监测血药浓度：碳酸锂具有一定的治疗范围，在这个范围内维持适当的血药浓度对于疗效至关重要。因此，医师通常会定期监测患者的血药浓度，以确保其在治疗期间处于安全和有效的范围内。一般来说，理想的血药浓度范围为 $0.6 \sim 1.2\text{mmol/L}$。

（3）定期随访：患者在接受碳酸锂治疗期间需要定期随访医师，以监测病情、不良反应和血药浓度。这有助于及时调整治疗计划，并确保患者的健康和安全。

（4）饮食和水分摄入：对于碳酸锂的代谢和排泄至关重要。患者应保持一致的钠和液体摄入，避免极端的摄取，因为这可能会影响碳酸锂的排泄和血药浓度。

（5）避免过量或漏服：过量或漏服都可能导致不良反应或治疗失败。患者应遵循医师的建议，并按照规定的时间表服药。

（6）警惕不良反应：患者和医师都应密切关注不良反应的出现。常见的不良反应包括多尿、口渴、手抖、体重增加等。如果出现这些症状，应及时告知医师。

（7）不要突然停药：患者不应在未经医师指导的情况下突然停止使用碳酸锂。停药应在医师的监督下逐渐进行，以避免可能的撤药症状或复发。

（8）遵循医嘱：最重要的原则是患者应该遵循医师的建议和处方。碳酸锂是一种强效的药物，只有在医师的指导下使用才能确保其安全和有效。

4．不良反应及处理措施

（1）多尿和口渴：碳酸锂可能导致多尿和口渴，这是因为它影响了肾对水和盐的排泄。应多饮水，以保持水分平衡，并在医师建议下适度控制盐的摄入。

（2）手抖（震颤）：是碳酸锂的常见不良反应之一。如果患者出现手抖，医师通常会降低碳酸锂的剂量，或者给患者更换延缓释放的碳酸锂制剂，因为它们可能减轻手抖症状。

（3）体重增加：一些患者在使用碳酸锂期间可能会体重增加。这可能是由于食欲增加或代谢改变引起的。管理措施包括保持健康的饮食和适度的运动，以减轻体重增加的风险。

（4）甲状腺功能异常：碳酸锂可能影响甲状腺功能，导致甲状腺功能亢进或减退。医师会定期监测甲状腺功能，并在需要时调整治疗。

（5）肾功能问题：碳酸锂可能对肾产生不利影响，因此医师会定期检查肾功能。如果出现肾功能异常，医师可能会减少碳酸锂的剂量或停止使用。

（6）消化问题：一些患者可能会在使用碳酸锂期间经历恶心、呕吐、腹泻或胃部不适。这些问题通常可以通过在饮食中选择容易消化的食物、分多次进食和避免油腻食物来缓解。

（7）心律不齐：碳酸锂可能引发心律不齐，尤其是在高药物浓度时。医师通常会监测心电图，如果出现异常，可能需要减少药物剂量或停药。

（8）其他不适：一些患者可能会出现其他不适，如头痛、皮肤痤疮、尿失禁等。这些问题应及时报告给医师，以便采取适当的处理。

（二）丙戊酸钠

1．适应证

（1）癫痫症状的控制：丙戊酸钠是一种常用于治疗癫痫的药物。它可以用来控制多种类型的癫痫发作，包括部分性癫痫发作、全身性癫痫发作和混合性癫痫发作。它通过调整大脑中神经信号的传递来减少癫痫发作的频率和强度。

（2）躁狂症和双相障碍的治疗：丙戊酸钠也可以用于治疗躁狂症（双相障碍的一部分）。它有助于稳定情绪，减轻躁狂发作的症状。

（3）头痛预防：丙戊酸钠有时被用于预防偏头痛发作，特别是对于那些常常发作的偏头痛患者。它可以降低偏头痛的频率和严重程度。

（4）其他神经系统相关疾病：丙戊酸钠有时也被用于治疗其他一些神经系统相关的疾病，如某些神经病变、运动障碍、焦虑症和自闭症谱系障碍等。但这些用途通常需要更多的临床评估和医师的指导。

2．禁忌证

（1）对丙戊酸钠过敏：如果患者对丙戊酸钠或其他成分中的任何一种过敏，就不应该使用该药物。过敏反应可能包括皮疹、荨麻疹、呼吸急促、面部和咽喉肿胀等症状。如果出现过敏反应，应立即停止使用药物，并寻求紧急医疗帮助。

（2）丙戊酸钠引起的胰腺炎：丙戊酸钠使用可能会导致胰腺炎（胰腺的炎症），尤其是在儿童和青少年中的发生率较高。如果患者曾经有胰腺炎，丙戊酸钠通常会被禁用，因为它可能导致胰腺问题的恶化。

（3）遗传代谢紊乱：患有一些遗传代谢紊乱的人，如尿素周期代谢紊乱，可能不适合使用丙戊酸钠。在这些情况下，药物可能会加重代谢问题。

（4）肝功能异常：如果患者已经有肝功能不全或肝疾病，医师可能会谨慎使用丙戊酸钠，因为药物可能会影响肝的代谢和排泄。

（5）儿童：对于12岁以下的儿童，特别是2岁以下的幼儿，应谨慎使用丙戊酸钠，因为他们更容易出现不良反应，尤其是胰腺炎。

（6）妊娠期和哺乳期：妊娠期间和哺乳期的妇女可能需要特别小心使用丙戊酸钠，因为药物可能对胎儿和婴儿产生影响。在这种情况下，应该根据患者的具体情况权衡风险和益处，由医师决定是否使用。

（7）血小板减少症：如果患者患有血小板减少症或其他凝血问题，丙戊酸钠可能会增加出血风险，因此需要特别小心使用。

3．应用原则

（1）临床适应证：丙戊酸钠主要用于治疗部分性癫痫发作。它通常作为辅助药物与其他抗癫痫药物一起使用，以控制癫痫发作。治疗癫痫的具体方案应根据患者的癫痫类型和病情严重程度进行个体化制定。

（2）医师处方：丙戊酸钠是处方药物，患者只能在医师的指导下使用。医师将根据患者的病情和需要来确定丙戊酸钠的剂量和用法。

（3）用药剂量：丙戊酸钠的剂量会因患者的年龄、体重、肾功能和癫痫类型而有所不同。患者必须严格按照医师的建议服用药物，不得自行更改剂量或停药。

（4）用药频率：丙戊酸钠通常每日分2～3次服用，医师将指导患者如何分剂和用药频率。患者应按照医嘱的时间表按时服药。

（5）监测和调整：在使用丙戊酸钠期间，医师会定期监测患者的血药浓度和癫痫发作情况。根据监测结果，医师可能需要调整药物剂量，以达到最佳的癫痫控制效果。

（6）了解不良反应：患者应该了解丙戊酸钠可能引发的不良反应，包括头痛、头晕、恶心、呕吐、咽喉痛、皮疹等。如果出现严重不良反应如过敏反应、皮肤剥脱等，应立即告知医师。

（7）遵循医嘱：患者和家属应该密切合作，遵循医师的建议，不要自行停药或更改用药方案。突然停药可能会导致癫痫发作的恶化。

（8）特殊人群：对于孕妇、哺乳期妇女和老年患者，使用丙戊酸钠需要谨慎，并且必须在医师的监督下进行。

4．不良反应

（1）胃肠道反应：如恶心、呕吐、腹泻等。处理方法包括分次给药或餐后给药，减轻胃肠道刺激。

（2）肝功能损害：可能表现为肝酶升高。需要定期监测肝功能，一旦出现异常，应减量或停药。

（3）体重增加：通过改善饮食和增加运动来管理。

（4）脱发：是一种较少见的不良反应，通常是暂时的。

（5）震颤：减少剂量或分次给药可以帮助减轻这种症状。

（6）血液系统影响：如减少血小板。需要定期进行血液检查。

（7）胰腺炎：尽管罕见，但是严重的不良反应，需要立即医疗干预。

（8）嗜睡和疲劳：调整剂量或改变给药时间可能有助于管理这些症状。

（9）认知功能障碍：如记忆力减退、注意力不集中等，通常通过调整剂量来处理。

五、抗焦虑药

抗焦虑药是一类用于治疗焦虑症状和相关疾病的药物。焦虑症状可能包括过度担心、紧张、恐慌发作、睡眠障碍等。

（一）作用机制

1. 苯二氮䓬类

这类药物通过增强神经递质γ-氨基丁酸（GABA）的作用来发挥效果。GABA是大脑中的一种主要抑制性神经递质，它能减少神经细胞的活动，从而减轻焦虑、肌肉紧张和抑制过度的神经活动。

2. 选择性5-羟色胺再摄取抑制剂（SSRIs）

SSRIs通过阻止大脑中的5-HT被再吸收，从而增加5-HT在神经间隙中的浓度。血清素是调节情绪、睡眠和焦虑的重要神经递质。通过提高5-HT水平，SSRIs有助于改善焦虑症状。

3. 5-HT和去甲肾上腺素再摄取抑制剂（SNRIs）

SNRIs同时影响5-HT和去甲肾上腺素（另一种神经递质）的再吸收。这种双重作用有助于调节焦虑和改善情绪。

4. β受体阻滞剂

β受体阻滞剂如普萘洛尔主要用于治疗高血压，但它们也可以缓解焦虑引起的身体症状，如心悸和颤抖。它们通过阻断肾上腺素作用于β受体，减轻交感神经系统的活动，从而减轻这些症状。

5. 三环类抗抑郁药

三环类抗抑郁药（如艾米普拉明）主要通过阻断神经递质（如去甲肾上腺素和5-HT）的再吸收，增加这些递质在神经间隙中的浓度，从而对抗抑郁和焦虑症状。

（二）常用药物

1. 苯二氮䓬类

例如阿普唑仑、地西泮和劳拉西泮。这类药物通过增强大脑中神经递质γ-氨基丁酸（GABA）的作用来减轻焦虑。它们起效快，但有成瘾性和耐受性风险，通常不建议长期使用。

2. 选择性5-羟色胺再摄取抑制剂（SSRIs）

选择性5-羟色胺再摄取抑制剂（SSRIs），如帕罗西汀、舍曲林。这些药物通过增加大脑中5-羟色胺（一种神经递质）的水平来改善焦虑症状。SSRIs通常是首选治疗焦虑疾病的药物，因为它们的不良反应较少，且无成瘾性。

3. 5-HT和去甲肾上腺素再摄取抑制剂（SNRIs）

例如文拉法辛和度洛西汀。SNRIs同时影响5-HT和去甲肾上腺素的水平，用于治疗焦虑。

4. 三环类抗抑郁药

如艾米普拉明，虽然这类药物最初是用于治疗抑郁症，但它们也显示出对某些焦虑疾病的有效性。

5．β受体阻滞剂

如普萘洛尔，虽然主要用于治疗高血压，但也可以用于控制因焦虑引起的身体症状，如心悸和颤抖。

（三）适应证

1．广泛性焦虑障碍（GAD）

（1）症状：持续和过分的担心，难以控制的忧虑，伴有身体症状，如疲劳、肌肉紧张、睡眠障碍。

（2）抗焦虑药：通常使用SSRIs（如舍曲林）或SNRIs（如文拉法辛）。

2．恐慌障碍

（1）症状：突发的、严重的恐慌发作，伴有心悸、出汗、呼吸急促、恐惧感或胸痛。

（2）抗焦虑药：SSRIs和某些苯二氮䓬类药物（如阿普唑仑）常用于治疗。

3．社交焦虑障碍（社交恐怖症）

（1）症状：对社交场合或表现的过度恐惧和焦虑。

（2）抗焦虑药：SSRIs是首选药物，如帕罗西汀。

4．创伤后应激障碍（PTSD）

（1）症状：出现创伤事件后的持续焦虑、闪回、做噩梦和避免行为。

（2）抗焦虑药：SSRIs（如舍曲林）和SNRIs（如文拉法辛）。

5．强迫症（OCD）

（1）症状：反复的强迫思维和（或）强迫行为。

（2）抗焦虑药：SSRIs（如氟西汀）是治疗OCD的首选药物。

6．偏头痛预防

一些抗焦虑药，特别是某些β受体阻滞剂（如普萘洛尔）和某些抗抑郁药，可用于预防偏头痛。

7．其他应用

某些焦虑症状和情绪障碍，如轻度焦虑、失眠和短期应激反应，也可能使用抗焦虑药物。

（四）禁忌证及注意事项

1．苯二氮䓬类

（1）禁忌证：急性狭角型青光眼、肝功能严重障碍、睡眠呼吸暂停综合征、肌无力症。

（2）注意事项：由于有成瘾性，对有药物或酒精依赖史的患者使用时需特别小心。

2．选择性5-羟色胺再摄取抑制剂（SSRIs）

（1）禁忌证：与单胺氧化酶抑制剂（MAOIs）合用会增加患者发生严重5-HT综合征的风险，因此应避免同时使用。

（2）注意事项：孕妇或哺乳期妇女使用时需谨慎，因为这些药物可能对胎儿或婴儿有害。

3．5-HT和去甲肾上腺素再摄取抑制剂（SNRIs）

（1）禁忌证：与MAOIs合用同样会增加5-HT综合征的风险。

（2）注意事项：高血压患者使用时需谨慎，因为SNRIs可能导致血压升高。

4．β受体阻滞剂

（1）禁忌证：哮喘或其他慢性阻塞性肺疾病（COPD）、心脏传导障碍（如二度或三度房室传导阻滞）、未控制的心力衰竭。

（2）注意事项：糖尿病患者使用时需谨慎，因为β受体阻滞剂可能掩盖低血糖的症状。

5．三环类抗抑郁药

（1）禁忌证：近期心肌梗死、严重心脏传导障碍、未治疗的狭角型青光眼。

（2）注意事项：老年人使用时需谨慎，因为这类药物可能增加跌倒和骨折的风险。

（五）应用原则

1．正确诊断

在开始使用任何抗焦虑药物之前，必须确保正确诊断焦虑症。这通常需要专业的心理健康专家进行评估。

2．个体化治疗

治疗应根据患者的具体情况进行个体化。这包括考虑患者的年龄、性别、健康状况、焦虑的类型和严重程度，以及其他并发症。

3．短期使用

抗焦虑药物通常建议短期使用，尤其是像苯二氮䓬类药物这样有依赖风险的药物。长期使用可能需要定期评估和监控。

4．剂量管理

开始时通常会使用最低有效剂量，并根据需要逐渐调整剂量。这有助于减少不良反应和依赖风险。

5．监测不良反应

抗焦虑药物可能会有不良反应，包括嗜睡、头晕、消化不良等。患者应定期与医师沟通，报告任何不良反应。

6．不可突然停药

突然停止某些抗焦虑药物可能会导致撤药症状。减药应在医师指导下逐步进行。

六、认知改善药

认知改善药是一类用于改善或稳定认知功能的药物，主要用于治疗认知障碍，如阿尔茨海默病、血管性痴呆、帕金森病痴呆和其他类型的神经退行性疾病。这些药物可以帮助改善记忆、注意力、判断力、语言能力和日常生活技能。

（一）分型及作用机制

1．乙酰胆碱酯酶抑制剂

乙酰胆碱酯酶抑制剂通过抑制乙酰胆碱酯酶（一种分解乙酰胆碱的酶）来增加大脑中乙酰胆碱的水平。乙酰胆碱是一种重要的神经递质，与学习和记忆过程密切相关。例如，多奈哌齐、卡巴拉汀、利斯的明。

2．NMDA受体拮抗剂

NMDA受体拮抗剂通过调节NMDA受体的活性来减缓神经细胞损伤。NMDA受体与大脑的学习和记忆功能有关，过度刺激这些受体可能导致神经细胞损伤。例如，美金刚通常用于治疗中到重度的阿尔茨海默病。

3．抗氧化剂和神经保护剂

抗氧化剂和神经保护剂通过减少氧化应激和神经炎症来保护神经细胞。例如，维生素E和其他抗氧化补充剂有时被用于支持认知功能。

4．其他潜在认知改善药物

其他潜在认知改善药物包括某些抗抑郁药、精神活性药物和药物治疗研究中的新型药物，这些药物可能通过不同的机制对认知功能产生积极影响。这些药物并不能治愈认知障碍，但可以帮助缓解症状。

（二）适应证

1．阿尔茨海默病

（1）早期至中期阿尔茨海默病：乙酰胆碱酯酶抑制剂，如多奈哌齐、卡巴拉汀、利斯的明。这些药物通过增加大脑中的乙酰胆碱水平，帮助改善认知功能和日常生活活动能力。乙酰胆碱与学习和记忆过程密切相关。

（2）中至重度阿尔茨海默病：NMDA受体拮抗剂，如美金刚。美金刚通过调节大脑中的谷氨酸水平，有助于减缓神经细胞损伤。它常用于中至重度阿尔茨海默病患者，尤其是在乙酰胆碱酯酶抑制剂效果不明显或不能使用时。

2．血管性痴呆

血管性痴呆是由脑部血管问题引起的认知下降。虽然当前没有专门针对血管性痴呆的认知改善药物，但某些用于阿尔茨海默病的药物，如多奈哌齐和美金刚，可能对一些患者有所帮助。此外，控制血压、胆固醇水平和其他心血管因素是血管性痴呆管理的关键。

3．帕金森病痴呆

帕金森病痴呆是帕金森病的晚期并发症，表现为记忆力减退和其他认知障碍。治疗方法可能包括使用利斯的明或其他乙酰胆碱酯酶抑制剂。这些药物可以在一定程度上改善认知功能，但它们的效果因人而异。

4．轻度认知障碍（MCI）

轻度认知障碍是指认知功能下降但不足以干扰日常生活的状态。虽然MCI可能是阿尔茨海默病的早期征兆，但并非所有MCI患者最终都会发展成阿尔茨海默病。目前，尚无特定药物被批准用于治疗MCI，但研究正在进行中。

5．其他神经退行性疾病

如路易体痴呆和额颞叶痴呆等，这些病症的治疗通常是以症状为导向的，可能包括使用认知改善药物和其他支持性治疗。

（三）禁忌证

1．乙酰胆碱酯酶抑制剂（如多奈哌齐、卡巴拉汀、雷米尼尔）

（1）过敏史：对药物成分过敏者禁用。

（2）存在胃肠道溃疡：由于这类药物可能增加胃酸分泌，因此对于有活动性或复发性胃肠道溃疡病史的患者需谨慎使用。

（3）哮喘和慢性阻塞性肺疾病：乙酰胆碱酯酶抑制剂可能加重这些疾病的症状。

（4）心脏病：包括心律失常、心脏传导问题等，因为这些药物可能影响心脏功能。

（5）肝功能不全：部分药物在肝代谢，肝功能受损的患者需要调整剂量或避免使用。

（6）尿潴留和前列腺增生：这些药物可能加重尿潴留问题。

2．NMDA受体拮抗剂（如美金刚）

（1）重度肾功能障碍：由于美金刚在肾排泄，肾功能严重受损的患者应避免使用或在严密监控下使用。

（2）过敏史：对药物成分过敏者禁用。

（3）其他：目前关于美金刚的禁忌证相对较少，但在使用前应详细告知医师关于患者的健康情况。

3．抗氧化剂和神经保护剂（如维生素E）

（1）服用抗凝血药物的患者：如华法林，因为大剂量的维生素E可能增加出血风险。

（2）怀孕或哺乳期妇女：高剂量维生素E对胎儿或婴儿可能有害。

（3）已有的其他健康问题：如心脏病、糖尿病等，高剂量的维生素E可能影响心脏病和糖尿病的管理。

（四）应用原则

1．确定使用的适应证

（1）准确诊断：在开始使用认知改善药之前，必须确保对患者的认知障碍进行准确的诊断。例如，阿尔茨海默病、血管性痴呆、帕金森病痴呆等，每种病症对药物的反应可能不同。

（2）个体化治疗：考虑患者的具体症状、疾病阶段、合并症和个人偏好来选择最合适的药物。

2．安全性和耐受性

（1）考虑潜在的不良反应：认知改善药物可能会引起一系列不良反应，如恶心、呕吐、腹泻、头晕等。在开始治疗前，医师应向患者及其家属说明可能的不良反应。

（2）监测患者的健康状况：对于使用某些认知改善药物的患者，需定期监测其肝功能、肾功能和心脏状况。

（3）药物相互作用：了解患者正在使用的其他药物，以避免潜在的药物相互作用。

3．有效性评估

（1）治疗目标的设定：明确治疗的目标，如改善记忆力、提高日常生活能力或减轻行为和心理症状。

（2）定期评估：治疗开始后，应定期评估药物的效果，包括认知功能、日常活动能力和行为心理症状的改善。

（3）长期跟踪：对于长期使用认知改善药物的患者，需定期评估药物的长期效果和安全性。

4．患者教育和支持

（1）患者和家属教育：向患者及其家属提供关于疾病、药物治疗及生活方式调整的教育。

（2）合理的期望：让患者和家属理解，认知改善药物可能帮助稳定或减缓病情的进展，但目前无法治愈认知障碍。

5．综合管理

（1）多学科团队合作：医师、护士、药师、心理学家、物理治疗师等多学科团队的合作，为患者提供全方位的护理。

（2）生活方式和行为干预：除药物治疗外，还包括饮食调整、身体锻炼、认知训练和社交活动等。

第二节　无抽搐电休克治疗

无抽搐电休克治疗（MECT）是一种电休克治疗（ECT）的变体，用于精神疾病的治疗。

MECT与传统的ECT不同之处在于，它不引发患者的全身抽搐，而是通过精确控制电流的强度和持续时间，使患者达到次临界抽搐阈值。这种治疗方式旨在减少ECT的不良反应，同时保留其疗效。

一、适应证

1．重度抑郁障碍

重度抑郁障碍特别是对药物治疗反应不佳或无法耐受药物不良反应的患者。

2．双相障碍

在双相障碍的抑郁期或躁狂期，特别是当传统药物治疗效果不明显时。

3．精神分裂症

对于抗精神病药物治疗无效的患者，尤其是那些存在严重自杀风险或急性症状的患者。

4．急性精神病性症状

如急性妄想、幻觉或严重精神错乱。

5．强迫症

在传统药物和行为治疗无效的情况下。

6．帕金森病相关的精神障碍

如与帕金森病相关的抑郁症状。

7．神经性厌食

在极度营养不良和生命危险的情况下考虑使用。

8．妊娠期精神疾病

在孕妇中，当药物治疗存在风险或效果不佳时。

二、禁忌证

1．未经治疗的严重心脏疾病

如不稳定的心绞痛、近期心肌梗死、严重的心律失常等。

2．未控制的高血压

可能增加脑出血的风险。

3．严重脑血管疾病

如脑动脉瘤或严重的脑血管狭窄。

4．近期颅内手术

颅骨完整性受损或颅内压显著升高的情况。

5．严重的肺部疾病

如慢性阻塞性肺疾病，在全麻下可能加重呼吸困难。

6．急性或不稳定的身体疾病

如严重的感染、电解质紊乱等，需要先进行稳定治疗。

7．眼科疾病

如青光眼，特别是未治疗的闭角型青光眼。

8．妊娠晚期

虽然MECT可用于孕期精神疾病，但在妊娠晚期需要特别小心，以避免引起早产或其他并发症。

三、使用原则和注意事项

1. 全面评估

在实施MECT之前，应进行详细的精神病学和身体健康评估。

2. 知情同意

患者或其法定监护人应在充分了解MECT的潜在益处、风险、替代治疗方法等信息后，提供明确的知情同意。

3. 跨学科团队合作

精神科医师、麻醉师、护士、心理学家等组成的团队应共同参与患者治疗计划的制订和实施。

4. 定期评估

治疗过程中要定期评估治疗效果和患者的身体状况，包括心理和生理反应。

5. 不良反应管理

应对潜在的不良反应（如头痛、记忆障碍、肌肉疼痛等）进行适当管理，并对患者进行监测。

6. 长期跟踪

治疗结束后，需进行长期跟踪，以监测患者的精神状态和认知功能，确保治疗效果的持久性。

四、临床研究与发展

1. 有效性研究

虽然MECT在治疗某些精神疾病方面显示出良好效果，但仍需更多临床研究来明确其效果、最佳应用范围和参数设置。

2. 技术改进

随着医学技术的进步，MECT的设备和技术也在不断发展，以提高安全性和治疗效果。

3. 跨学科研究

神经科学、精神医学、生物化学等多个领域的研究为理解MECT的作用机制和优化治疗方案提供了可能。

无抽搐电休克治疗作为一种创新的精神治疗方法，为许多难治性精神疾病提供了新的治疗选择。它相比传统的ECT在安全性和耐受性方面有所改进，但仍需严格遵循医疗原则和指导，进行综合性的评估和管理。随着进一步的研究和技术发展，MECT有望在精神医学领域发挥更大的作用。

第三节　重复经颅磁治疗

重复经颅磁治疗（rTMS）是一种非侵入性脑部刺激治疗方法，用于治疗抑郁症和其他神经精神疾病。

一、基本原理

重复经颅磁治疗利用电磁线圈产生的重复磁脉冲来刺激大脑的特定区域。这些磁脉冲可以穿透头皮和颅骨，无需手术或植入设备，直接作用于大脑皮质。磁脉冲刺激大脑区域，改变神经元的活动性，从而影响神经递质系统的功能。

二、临床应用

1．抑郁症

重复经颅磁治疗最常用于治疗中重度抑郁症，特别是对抗抑郁药物反应不佳的患者。

2．焦虑症

有研究表明，重复经颅磁治疗对于某些类型的焦虑症，如广泛性焦虑障碍，也可能有效。

3．强迫症

对于难治性强迫症，重复经颅磁治疗也显示出一定的治疗效果。

4．神经退行性疾病

如帕金森病，重复经颅磁治疗可能有助于缓解一些症状。

5．其他精神疾病

如精神分裂症、双相障碍等，也在探索重复经颅磁治疗的治疗潜力。

三、治疗过程

1．初步评估

在治疗开始前，进行全面的医学和精神病学评估，确定患者是否适合进行重复经颅磁治疗治疗。

2．确定刺激区域

根据治疗目标选择大脑的特定区域进行刺激，如抑郁症通常刺激左侧前额叶区域。

3．治疗过程

患者坐在椅子上，治疗师将磁线圈放置在头部的目标区域。磁脉冲的强度和频率根据患者的反应和耐受度进行调整。

4．治疗周期

通常，重复经颅磁治疗的治疗周期为4～6周，每周进行5次治疗。

四、安全性和不良反应

重复经颅磁治疗是一种相对安全的治疗方法，常见的不良反应包括治疗部位的轻微疼痛或不适、头痛和头晕。非常罕见的情况下可能出现癫痫发作。由于其非侵入性和较低的不良反应风险，重复经颅磁治疗被认为是精神疾病特别是抑郁症的有效替代治疗方法。

五、效果评估

重复经颅磁治疗的疗效因人而异，一些患者可能在治疗周期结束后感受到明显的症状改善，而其他患者可能需要更长时间或结合其他治疗方法，如药物治疗或心理治疗，才能看到效果。

第六章 精神科基本操作规范

第一节 保护性约束、隔离操作规范

一、保护性约束操作规范

保护性约束操作规范是指在医疗和护理环境中，为了确保患者或特殊人群的安全和身体完整性，采用适当的方法和措施对他们进行限制和控制的一套操作准则和原则。这些操作规范的制定和实施是为了平衡患者的权益和自主性与他们的安全和照顾需要之间的关系。

（一）内容

1. 约束的定义和范围

向患者解释什么是保护性约束，包括身体和精神上的限制，以及涉及的范围和情境。

2. 约束的目的

阐述保护性约束的主要目的，即为了患者或特殊人群的安全和身体完整性。

3. 伦理和法律考虑

强调在实施保护性约束时需要遵守伦理和法律原则，包括尊重患者的权益、知情同意和隐私保护。

4. 约束的必要性评估

指出在考虑实施保护性约束之前需要进行必要性评估，确定是否存在真正的安全风险，以及是否有其他替代方法可供选择。

5. 患者和家属参与

强调患者和家属在决定实施保护性约束时的参与和共同决策的重要性。

6. 专业培训和技能

讨论医护人员需要接受的专业培训和技能，以确保约束的正确实施和监测。

7. 适用范围

界定哪些情况下可以应用保护性约束，以及是否存在特殊情况。

8. 约束类型和工具

列出不同类型的保护性约束，包括物理限制（如绑定软带）、药物约束（如使用镇静剂）、环境限制（如上升床栏）等，并提供相应的工具和设备。

9. 约束的评估和监测

强调实施后需要对约束进行定期评估和监测，以确保其合理性和必要性。

10. 约束的解除和退出计划

提供关于如何解除约束和制定退出计划的详细步骤，包括监测退出后的患者反应。

11. 记录和文档

规定对约束的实施、评估、监测和解除需要进行详细的记录和文档，以供日后参考和审查。

（二）适用范围

① 患者在医院内可能伤害自己、他人或扰乱医疗秩序。

② 仅在无其他替代措施可行时实施。

（三）原则

1．尊重和尊严

强调在实施约束时必须尊重患者或特殊人群的尊重和尊严，确保不侵犯其基本权益。

2．最小化干预

提倡采取最少限制的措施来实现安全目标，避免不必要的限制和干预。

3．个体化护理

强调每个患者或特殊人群都需要个体化的保护性约束计划，根据其独特的需求和情况制定。

4．沟通和共同决策

鼓励医护人员与患者及其家属进行开放和透明的沟通，共同决定是否实施约束。

5．教育和培训

提倡医护人员接受专业培训，获得必要的知识和技能，以正确实施和管理保护性约束。

（四）实施步骤

1．评估

进行必要性评估，确定是否需要实施保护性约束，并考虑患者的个体情况。

2．计划

制定详细的保护性约束计划，包括类型、时长、工具和退出计划。

3．实施

按照计划实施约束，确保正确使用相关工具和设备。

4．监测

定期监测患者的反应和情况，评估约束的必要性和有效性。

5．解除

根据退出计划，及时解除约束，记录解除的过程和结果。

6．文档

详细记录所有与保护性约束相关的信息，包括评估、计划、实施、监测和解除的记录。

7．沟通

与患者及其家属进行沟通，解释约束的必要性和目的，提供相关的教育和支持。

8．培训

确保医护人员接受了必要的培训，了解如何正确实施和管理保护性约束，以及如何识别和应对潜在的风险和问题。

9．定期评估

在实施保护性约束的过程中，定期评估患者的病情和需求，根据情况调整约束计划。

10．改进和反馈

持续改进保护性约束操作规范，根据经验教训和反馈信息，及时修订和更新。

（五）注意事项

1．解释与态度

在实施约束前，应向患者详细解释原因和过程。医务人员需表现出认真、和蔼的态度，以减轻患者的焦虑。

2．协作与安全

实施约束时，多人协作，力量均匀分配，避免对患者造成不必要的伤害，如扭伤或骨折。

3．环境安全

将被约束的患者安置在有护士监护的房间，确保无危险物品，防止患者在解除约束后发生过激行为。

4．正确方法

使用衬垫的约束带，确保适当的松紧度（能够伸入两指为宜）。定时调整约束带，一般每30分钟到1小时检查一次，若长时间约束，每1～2小时松解一次，同时进行局部按摩，协助排大小便。

5．密切观察

定期检查肢体血液循环，确保约束带未脱落或松动，维持床单干燥，注意保暖或防暑。

6．交接班注意

对于使用约束带的患者，护士在交接班时要注意事项说明。

7．及时解除与安抚

患者状况好转后，应及时解除约束，并做好安抚工作，消除对立情绪。医师需清点并收回约束带。

（六）并发症

1．骨折

可能因患者剧烈反抗或医务人员用力不当导致。

2．压疮

长时间的局部压迫，营养不良或缺乏适当的皮肤护理可能导致压疮，尤其在骶尾部。

3．臂丛神经麻痹

长时间的不当位置或过紧的约束可能导致上肢功能障碍。

4．其他意外

如自缢、受到其他患者伤害等。缺乏定时巡视或专人护理可能导致患者自行解开或被他人解开约束带，从而导致自伤或伤害他人。被约束的患者失去自卫能力，可能遭遇其他患者攻击。

保护性约束操作规范是确保患者或特殊人群的安全和身体完整性的重要工具，但必须在伦理和法律原则的指导下正确实施。这些规范包括详细的内容、原则和实施步骤，旨在平衡患者的权益和安全需要。医护人员需要接受专业培训，了解如何正确实施和管理保护性约束，同时强调尊重和尊严、个体化护理和沟通共同决策等原则，以确保患者在接受照护时得到最佳的关怀和支持。此外，保护性约束操作规范需要不断改进和更新，以适应不同患者和情境的需求。

二、隔离操作规范

隔离操作规范是一套严格的指导原则和程序，旨在确保在特定情况下对个体或群体进行隔离时，能够安全、有效、有序、合法和人道地进行操作。隔离操作规范通常适用于卫生保健领域，特别是在传染病暴发、传播疫情、感染风险高等情况下，以及精神卫生领域，用于控制和管理对自身或他人构成威胁的患者。

（一）概述

1．背景和目的

介绍隔离操作规范的背景和目的，强调在特定情况下实施隔离的重要性，如传染病控制、安全防护、保护患者和医护人员等。

2．适用范围

明确隔离操作规范适用于哪些情境和对象，包括传染病隔离、精神卫生隔离、高风险暴露者隔离等。

3．伦理原则

强调隔离操作必须遵循伦理原则，如尊重患者权益、自主权、隐私权、非伤害性原则等。

（二）隔离前的准备

1．隔离计划和策略

详细描述制定隔离计划和策略的重要性，包括隔离的时机、地点、设施、人员、资源等。

2．人员培训和教育

强调医护人员需要接受隔离操作规范的培训和教育，包括操作程序、个人防护装备使用、沟通技巧等。

3．设施和环境准备

描述隔离区域的设施和环境要求，包括通风、卫生、设备、床位等。

4．个人防护装备和消毒措施

介绍医护人员需要使用的个人防护装备，如口罩、手套、隔离服等，以及隔离区域的消毒措施。

（三）隔离操作程序

1．患者接触和转移

详细描述患者接触和转移的程序，包括隔离室入住、患者监测、交流和沟通等。

2．隔离类型

介绍不同类型的隔离，如隔离观察、隔离预防、隔离治疗等，以及其适用情境和要求。

（四）隔离期间的管理

1．医疗护理和监测

描述患者在隔离期间需要接受的医疗护理和监测，包括药物管理、体征观察、症状评估等。

2．心理支持和社会服务

强调患者在隔离期间需要得到心理支持和社会服务的重要性，包括心理咨询、社会工作者的介入等。

3．家属和访客管理

描述如何管理家属和访客的访问，包括限制访问、访客个人防护等。

（五）隔离解除和后续管理

1．隔离解除

说明隔离解除的条件和程序，包括医疗评估、检测结果、患者症状改善等。

2．后续管理和随访

强调隔离解除后的继续管理和随访，包括康复计划、社区支持等。

（六）质量管理和改进

1．质量管理

描述建立质量管理体系，监测和评估隔离操作的质量和效果。

2．改进

强调不断改进隔离操作规范，根据经验教训和反馈信息，及时修订和更新。

（七）法律和伦理问题

1．法律依据和法规

介绍隔离操作规范的法律依据和适用法规，包括公共卫生法、传染病防控法等。

2．伦理原则

强调隔离操作必须遵循伦理原则，如尊重、自主权、隐私权、非伤害性原则等。

（八）培训和教育

1．医护人员培训

强调医护人员接受隔离操作规范培训的必要性和内容，包括操作程序、个人防护装备使用、沟通技巧等。

2．患者和家属教育

描述向患者和家属提供关于隔离的教育和支持的重要性。教育内容应包括隔离的目的、程序、权益、期望和自助措施。

（九）传染病控制

1．传染病防控措施

详细介绍在隔离操作中应采取的传染病防控措施，包括感染源控制、传播途径阻断、受体暴露管理等。

2．隔离期间的传染病监测

描述在隔离期间对患者和医护人员进行传染病监测的程序和要求，包括定期检测和报告。

（十）特殊情况下的隔离

1．空气传播疾病隔离

介绍空气传播疾病隔离的特殊要求，如结核病、麻疹等。

2．多重耐药菌感染隔离

描述多重耐药菌感染隔离的程序和个人防护要求。

3．精神卫生隔离

详细介绍精神卫生隔离的原则、程序和监测要求，包括患者权益保护和心理支持。

4．儿童和青少年

强调儿童和青少年在隔离中需要特别关注的问题，如心理支持、教育、家庭参与等。

5．孕妇和新生儿

描述孕妇和新生儿在隔离中的特殊需求，如产前检查、分娩计划、母婴护理等。

隔离操作规范是一个不断发展和改进的领域。随着科学研究的进展、新的传染病威胁的出现及医疗技术的演进，隔离操作规范需要不断更新和适应新的挑战。未来，数字化管理和信息技术的应用将成为提高隔离操作效率和协调性的重要手段。国际协作也将更加重要，因为传染病往往跨越国界，需要全球卫生社区的共同努力来应对。

在隔离操作规范的制定和实施中，公众的参与和信任也至关重要。社会宣教和风险沟通需要得到加强，以提高公众对隔离操作的理解和支持。同时，隔离操作规范需要考虑不同文化和语言背景的患者和医护人员，以确保文化和语言敏感性。

总之，隔离操作规范是一个综合性的指导框架，旨在确保在特定情况下对个体或群体进行隔离时，能够安全、有效、合法、符合伦理和人道。这些规范的制定和实施需要多方合作，不断改进和适应新的挑战，以保护患者和医护人员的安全，减少传染病传播风险，同时尊重患者的权益和尊严。隔离操作规范的完善和执行是公共卫生和医疗领域的一项重要任务，对保护全社会的健康和安全具有重要意义。

第二节　病房巡视操作规范

病房巡视操作规范是医疗机构中的一项重要工作，旨在确保患者的安全和健康，以及医疗环境的卫生和顺畅运行。以下是一份病房巡视操作规范的详细内容，以确保医疗人员能够有效地进行巡视工作。

一、概述

1．巡视操作规范的目的
解释制定巡视操作规范的目的，包括保障患者安全、预防感染、确保设备正常运行等。
2．适用范围
确定哪些部门和病房需要执行巡视操作规范，以及规范的适用情况。

二、巡视的频率和时间

1．巡视的频率
规定不同病房和部门的巡视频率，如每日巡视、定时巡视、临时巡视等。
2．巡视的时间安排
指导医师确定巡视的具体时间，以确保最佳的覆盖范围。

三、巡视的内容

1．安全巡视
列出必须检查的安全事项，如床铃是否可用、扶手是否牢固等。
2．设备和仪器检查
确定需要检查的医疗设备和仪器，包括呼吸机、输液泵等，以确保其正常运行。
3．患者需求
患者需求和护理情况包括患者的病情、饮食、卫生情况等，以确保患者得到适当的护理。
4．环境卫生
规定检查病房内外环境的标准，包括卫生间、走廊、垃圾处理等。

5．感染控制

感染控制包括手卫生、消毒和隔离措施，以预防感染的传播。

6．药品管理

确保药品储存和分发符合规范，以及药物的有效管理。

7．文书和记录

确保医疗记录的准确性和完整性，包括患者信息、医嘱等。

四、巡视的流程

1．巡视的程序

详细描述巡视的流程，包括医师的职责和操作步骤。

2．巡视记录

规定医师如何记录巡视的结果，包括使用的表格和记录方法。

3．异常情况处理

提供应对发现的问题和异常情况的指导，包括报告、纠正和跟踪。

五、培训和监督

1．医师培训

规定医师的培训要求和程序，以确保他们具备必要的技能和知识。

2．监督和评估

描述如何对巡视工作进行监督和评估，以确保规范的执行和改进。

六、巡视的标准和指标

1．安全标准

指明病房内的安全标准，包括紧急情况的处理、防火设施的检查等。

2．设备和仪器标准

列举医疗设备和仪器的标准，以确保其正常工作和安全使用。

3．患者需求和护理标准

患者需求和护理标准包括患者护理的标准，如患者饮食、床位舒适度等。

4．环境卫生标准

规定病房环境卫生的标准，如清洁度、消毒程序等。

5．感染控制标准

感染控制标准包括手卫生、防护装备使用等感染控制的标准。

6．药品管理标准

确保药物的管理符合标准，包括储存、分发和记录。

7．文书和记录标准

描述医疗记录的标准，以确保准确和完整。

七、应急情况处理

1．突发事件应对

提供在突发事件和紧急情况下的应对指导，如火警等。

2．医师安全

说明医师在执行任务时的安全措施和应急处理。

病房巡视操作规范的目的是确保病房巡视是一项高效、有序和安全的工作，旨在提高患者的医疗质量、保障医疗安全、预防感染传播，以及保持医疗环境的整洁和有序。医疗机构应确保相关医护人员理解并遵守这份规范，以提供高质量的医疗服务。

下篇
精神科疾病诊治

第七章　精神分裂症及其他原发性精神病性障碍

第一节　精神分裂症

一、概述

精神分裂症是一种严重的长期精神障碍，其特点是对现实的解释和理解出现扭曲。这种疾病通常涉及思维、感知、情感、语言、自我意识和行为的混乱。虽然精神分裂症的确切原因尚不清楚，但普遍认为是遗传、环境因素、大脑结构异常共同作用的结果。

二、病因

1. 遗传因素

大量研究表明，遗传因素在精神分裂症的发病中起着重要作用。家族研究发现，精神分裂症在家庭中有明显的聚集性。双胞胎研究显示，同卵双胞胎中，如果一方患病，另一方的发病风险约为50%；而异卵双胞胎的风险约为15%。此外，基因组关联研究（GWAS）已经鉴定出多个与精神分裂症相关的基因位点。这些基因主要涉及大脑发育、神经传递、免疫系统功能等多个方面。然而，单一基因的效应往往较小，精神分裂症更可能是多基因与环境交互作用的结果。

2. 生物化学因素

生物化学因素主要指大脑中神经递质的失调。多巴胺假说是最早提出且影响最大的假说之一，认为精神分裂症的某些症状（如幻觉和妄想）与大脑中多巴胺活性的过度增加有关。后续研究还发现，谷氨酸和5-羟色胺等神经递质也在精神分裂症中起到重要作用。谷氨酸假说认为，谷氨酸功能失调可能导致认知和情感障碍。而5-羟色胺的异常则可能与情绪症状和认知障碍有关。

3. 脑结构和功能异常

研究表明，精神分裂症患者的大脑结构和功能常常存在异常。影像学研究发现，患者的脑室体积增大，灰质体积减小，尤其是前额叶和颞叶区域。这些脑区与认知功能、情绪调节、语言和社会行为密切相关。功能性磁共振成像（fMRI）研究显示，精神分裂症患者在执行任务时，大脑的某些区域（如前额叶皮质）活性不足。此外，脑电图（EEG）研究发现，患者的脑电活动常常表现出不正常的同步化，这可能影响信息的处理和传递。

4. 环境因素

环境因素在精神分裂症的发生中同样重要，主要包括产前和围生期因素、儿童期和青春期的不良经历等。产前因素如母亲在妊娠期间的感染、营养不良、应激、妊娠并发症等，可能增加后代患精神分裂症的风险。围生期的并发症（如低出生体重、缺氧）也与精神分裂症的发生有关。儿童期和青春期的创伤性经历，如虐待、家庭暴力、学校霸凌等，可能通过改变应激反应系统和大脑结构，增加个体的易感性。

5．心理-社会因素

心理-社会因素在精神分裂症的发病中同样不可忽视。研究发现，生活压力、社会孤立、家庭环境等心理社会因素可能诱发或加重精神分裂症。城市化、高度紧张的生活环境及社会支持缺乏等，可能通过增加应激负荷，触发易感个体的精神分裂症。此外，移民、失业、经济困难等社会因素也被认为与精神分裂症的发生有一定的关联。

三、临床表现

1．思维障碍

（1）松散联想：思维跳跃，逻辑不连贯，难以追上患者的言语思路。

（2）妄想：包括被害妄想（认为自己受到迫害或陷害）、影响妄想（认为外界力量控制自己的思维和行为）、关系妄想（错误地认为周围的事件与自己有特殊关系）等。

（3）思维插入：感觉自己的思想被别人操控或自己的思想不属于自己。

2．感知障碍

（1）听觉幻觉：最常见，患者听到不存在的声音，如听到别人谈论他们或听到命令性的声音。

（2）视觉幻觉：看到不存在的图像或场景。

（3）其他感官幻觉：包括嗅觉、味觉和触觉幻觉。

3．情感障碍

（1）情感淡漠：对日常活动和生活失去兴趣和动力。

（2）情感不协调：情感表达与所谈内容不符，如谈论悲伤的事情时笑。

（3）情感平板：面部表情缺乏，语调单调。

4．行为异常

（1）目的性行为减少：缺乏目的性活动，可能整天无所事事。

（2）怪异或离奇行为：行为怪异无目的，如重复无意义的动作。

（3）社交撤退：避免社交活动，倾向于孤立。

5．认知障碍

（1）注意力障碍：难以集中注意力，易被分心。

（2）记忆障碍：特别是短期记忆受损。

（3）执行功能障碍：规划、组织和解决问题的能力下降。

6．言语障碍

（1）言语贫乏：话语少，回答问题时仅简短回复。

（2）言语不连贯：说话跳跃，缺乏逻辑性，难以理解。

（3）新造词（改为语词新作）：创造新的词汇或短语，只有患者自己理解。

7．其他症状

（1）情感淡漠：对情感的反应减弱。

（2）意志减退：缺乏自发性行为和活动。

（3）社交撤退：与他人隔绝，减少社交互动。

（4）语言减少：交流减少，话语简单。

四、辅助检查

1. 影像学检查

（1）磁共振成像（MRI）：是诊断精神分裂症的常用工具，可以详细观察大脑的结构。精神分裂症患者通常表现出一些典型的脑结构异常。①脑室扩大，脑室系统的体积增大，特别是侧脑室。②灰质体积减小，前额叶皮质、颞叶和海马区的灰质体积常常减少。这些结构异常可以帮助确认诊断，并为了解疾病的发病机制提供线索。

（2）功能性磁共振成像（fMRI）：用于研究大脑在执行任务时的活动情况。精神分裂症患者在特定认知任务（如工作记忆任务）中，前额叶皮质和其他相关脑区的激活水平通常较低。这种功能异常有助于理解患者的认知缺陷。

（3）正电子发射断层扫描（PET）和单光子发射计算机断层扫描（SPECT）：可以测量大脑中的代谢活动和神经递质的功能。精神分裂症患者通常表现出多巴胺系统的异常活动，这些检查可以提供关于神经递质失衡的信息，帮助指导药物治疗。

2. 电生理学检查

（1）脑电图（EEG）：用于记录大脑的电活动，精神分裂症患者的EEG常显示出非特异性的异常，如睡眠期间的慢波活动增加。在特定认知任务中，α波和θ波的异常同步化。这些异常可以帮助区分精神分裂症与其他精神障碍，如癫痫。

（2）事件相关电位（ERP）：是EEG的一种特殊应用，用于测量大脑对特定刺激的反应。精神分裂症患者在听觉事件相关电位（如P300波）中通常表现出振幅降低和潜伏期延长，反映出信息处理和注意机制的缺陷。

3. 神经心理学评估

神经心理学评估通过一系列认知任务测试患者的记忆、注意、执行功能、语言和视觉空间能力等。这些评估可以帮助确定患者的认知功能损害程度和具体缺陷，常用的评估工具包括以下几种。

（1）威斯康星卡片分类测验（WCST）：用于评估执行功能。

（2）斯特鲁普颜色和词汇测验：用于评估注意控制和认知灵活性。

（3）韦氏成人智力量表（WAIS）：用于全面评估智力水平。

4. 实验室检查

（1）血液检查：用于排除其他可能导致精神症状的生理疾病，如甲状腺功能异常、感染、代谢紊乱等。常规检查包括全血细胞计数、肝功能、肾功能、甲状腺功能等。

（2）药物和毒物筛查：用于排除药物滥用或中毒导致的精神症状。尿液或血液样本的检测可以确定患者是否使用了致幻剂、精神兴奋剂或其他影响精神状态的药物。

5. 心理评估

通过标准化的精神障碍诊断量表和面谈，系统地评估患者的症状和病史。常用的量表包括以下几种。

（1）阳性和阴性症状量表（PANSS）：评估精神分裂症的阳性症状（如幻觉、妄想）和阴性症状（如情感淡漠、社会退缩）。

（2）贝克抑郁量表（BDI）：评估抑郁症状的严重程度。

（3）明尼苏达多相人格问卷（MMPI）：评估广泛的心理症状和人格特征。

6. 遗传学检查

在某些情况下，遗传学检查可能有助于确定家族遗传倾向。虽然目前没有特定的基因测试用于诊断精神分裂症，但全基因组关联研究（GWAS）和单核苷酸多态性（SNP）分析可以提供关于遗传风险的信息。

五、鉴别诊断

1. 情感障碍

（1）双相障碍：以情绪波动为特征，包括躁狂或轻躁狂发作和抑郁发作。在躁狂发作期间，患者可能表现出与精神分裂症相似的症状，如妄想和幻觉。然而，双相障碍的情绪症状（如极度的情绪高涨或低落）更为显著。

鉴别要点包括：情绪波动的周期性，家族史中的情感障碍，患者在情绪发作间期的功能状态。

（2）重度抑郁症：患者可能在严重抑郁期间出现精神病性症状（如幻觉或妄想），这些症状通常与抑郁情绪一致。

鉴别要点包括：抑郁症状的持续时间和严重程度，精神病性症状与抑郁情绪的关联性。没有持续的精神分裂症阳性症状。

2. 精神病性障碍

（1）短暂性精神病性障碍：通常在极端压力或创伤后突然发作，持续时间较短（少于1个月），患者通常能够完全恢复。

鉴别要点包括：症状的突然发作和短暂持续时间，明确的触发事件，症状的快速缓解。

（2）分裂情感性障碍：患者同时表现出精神分裂症的特征（如妄想和幻觉）和显著的情感障碍症状（如抑郁或躁狂）。

鉴别要点包括：情感症状和精神病性症状的同时存在，精神病性症状在无情感症状期间仍然存在至少2周。

3. 人格障碍

（1）偏执型人格障碍：患者表现出普遍的怀疑和不信任，可能与精神分裂症的妄想症状相似。

鉴别要点包括：长期存在的怀疑和不信任。没有显著的幻觉和其他精神病性症状。个体在社会和职业功能方面通常保持相对正常。

（2）分裂型人格障碍：患者表现出社交和人际关系方面的显著缺陷，以及奇怪的思维和行为方式。

鉴别要点包括：持续的社交和人际关系困难。没有持续的精神病性症状。

4. 神经疾病

（1）癫痫：特别是颞叶癫痫，可能在发作期间或发作后出现精神病性症状。

鉴别要点包括：癫痫发作史和发作后的精神病性症状。脑电图（EEG）显示异常电活动。精神病性症状与癫痫发作的时间相关性。

（2）神经退行性疾病（如阿尔茨海默病）：在晚期可能出现精神病性症状，如幻觉和妄想。

鉴别要点包括：逐渐进展的认知功能减退。年龄相关的神经退行性疾病特征。神经影像学和生物标志物检查支持神经退行性病变。

六、治疗

1. 药物治疗

（1）抗精神病药物：主要作用于大脑中的多巴胺途径，帮助控制幻觉、妄想和思维紊乱等阳性症状。抗精神病药物分为两类：典型抗精神病药物（如氯丙嗪）和非典型抗精神病药物（如奥氮平、利培酮）。

（2）药物的选择：取决于患者的症状、药物不良反应的耐受性及个人偏好。

（3）不良反应管理：抗精神病药物可能带来一系列不良反应，如运动障碍、体重增加、糖尿病等，需要进行适当管理。

2. 心理治疗

心理治疗对于提高患者的生活质量和减少症状复发至关重要。

（1）认知行为疗法（CBT）：帮助患者识别和改变不健康的思维模式，应对幻觉和妄想。

（2）家庭治疗：教育家庭成员如何更好地支持患者，改善家庭沟通和减少家庭紧张。

（3）社会技能训练：提高患者的社交技能和日常生活技能，帮助他们更好地融入社会。

3. 康复治疗

康复治疗旨在帮助患者重新获得生活和工作技能。

（1）职业治疗：帮助患者发展工作技能，提高就业可能性。

（2）社区康复计划：包括社区居住支持、就业服务和日间项目。

4. 症状和疾病管理

（1）定期评估：定期评估患者的症状，调整治疗计划。

（2）危机干预：对于急性发作或自杀风险的患者，提供及时的危机干预和支持。

（3）长期管理：精神分裂症是一种长期疾病，需要持续的疾病管理和支持。

第二节　分裂情感性障碍

一、概述

根据ICD-11的定义，分裂情感性障碍（SAP）是一种在同一次疾病发作期内同时满足精神分裂症和心境障碍诊断要求的发作性疾病，精神分裂症症状和心境障碍症状可以同时出现或相隔数日出现。典型的精神分裂症症状（如妄想、幻觉、思维形式障碍及被动体验等）与典型的抑郁发作（如情绪低落、兴趣丧失，精力减退）或躁狂发作（如情绪高涨、躯体和精神活动的增加）或混合发作相伴出现。精神运动性障碍，包括紧张症症状群也可出现。症状必须持续至少1个月以上。

Kirby（1913）和Hoch（1921）描述了一组具有精神分裂症和心境障碍混合特征的患者，由于这类患者不具有早发性痴呆的衰退病程，他们将其归类为Kraepelin的躁狂抑郁性精神病。1933年，Kasanin引入分裂情感性障碍这一术语来描述这类疾病，并发现该类疾病具有以下特征：常于青少年期突然起病；常有较好的病前社会功能水平；病前常有特殊的应激因素；心境障碍家族史常见。由于Bleuler关于精神分裂症的宽泛的概念包容了Kraepelin关于精神分裂症的狭义的定义，Kasanin认为这是精神分裂症的一种类型。因此，从1933年到1970年，与Kasanin的描述症状类似的患者分别被命名为分裂情感性障碍、不典型精神分裂症、预后好的精神分裂症、易缓解的精神分裂症及环性精神病（cycloidpsychosis），这些术语均强调了本病与精神分裂症的关系。

大约在1970年，人们基于两类事实后开始将分裂情感障碍的属性从精神分裂症转移到心境障碍。其一是，碳酸锂对双相障碍和某些分裂情感障碍有效；其二是，Cooper等（1968）发表的研究表明，美国与英国诊断精神分裂症数量的差异主要与美国过分强调精神病性症状对诊断精神分裂症的重要性有关。换句话说，有精神分裂症症状的患者不一定就是精神分裂症，情感障碍同样可以出现精神分裂症症状。

SAP的终身患病率可能为0.5%～0.8%。由于不同研究所使用的诊断标准不同及诊断概念的变化，这个数据也只是估计。此外，在临床实践中，当医师不能确定诊断时，也经常会使用SAP的初步诊断。SAP总体患病率的性别差异与心境障碍类似，SAP躁狂型男女患病率类似，抑郁型女性患病率是男性的2倍。SAP（抑郁型）在年长者中较年轻者常见，而躁狂型则相反。与精神分裂症类似，女性发病年龄晚于男性。男性SAP患者更常出现反社会行为、情感平淡或不适当的情感反应。

二、病因

1. 遗传因素

遗传因素在分裂情感性障碍的病因中起着重要作用。家族研究发现，患有分裂情感性障碍的个体，其一级亲属（如父母、兄弟姐妹）患相同障碍或其他精神疾病（如精神分裂症、双相障碍）的风险显著增加。这表明，分裂情感性障碍与其他严重精神障碍之间可能共享一些遗传易感性。

（1）遗传流行病学：研究表明，分裂情感性障碍的遗传度在60%～80%之间，这意味着遗传因素对该疾病的发生起到了较大的作用。双胞胎研究显示，同卵双胞胎中，如果一方患有分裂情感性障碍，另一方患病的概率显著高于异卵双胞胎。

（2）基因关联研究：尽管分裂情感性障碍的具体遗传机制尚不清楚，但一些基因可能在疾病的发生中发挥作用。涉及神经递质（如多巴胺、谷氨酸）和神经发育的基因被认为是可能的候选基因。这些基因的突变或多态性可能导致大脑功能的异常，增加患病风险。

2. 神经生物学因素

神经生物学因素包括神经递质失衡，脑的结构和功能异常等。

（1）神经递质失衡：多巴胺假说是精神分裂症和分裂情感性障碍的主要神经化学假说之一。该假说认为，多巴胺系统的过度活跃可能导致精神病性症状（如幻觉和妄想）。此外，谷氨酸和5-羟色胺等神经递质的异常也可能与情感症状有关。

（2）脑结构异常：影像学研究发现，分裂情感性障碍患者的大脑结构可能存在异常，如：灰质体积减少，特别是在前额叶皮质和海马区域，这些结构异常可能导致认知功能和情感调节的障碍。

（3）脑功能异常：功能性磁共振成像（fMRI）研究表明，分裂情感性障碍患者在执行任务时，某些脑区（如前额叶皮质）的活性不足。这些功能异常可能与患者的认知和情感症状有关。

3. 环境因素

环境因素在分裂情感性障碍的发生中也起到重要作用。

（1）产前和围生期因素：母亲在妊娠期间的感染、营养不良、应激等因素可能增加后代患精神障碍的风险。此外，围生期并发症（如缺氧、早产）也可能增加患病风险。

（2）童年期不良经历：童年期经历的创伤（如虐待、忽视）、家庭不和谐、父母的精神疾病等，都可能增加个体在成年期患精神疾病的风险。这些经历可能通过影响个体的应激反应系统和大脑发育，增加患病易感性。

4. 心理社会因素

心理社会因素也在分裂情感性障碍的发病中起到一定作用。

（1）生活事件和应激：重大生活事件（如丧亲、离婚、失业）和持续的应激状态可能诱发或加重精神障碍。这些应激因素可能通过影响大脑中的神经递质系统，诱发易感个体的精神病性症状和情感症状。

（2）社会支持缺乏：缺乏社会支持系统（如家庭支持、朋友支持）的人群，患精神障碍的风险更高。良好的社会支持可以缓解应激，提高个体的应对能力，降低患病风险。

5. 心理因素

个体的心理特征（如应对方式、人格特质）也可能影响分裂情感性障碍的发生和发展。

（1）应对方式：研究表明，消极的应对方式（如逃避、否认）与精神障碍的发生有关。相反，积极的应对方式（如问题解决、寻求支持）可以减轻应激，减少患病风险。

（2）人格特质：某些人格特质（如高焦虑、情绪不稳定）可能增加患精神障碍的风险。这些人格特质可能通过影响个体的情感调节和应对机制，增加患病易感性。

三、临床表现

分裂情感性障碍（SCA）是一种发作性障碍，在同一次发作中，情感性症状与精神分裂症症状均明显，并且多为同时出现或相隔数日。根据国际疾病分类第11版（ICD-11），该障碍分为三型；而根据《精神障碍诊断与统计手册》第5版（DSM-5），则分为两型：有躁狂发作者为双相型，只有抑郁发作者为抑郁型。

1. SAP（躁狂型）

在同一次发作中，患者表现出突出的分裂性症状和躁狂症状。心境异常通常表现为情绪高涨，自我评价过高和夸大。有时兴奋或易激惹更明显，伴随攻击性行为和被害观念。这类患者精力旺盛、活动过多、注意力集中受损，并且丧失正常的社会约束力。患者可能出现关系妄想、夸大妄想或被害妄想，但需要其他更典型的精神分裂症状以确立诊断，例如，患者可能认为自己的思维被干扰，或者认为异己力量在控制自己，或听到各种声音，或表现出古怪妄想性观念。此型患者通常急性起病，症状明显，尽管常伴有广泛的行为紊乱，但一般在数周内可完全缓解。

2. SAP（抑郁型）

在同一次发作中，患者表现出突出的分裂性症状和抑郁性症状。抑郁心境表现为特征性抑郁症状或行为异常，如迟滞、失眠、无精力、食欲下降或体重下降、兴趣减少、注意力集中受损、内疚感、无望感及自杀观念或行为。同时或在同一次发作中，存在其他典型的精神分裂症症状，如奇怪的妄想、第三人称幻听及各种被动体验等。此型患者的临床表现不如躁狂型鲜明和生动，但一般持续时间较长，预后较差。

3. SAP（混合型）

在同一次发作中，患者表现出精神分裂症症状与混合型双相障碍症状。由于诊断概念和标准的不确定性，该病的长期病程和预后难以确定。根据定义，该病可表现为心境障碍类似的发作性病程，也可表现为慢性精神分裂症样病程或介于两者之间的中间状态。若精神分裂症症状增多，则预示较差的预后。结局的好坏与患者占优势的症状有关，情感症状占优势者预后优于分裂症状占优势者。一项为期8年的随访研究发现，该病的预后与精神分裂症更为相似，比伴有精神病性症状的心境障碍要差。

分裂情感性障碍的复杂性在于其同时具备精神分裂症和情感障碍的特征，且在每次发作中两者症状均明显。这种双重特性使得其病程和预后具有较大的不确定性，具体表现因个体差异和症状主导类型的不同而有所变化。尽管目前诊断标准和概念存在争议，但正确识别和分类对于制定有效的治疗方案至关重要。

四、辅助检查

1. 影像学检查

（1）磁共振成像（MRI）：是一种详细观察大脑结构的工具。分裂情感性障碍患者可能表现出一些脑结构异常，如脑室扩大和灰质体积减少，尤其是在前额叶皮质和海马区。这些结构异常可以帮助确认诊断，并为了解疾病的病理机制提供线索。

（2）功能性磁共振成像（fMRI）：用于研究大脑在执行任务时的活动情况。分裂情感性障碍患者在特定认知任务（如工作记忆任务）中，前额叶皮质和其他相关脑区的激活水平通常较低。这些功能异常有助于理解患者的认知缺陷和情感调节障碍。

（3）正电子发射断层扫描（PET）和单光子发射计算机断层扫描（SPECT）：可以测量大脑中的代谢活动和神经递质的功能。分裂情感性障碍患者通常表现出多巴胺系统的异常活动，这些检查可以提供关于神经递质失衡的信息，帮助指导药物治疗。

2. 电生理学检查

（1）脑电图（EEG）：用于记录大脑的电活动，分裂情感性障碍患者的EEG常显示出非特异性的异常，如睡眠期间的慢波活动增加。在特定认知任务中，α波和θ波的异常同步化。这些异常可以帮助区分分裂情感性障碍与其他精神障碍，如癫痫。

（2）事件相关电位（ERP）：是EEG的一种特殊应用，用于测量大脑对特定刺激的反应。分裂情感性障碍患者在听觉事件相关电位（如P300波）中通常表现出振幅降低和潜伏期延长，反映出信息处理和注意机制的缺陷。

3. 神经心理学评估

神经心理学评估通过一系列认知任务测试患者的记忆、注意、执行功能、语言和视觉空间能力等。这些评估可以帮助确定患者的认知功能损害程度和具体缺陷，常用的评估工具包括：

（1）威斯康星卡片分类测验（WCST）：用于评估执行功能。

（2）斯特鲁普颜色和词汇测验：用于评估注意控制和认知灵活性。

（3）韦氏成人智力量表（WAIS）：用于全面评估智力水平。

4. 实验室检查

（1）血液检查：用于排除其他可能导致精神症状的生理疾病，如甲状腺功能异常、感染、代谢紊乱等。常规检查包括全血细胞计数、肝功能、肾功能、甲状腺功能等。

（2）药物和毒物筛查：用于排除药物滥用或中毒导致的精神症状。尿液或血液样本的检测可以确定患者是否使用了致幻剂、精神兴奋剂或其他影响精神状态的药物。

5. 心理评估

心理评估通过标准化的精神障碍诊断量表和面谈，系统地评估患者的症状和病史。常用的量表包括：

（1）阳性和阴性症状量表（PANSS）：评估精神分裂症的阳性症状（如幻觉、妄想）和阴性症状（如情感淡漠、社会退缩）。

（2）贝克抑郁量表（BDI）：评估抑郁症状的严重程度。

（3）明尼苏达多相人格问卷（MMPI）：评估广泛的心理症状和人格特征。

6．遗传学检查

在某些情况下，遗传学检查可能有助于确定家族遗传倾向。虽然目前没有特定的基因测试用于诊断分裂情感性障碍，但全基因组关联研究（GWAS）和单核苷酸多态性（SNP）分析可以提供关于遗传风险的信息。

五、鉴别诊断

1．精神分裂症

精神分裂症主要以持久的精神病性症状为特征，如妄想、幻觉、思维紊乱和情感淡漠等。与分裂情感性障碍不同，精神分裂症患者的情感症状（如抑郁或躁狂）如果存在，通常不如精神病性症状显著。

鉴别要点：精神病性症状持续存在，且不受情感症状的影响。情感症状如果存在，通常在精神病性症状的背景下出现，且不占主导地位。

2．双相障碍

双相障碍以情绪波动为主要特征，包括躁狂、轻躁狂和抑郁发作。虽然双相障碍患者在情绪发作期间可能出现精神病性症状，但这些症状通常与情绪状态密切相关。

鉴别要点：精神病性症状仅在情绪发作期间出现。情绪波动明显，且周期性发作。没有持续的精神病性症状。

3．重度抑郁症

重度抑郁症患者在严重抑郁期间可能出现精神病性症状，如幻觉或妄想，这些症状通常与抑郁情绪一致。

鉴别要点：精神病性症状与抑郁情绪密切相关。抑郁症状占主导地位，且持续时间较长。没有躁狂或轻躁狂发作。

4．边缘型人格障碍

边缘型人格障碍以情绪不稳定、人际关系紧张、冲动行为和自我形象不稳定为特征。患者可能在应激下出现一过性的精神病性症状。

鉴别要点：长期存在的情绪不稳定和人际关系问题。精神病性症状通常短暂且与应激事件相关。情绪波动和冲动行为显著。

5．偏执型人格障碍

此类患者表现出普遍的怀疑和不信任，可能与精神分裂症的妄想症状相似，但缺乏其他精神病性症状。

鉴别要点：长期存在的怀疑和不信任。没有显著的幻觉和其他精神病性症状。个体在社会和职业功能方面通常保持相对正常。

6．癫痫

癫痫，尤其是颞叶癫痫，可能在发作期间或发作后出现精神病性症状，如幻觉或妄想。

鉴别要点：癫痫发作史和发作后的精神病性症状。脑电图（EEG）显示异常电活动。精神病性症状与癫痫发作的时间有相关性。

7．神经退行性疾病（如阿尔茨海默病）

神经退行性疾病（如阿尔茨海默病）在晚期可能出现精神病性症状，如幻觉和妄想。

鉴别要点：逐渐进展的认知功能减退。年龄相关的神经退行性疾病特征。神经影像学和生物标志物检查支持神经退行性病变。

六、治疗

分裂情感性障碍（SAP）的药物治疗原则相当复杂，涉及多种类型的药物。现有资料表明，SAP的治疗在很大程度上与精神分裂症和情感障碍的治疗方法一致，主要针对症状使用抗精神病药物、情绪稳定剂和抗抑郁药物。作为双相障碍治疗基石的情绪稳定剂（如锂盐、丙戊酸盐和卡马西平等）在SAP治疗中也起着重要作用。临床实践中，情绪稳定剂常单独使用，或与抗精神病药物和（或）抗抑郁药物联合使用。一些难治性患者可能需要情绪稳定剂、抗精神病药物和抗抑郁药物的联合治疗。

在SAP的躁狂发作期，通常需要中到高剂量的药物来控制症状；进入维持期后，可以使用低到中剂量的药物，以避免或减少不良反应。SAP抑郁发作期的治疗可以参考双相情感障碍抑郁发作的抗抑郁药选择方案，同时需要合用抗精神病药物。需要注意的是，抗抑郁药可能诱发快速循环发作和情绪转相，抗抑郁药的选择应参考以往治疗的效果。对于难治患者，可以参考难治性精神分裂症和难治性情感障碍的治疗程序。在治疗期间，应定期评估症状、监测血药浓度，并检查甲状腺功能、肾功能和血常规等指标，适时调整治疗方案。

家庭治疗、社会技能训练和认知康复治疗对患者有益。由于患者的症状变化范围大，常使家庭成员难以适应疾病的变化及患者的需求。因此，应向患者及其家属解释疾病的性质、诊断和预后的不确定性，以提高治疗依从性。家庭成员的支持和理解对于患者的康复和长期管理至关重要。

总之，分裂情感性障碍的治疗需要综合考虑多种因素，包括症状的严重程度、患者对药物的反应以及潜在的不良反应。通过个体化的治疗方案和综合性治疗措施，可以最大程度地改善患者的症状，提升生活质量。同时，定期的监测和评估也有助于及时调整治疗策略，确保治疗的有效性和安全性。

第三节　妄想性障碍

一、概述

妄想性障碍又称偏执性障碍，是一组病因不明的精神疾病，其主要表现为发展出一种或一整套相互关联的系统妄想（妄想症状持续3个月及以上）。在妄想发作时，患者没有抑郁、躁狂及混合发作的心境障碍，也没有其他精神分裂症的特征性症状（如持续性的听幻觉、思维障碍及阴性症状）。患者可能会出现与妄想主题一致的各种感知觉障碍（如幻觉、错觉和身份认同障碍），以及情绪、态度和行为的反应，但在不涉及妄想内容的情况下，其他方面的精神功能基本正常。

国内尚无确切的发病率和患病率数据。目前，美国普通人群中妄想性障碍的患病率为0.2% ～ 0.3%，年新发病例数为（1 ～ 3）/10万。由于诊断概念的变化及此类患者通常不会主动就医，确切的发病率和患病率数据难以获得。大多数患者在中年期起病，平均发病年龄约为40岁，但发病年龄范围为18～90岁。女性略多于男性，男性患者多见被害型，女性患者则多见情爱型。大多数患者为已婚和有职业者。

妄想性障碍患者在妄想发作时，其妄想内容与现实生活密切相关，常表现为持续的偏执和不信任。这些妄想内容可能包括被害妄想、嫉妒妄想、夸大妄想、情爱妄想和躯体妄想等。尽管患者在其他方面的精神功能通常保持正常，但由于其妄想内容的强烈影响，患者的社交、职业和家庭生活可能受到严重干扰。

鉴于妄想性障碍的隐匿性和患者不愿就医的特性，临床诊断和治疗面临诸多挑战。早期识别和干预对于改善患者预后至关重要。未来，随着对妄想性障碍的研究不断深入，更多的诊断和治疗方法有望被开发和应用，从而为患者提供更有效的支持和帮助。

二、病因

1. 遗传因素

遗传因素在妄想性障碍的发生中起着重要作用。家族研究表明，妄想性障碍患者的一级亲属（如父母、兄弟姐妹）中，精神疾病的发生率较高。这表明遗传易感性在该病的发病中起着一定作用。双胞胎研究显示，同卵双胞胎中如果一方患有妄想性障碍，另一方患病的可能性也显著增加，这进一步支持了遗传因素的重要性。

2. 生物化学因素

生物化学因素主要涉及神经递质的失衡。多巴胺假说是最为广泛接受的假说之一，认为多巴胺系统的过度活跃可能导致妄想性障碍的发生。此外，其他神经递质如谷氨酸、5-羟色胺等的异常也可能在疾病中起作用。研究发现，抗精神病药物（如多巴胺受体拮抗剂）在治疗妄想性障碍方面有一定效果，这表明神经递质失衡可能是疾病的一个重要机制。

3. 脑结构和功能异常

影像学研究表明，妄想性障碍患者的大脑结构和功能可能存在异常。例如，某些患者的前额叶皮质和颞叶区域的灰质体积减少。这些脑区与认知功能和情感调节密切相关。功能性磁共振成像（fMRI）研究显示，妄想性障碍患者在处理妄想相关信息时，这些脑区的活动水平异常。这些结构和功能异常可能导致信息处理的偏差，从而引发妄想。

4. 心理社会因素

心理社会因素在妄想性障碍的发病中也起到重要作用。童年期的创伤性经历（如虐待、忽视）、家庭环境的不稳定、社会孤立等，都可能增加个体的易感性。此外，生活中的重大应激事件（如丧亲、失业、离婚）也可能成为妄想性障碍的诱发因素。这些心理社会因素可能通过影响个体的应激反应系统和认知处理模式，增加患病风险。

5. 心理因素

个体的心理特征（如人格特质、应对方式）也可能影响妄想性障碍的发生。研究表明，高焦虑、情绪不稳定、对挫折的耐受性差等人格特质可能增加患病风险。此外，消极的应对方式（如逃避、否认）可能加剧妄想的形成和维持。相反，积极的应对方式（如问题解决、寻求支持）可能有助于减轻症状。

6. 环境因素

环境因素也在妄想性障碍的发生中起到一定作用。例如，社会支持的缺乏、生活环境的压力等，都可能增加个体的心理负担，从而诱发或加重妄想性障碍。此外，某些外部环境刺激（如噪声、光线）也可能对易感个体产生负面影响，诱发妄想。

三、临床表现

妄想性障碍的表现形式多样。以被害妄想为表现的患者坚信自己被人恶意陷害，涉及躯体、名誉和权力方面的受害。他们会搜集证据、罗列事实，甚至反复进行诉讼，表现出诉讼狂的特征，执着而不屈不挠。以夸大妄想为表现的患者则夸大自身的价值、权力、知识、身份和地位，或坚信自己与神仙或名人有特殊关系。嫉妒妄想者又称Othello综合征，主要怀疑配偶不忠，因此常对配偶进行跟踪、检查，限制其外出，以防止配偶"外遇"。钟情妄想者，又称Clerambault综合征，常见于女性，表现为坚信某异性对自己钟情。此外，有些患者坚信自己有某一躯体缺陷或疾病状态，因而反复求医检查，即使客观事实也无法改变其信念。

妄想性障碍患者的临床表现具有以下共同特点：①妄想形式多样但相对固定，内容不显荒谬离奇，多为现实生活中可能发生的事情；②妄想的发展符合逻辑，有一定现实基础，结构系统严密；③患者的情感、态度和行为与其妄想系统一致，在不涉及妄想内容时，其他方面的精神功能基本正常；④典型病例缺乏其他精神病理改变，如没有清晰、持久的听幻觉及精神分裂症的其他特征性症状，也无脑器质性疾病或物质滥用的证据；⑤病程发展较慢，妄想往往持久甚至终生存在，但一般不会出现人格衰退和智能缺损，且具有一定的工作和生活能力。

这些特点使得妄想性障碍的识别和诊断具有一定的挑战性。尽管患者的妄想内容相对固定且逻辑严密，但其情感和行为反应明显与妄想内容相关。在临床实践中，早期识别和干预对于改善患者的生活质量和预后至关重要。尽管病程较慢且妄想持久，但患者通常能够维持一定的社会功能和工作能力。随着对妄想性障碍的研究不断深入，未来有望开发出更为有效的诊断和治疗方法，为患者提供更好的支持和帮助。

四、辅助检查

1．影像学检查

（1）磁共振成像（MRI）：用于详细观察大脑结构。妄想性障碍患者的大脑结构通常没有明显异常，但在某些情况下，MRI可以帮助排除脑肿瘤、脑血管疾病等可能引起类似症状的器质性疾病。此外，一些研究表明，妄想性障碍患者的某些脑区（如前额叶和颞叶）的灰质体积可能有轻微变化。

（2）功能性磁共振成像（fMRI）：用于研究大脑在执行任务时的活动情况。尽管妄想性障碍患者的大脑结构变化可能不明显，fMRI可以显示某些脑区在处理信息时的功能异常，特别是在与妄想内容相关的任务中。这有助于理解患者大脑功能的潜在异常。

（3）正电子发射断层扫描（PET）和单光子发射计算机断层扫描（SPECT）：可以测量大脑中的代谢活动和神经递质的功能。妄想性障碍患者可能显示出特定脑区（如前额叶和边缘系统）的代谢活性异常，这些检查可以提供关于大脑功能失调的进一步信息。

2．脑电图（EEG）

EEG用于记录大脑的电活动。虽然妄想性障碍患者的EEG通常没有特异性异常，但EEG可以帮助排除癫痫等可能引起精神病性症状的疾病。EEG异常，如局部慢波活动，可能提示潜在的器质性脑病变。

3．神经心理学评估

神经心理学评估通过一系列认知任务测试患者的记忆、注意、执行功能、语言和视觉空间能力等。尽管妄想性障碍患者的认知功能通常保持相对正常，但这些评估可以帮助识别可能存在的轻微认知缺陷，并为全面了解患者的心理功能提供基础。常用的评估工具如下。

（1）威斯康星卡片分类测验（WCST）：用于评估执行功能和认知灵活性。

（2）斯特鲁普颜色和词汇测验：用于评估注意控制和认知冲突处理能力。

（3）韦氏成人智力量表（WAIS）：用于全面评估智力水平。

4．实验室检查

（1）血液检查：用于排除可能导致精神病性症状的其他生理疾病，如甲状腺功能异常、感染、代谢紊乱等。常规检查包括全血细胞计数、肝功能、肾功能、甲状腺功能等。

（2）药物和毒物筛查：用于排除药物滥用或中毒导致的精神病性症状。尿液或血液样本的检测可以确定患者是否使用了致幻剂、精神兴奋剂或其他影响精神状态的药物。

5．心理评估

心理评估通过标准化的精神障碍诊断量表和临床面谈，系统地评估患者的症状和病史。常用的量表如下。

（1）阳性和阴性症状量表（PANSS）：评估精神病性症状的严重程度。

（2）贝克抑郁量表（BDI）：评估抑郁症状的严重程度。

（3）明尼苏达多相人格问卷（MMPI）：评估广泛的心理症状和人格特征。

6．遗传学检查

在某些情况下，遗传学检查可能有助于确定家族遗传倾向。虽然目前没有特定的基因测试用于诊断妄想性障碍，但全基因组关联研究（GWAS）和单核苷酸多态性（SNP）分析可以提供关于遗传风险的信息。这些信息可以帮助了解遗传因素在疾病发生中的作用。

五、鉴别诊断

1．躯体疾病

许多躯体疾病及代谢中毒状态可能会引发妄想，特别是那些影响皮质下功能（如边缘系统和基底节）的患者。超过半数的Huntington病和特发性基底节钙化患者在其病程中会出现妄想。右侧脑梗死患者常见妄想症状，并伴有疾病感缺失和双重性记忆错误，如患者相信自己同时处于不同的地方。Capgras综合征可能出现在多种中枢神经性疾病、维生素B_{12}缺乏、肝性脑病、糖尿病及甲状腺功能减退等病症中。癫痫、中枢神经损伤及代谢中毒性疾病也可能引发变兽妄想、双重自身症及情爱型妄想。因此，在确诊前，有必要进行相应的躯体、神经系统检查及必要的辅助检查，以排除上述原因。

2．谵妄、痴呆及物质相关障碍

谵妄和痴呆患者也可能出现妄想。谵妄患者的意识水平波动和认知功能受损可资鉴别。痴呆患者则可以通过神经心理测验鉴别。妄想性障碍患者可能伴有酒精依赖，但酒精依赖引起的精神障碍常伴有幻觉。兴奋剂及其他物质或药物也能导致妄想症状，但多数患者在停止物质使用后，妄想症状会较快消失。

3．其他妄想性障碍

还需要与精神分裂症、心境障碍、躯体形式障碍及偏执型人格障碍鉴别。妄想性障碍除了妄想不怪异外，还缺乏精神分裂症的其他特征性症状，且社会功能相对完好。躯体妄想患者需要与抑郁障碍及躯体形式障碍鉴别。躯体型妄想障碍患者缺乏抑郁障碍的其他体征及广泛性的抑郁情绪，而躯体形式障碍患者对躯体疾病的坚信程度不如妄想性障碍，对他们的躯体障碍持将信将疑态度，而妄想性障碍患者坚信躯体疾病是存在的。极度偏执的偏执型人格障碍有时难以与妄想鉴别。一般来说，当不能完全确定是否属于妄想时，最好不要轻易做出妄想性障碍的诊断。

六、治疗

治疗妄想性障碍是一项挑战，主要因为许多患者不认识到自己的病状，往往不愿寻求医疗帮助。即使在住院治疗中，由于自知力缺失，他们也难以与医护人员建立有效的沟通与信任，从而影响治疗的依从性和效果。尤其是那些表现出敌意、攻击行为或自杀倾向的患者，往往需要在严格监管和强制性的环境中接受治疗。

在药物治疗方面，抗精神病药物是治疗妄想性障碍的主要选择，它们可以有效缓解妄想症状，预防病情的恶化或复发。这类药物对于处理因妄想引发的情绪激动或行为异常尤为有效。对于同时经历焦虑或抑郁症状的患者，医师可能会额外开具抗焦虑药或抗抑郁药来帮助控制这些情绪问题。此外，对于那些药物依从性较差的患者，长效注射剂型的抗精神病药物成为一种可行的选择，能够降低服药频率，帮助患者更好地管理病情。

除了药物治疗，心理干预也是治疗妄想性障碍的重要组成部分。通过心理治疗，可以建立和增强医患之间的信任关系，提高患者对治疗的接受度和依从性。心理治疗帮助患者更好地理解自己的病情和治疗方法，逐步认识到妄想的非现实性，从而减轻由妄想带来的精神压力和痛苦。在治疗中，心理医师采用的方法需谨慎，避免直接对抗患者的妄想信念。支持性心理治疗、认知行为治疗和社交技能训练是常用的几种心理治疗手段，它们帮助患者在安全的环境中表达自己的感受，学习如何调整错误的思维模式，以及如何在社交中应对可能出现的问题。

妄想性障碍的病程通常是持续性的，很多患者可能需要长期甚至终身的治疗。随着年龄的增长，一些患者可能因为身体和精力的自然衰退而经历症状的自然缓解。尽管如此，也有少数患者在经过长期系统的治疗后，能够实现症状的显著缓解或部分恢复正常生活功能。

由于妄想性障碍的确切病因尚不明确，目前还没有明确有效的预防措施。然而，从心理健康的角度出发，培养积极乐观的生活态度，建立健康的人际关系，保持规律的生活习惯和适度的身体活动，都可能有助于提高个体的韧性，从而在一定程度上减少此类精神疾病的发生。

综上所述，妄想性障碍的治疗需要综合运用药物治疗、心理干预及必要的社会支持，以实现最佳的治疗效果和患者的生活质量提升。患者家属和社会的支持同样重要，为患者提供一个理解和支持的环境，是帮助他们走向康复的重要一环。

第四节　急性短暂性精神病性障碍

一、概述

急性短暂性精神病性障碍（ATPD）是一种短期的精神疾病，其特征为急性起病，病程迅速达到高峰，通常伴随着显著的社会和职业功能退化。患者既往精神健康状态良好，病发前无明显前驱症状。主要症状包括妄想、幻觉、思维形式和结构障碍、意识混乱以及情感与心境的障碍。患者可能还会出现紧张症性精神运动性障碍。症状的强度和性质通常在短时间内有明显的快速变化，病程通常不超过3个月，多数情况下持续数日至1个月（根据DSM-5的要求，病程一般1日至1个月）。治愈后，患者能完全恢复至病前的功能水平。

这类精神障碍过去被归类为反应性、癔症性、应激性及心因性精神病。由于国际上对这种疾病的分类、定义、亚型及诊断标准存在广泛的争议，具体的流行病学数据难以确定。一般而言，急性短暂性精神病性障碍并不常见，多见于20～30岁的年轻人，女性发病率高于男性，这与精神分裂症的流行病学特征明显不同。研究还发现，处于低社会经济层、经历灾难或文化变迁（如移民）的人群中，该病的发病率较高。重大的心理社会应激事件也是导致该病发作的一个重要危险因素。此外，急性短暂性精神病性障碍常与一些人格障碍共病，包括表演型、自恋型、偏执型、分裂型和边缘型人格障碍。

该疾病的快速发作和短暂病程要求医疗专业人员对症状表现高度敏感，并迅速进行干预，以免病情恶化。治疗通常包括药物治疗以控制精神病性症状，及心理支持和社会干预，帮助患者在症状缓解后尽快恢复正常生活。尽管病情可能会迅速改善，但患者及其家庭通常需要对这种可能迅速恶化的疾病有充分的心理准备，并在医疗专业人员的指导下进行长期的心理调适和监测。

二、病因

1. 遗传因素

虽然ATPD的遗传研究不如其他精神疾病（如精神分裂症和双相障碍）那样深入，初步研究表明，遗传因素可能在ATPD的发病中起到一定作用。家族研究显示，ATPD患者的直系亲属中出现类似疾病的比例较一般人群为高。然而，这些研究往往样本量有限，且结果并非总是一致。因此，遗传在ATPD中的确切作用仍需进一步的研究来阐明。

2. 生物化学因素

（1）神经递质失衡：与其他精神病性障碍类似，ATPD的发病机制可能涉及多种神经递质系统的失衡。目前的研究主要关注多巴胺、5-HT和去甲肾上腺素等递质。特别是多巴胺递质系统，其在调控情绪、思维和感知中的核心作用，使其成为研究的重点。多巴胺过度活动与精神病性症状（如妄想和幻觉）密切相关，而这些症状正是ATPD的核心表现。

（2）神经炎症假说：近年来，神经炎症假说也受到关注，一些研究发现，炎症标志物在ATPD患者体内的水平异常。这可能指示免疫系统的异常激活与ATPD的发病过程相关联。

3. 心理因素

心理因素在ATPD的发病中扮演重要角色，尤其是个体的应对机制和心理弹性。遭遇重大生活事件或心理创伤后，个体的应对方式可能决定了他们是否会发展成ATPD。个体对压力的反应方式，如消极应对（避免、自责）与ATPD的发生有关。

4. 重大生活事件

重大生活事件，如亲人死亡、重大事故、失业或重大生活转变，常常是ATPD发病的触发因素。这些事件通过激活个体的应激反应，可能加剧神经生化的失衡，引发疾病。

三、临床表现

患者通常在2周内，甚至更短时间里迅速表现为急性精神病状态，症状变化多端。这些症状包括妄想或幻觉，其形式多样。此外，患者还可能出现言语和行为上的混乱。情绪方面，患者可能表现为冷漠、迷惑恍惚、焦虑或过度激动。相关研究显示，与最终发展为慢性精神疾病的患者相比，急性短暂性精神病性障碍的患者在早期更频繁地表现出情绪不稳、意识模糊和注意力障碍等症状。典型的表现还包括情绪波动、行为紊乱或异常行为、沉默寡言或突然尖叫以及近期记忆损伤。部分症状可能表明患者处于谵妄状态，这需要进行详尽的医学检查，尤其是排除药物不良反应的可能性。

在一些病例中，患者的病发前经历了明确的应激事件。这些应激源往往对于该文化环境中大多数人来说都会构成压力，例如亲人去世、意外失业或婚姻破裂，或是经历战争、恐怖主义攻击和严重刑事犯罪所带来的心理创伤。

这种病状通常持续数日至1个月，但在少数情况下可持续长达3个月。

四、辅助检查

1. 磁共振成像（MRI）

MRI 是一种高分辨率的影像学技术，可以详细观察大脑的结构。对于 ATPD 患者，MRI 通常用于排除其他器质性病变（如脑肿瘤、脑梗死、脑出血等），以及评估大脑的结构异常。虽然 ATPD 患者的大脑结构变化可能不明显，但有时可以观察到某些特定脑区（如前额叶、颞叶）的细微变化。

2. 功能性磁共振成像（fMRI）

fMRI 用于研究大脑在执行任务时的活动情况。虽然 fMRI 在 ATPD 诊断中的常规使用较少，但它可以帮助了解特定脑区在处理信息时的功能异常。例如，在处理与幻觉或妄想相关的信息时，fMRI 可以显示出这些脑区的异常活动模式。

3. 正电子发射断层扫描（PET）和单光子发射计算机断层扫描（SPECT）

PET 和 SPECT 是测量大脑代谢活动和神经递质功能的影像学技术。它们可以显示大脑特定区域的代谢活动异常，如多巴胺系统的过度活跃。对于 ATPD 患者，PET 和 SPECT 可以提供关于神经生化失衡的重要信息。

4. 脑电图（EEG）

EEG 记录大脑的电活动，通常用于排除癫痫等可能引起精神病性症状的疾病。ATPD 患者的 EEG 可能显示非特异性的异常，如广泛的慢波活动，但这些变化并不是特异性的。因此，EEG 的主要作用是排除其他潜在的神经病理学原因。

5. 事件相关电位（ERP）

ERP 是 EEG 的一种特殊应用，用于测量大脑对特定刺激的反应。ATPD 患者在 ERP 研究中可能表现出信息处理的异常，这可以帮助了解患者在认知功能方面的缺陷。

6. 神经心理学评估

神经心理学评估通过一系列认知任务测试患者的记忆、注意、执行功能、语言和视觉空间能力等。ATPD 患者通常表现出认知功能的广泛受损，尤其是在急性发作期。常用的评估工具如下。

（1）威斯康星卡片分类测验（WCST）：用于评估执行功能和认知灵活性。

（2）斯特鲁普颜色和词汇测验：用于评估注意控制和认知冲突处理能力。

（3）韦氏成人智力量表（WAIS）：用于全面评估智力水平。

7. 血液检查

血液检查用于排除其他可能导致精神病性症状的生理疾病，如甲状腺功能异常、感染、代谢紊乱等。常规检查如下。

（1）全血细胞计数：用于检查是否有感染或血液疾病。

（2）肝功能和肾功能检查：评估肝肾功能，排除药物或毒素引起的症状。

（3）甲状腺功能检查：排除甲状腺功能亢进或甲状腺功能减退。

8. 心理评估

心理评估通过标准化的精神障碍诊断量表和临床面谈，系统地评估患者的症状和病史。常用的量表如下。

（1）阳性和阴性症状量表（PANSS）：评估精神病性症状的严重程度。

（2）贝克抑郁量表（BDI）：评估抑郁症状的严重程度。

（3）明尼苏达多相人格问卷（MMPI）：评估广泛的心理症状和人格特征。

9. 遗传学检查

虽然遗传学检查在ATPD诊断中的应用较少，但它们可以帮助了解家族遗传倾向。全基因组关联研究（GWAS）和单核苷酸多态性（SNP）分析可以提供关于遗传风险的信息，帮助了解遗传因素在疾病发生中的作用。

10. 脑脊液检查

在某些情况下，脑脊液检查（如腰椎穿刺）可以帮助排除感染性或炎症性疾病（如脑膜炎或脑炎）导致的精神病性症状。脑脊液检查可以检测是否存在异常的白细胞计数、蛋白质水平或其他病理性标志物。

五、鉴别诊断

1. 精神分裂症

精神分裂症是一种慢性精神病性障碍，其特征包括持续性妄想、幻觉、言语和行为紊乱及情感平淡等。与精神分裂症相比，急性短暂性精神病性障碍的症状发作迅速，病程较短（通常不超过1个月），并且症状的变化性更大。精神分裂症患者通常需要更长时间的治疗，病程呈慢性进展，而ATPD患者可能在短时间内症状缓解，预后较好。因此，病程和症状持续时间是两者鉴别的重要依据。

2. 情感障碍

情感障碍包括抑郁症和双相障碍（躁郁症）。急性短暂性精神病性障碍患者可能出现类似情感障碍的症状，如情绪低落、焦虑和激越。然而，ATPD的核心症状是急性发作的精神病性症状（如妄想和幻觉），而情感障碍的核心症状是情绪的显著波动。双相障碍中的躁狂发作可能与ATPD中的激越和行为紊乱相似，但双相障碍通常有情感高涨的历史，且发作周期较长。此外，抗精神病药物治疗对ATPD有效，而情感障碍患者可能需要情感稳定剂或抗抑郁药物。

3. 妄想性障碍

妄想性障碍的特点是长期存在的非怪异妄想，且患者的日常功能通常保持相对完好。与妄想性障碍相比，急性短暂性精神病性障碍的症状发作迅速且多变，伴随幻觉和行为紊乱的可能性较高。妄想性障碍的病程较长，妄想系统性更强，而ATPD的症状在短时间内可能完全消退。

4. 谵妄

谵妄是一种急性脑功能紊乱，通常由躯体疾病、药物中毒或戒断引起。其特征包括意识水平波动、认知功能受损和注意力不集中。急性短暂性精神病性障碍与谵妄的区别在于前者的精神病性症状更为突出，如妄想和幻觉，而谵妄患者的意识水平波动明显。谵妄通常需要查找并治疗潜在的躯体原因，而ATPD主要通过精神科治疗。

5. 癫痫

癫痫患者在发作期间可能出现精神病性症状，如幻觉、妄想和行为异常。癫痫性精神病的特点是与癫痫发作相关联，症状可能在发作前后出现。脑电图（EEG）检查可以帮助鉴别癫痫性精神病与急性短暂性精神病性障碍。癫痫患者需要抗癫痫药物治疗，而ATPD治疗则主要依赖抗精神病药物。

6. 躯体疾病

多种躯体疾病，如感染、代谢紊乱、脑血管疾病、肿瘤、中毒等，均可引起精神病性症状。全面的医学检查和实验室检测对于排除这些躯体原因至关重要。例如，甲状腺功能亢进或低退、维生素B_{12}缺乏、肝性脑病等都可能导致急性精神病性症状。治疗这些疾病的关键在于识别并治疗潜在的躯体病因。

7. 药物滥用

某些药物（如兴奋剂、致幻剂、酒精、苯二氮䓬类药物）的滥用或戒断也可以导致急性精神病性症状。药物诱发的精神病通常在停止使用后症状会有所缓解。尿液和血液检测可以帮助识别药物滥用情况。治疗重点在于戒断毒品，并进行必要的心理和药物治疗。

8. 心理创伤相关障碍

急性应激障碍和创伤后应激障碍（PTSD）可以引发精神病性症状，尤其是在极端心理创伤之后。创伤相关障碍的特征症状包括闪回、过度警觉和回避行为。与急性短暂性精神病性障碍相比，这些障碍的症状直接与创伤事件相关联，治疗上需要结合创伤处理技术，如认知行为治疗和暴露疗法。

9. 精神发育障碍和自闭症谱系障碍

具有精神发育障碍或自闭症谱系障碍的患者在面对极端应激或环境变化时可能出现急性精神病性症状。鉴别时需关注患者的发育史、认知水平和社会交往能力。治疗应结合特殊教育和行为治疗，必要时辅以药物治疗。

10. 人格障碍

某些人格障碍（如边缘型人格障碍）患者在面对应激时可能表现出短暂的精神病性症状。边缘型人格障碍的特点包括情绪不稳定、人际关系紧张、冲动行为和自我形象不稳定。与急性短暂性精神病性障碍相比，人格障碍患者的精神病性症状通常较轻微且持续时间短。治疗主要包括心理治疗，如辩证行为疗法（DBT），辅以药物治疗。

六、治疗

1. 药物治疗

药物对症治疗通常选择抗精神病药物和苯二氮䓬类药物（BZDs）。对于兴奋激越的患者，可以使用氟哌啶醇或齐拉西酮进行肌内注射，也可以口服镇静作用较强的药物如奥氮平或喹硫平。虽然BZDs在长期治疗精神病性症状上效果有限，但其短期使用有效且不良反应较抗精神病药物轻。部分患者在精神病性症状缓解后的前2～3周使用抗焦虑药物效果良好。总体来说，这类患者通常不需要长期药物治疗，如果需要药物维持治疗，则需要重新评估诊断的正确性。

2. 心理创伤与心理治疗

尽管住院和药物治疗能够解决患者的短期问题，但难点在于如何消除疾病对患者及其家属可能造成的心理创伤。心理治疗有助于解释应激源与精神疾病发作之间的关系，探索和发展新的应对策略。治疗要素包括帮助患者处理自尊的丧失并重新获得自信。在强化患者自我结构的同时，个体心理治疗能促进问题解决技能，如果家庭成员能参与，效果会更好。

第八章　抑郁障碍和双相障碍

第一节　抑郁障碍

一、概述

抑郁障碍是指由多种原因引起的以显著和持久的抑郁症状群为主要临床特征的一类心境障碍。抑郁障碍的核心症状是与处境不相称的心境低落和兴趣丧失。在上述症状的基础上，患者常常伴有焦虑或激越，甚至出现幻觉、妄想等精神病性症状。

二、病因

1. 生物学因素

（1）遗传因素：研究表明，抑郁障碍具有显著的遗传倾向。家族中有抑郁症患者的人，其患病风险较高。双胞胎研究也显示，同卵双胞胎中一个患病，另一个患病的概率更高。这些研究结果提示，遗传因素在抑郁障碍的发生中起重要作用。

（2）神经递质失衡：抑郁障碍与多种神经递质失衡有关，特别是5-羟色胺（5-HT）、去甲肾上腺素（NE）和多巴胺（DA）。这些神经递质在情绪调节中起关键作用，其水平异常可能导致情绪低落和抑郁。

（3）脑结构和功能异常：影像学研究发现，抑郁患者的大脑某些区域（如前额叶皮质、海马体和杏仁核）存在结构和功能异常。这些区域与情绪调节、记忆和应激反应密切相关。

（4）神经内分泌系统失调：下丘脑-垂体-肾上腺轴（HPA轴）的异常也被认为与抑郁障碍有关。抑郁患者常表现出HPA轴过度活跃，导致体内皮质醇水平升高，从而影响情绪和行为。

2. 心理学因素

（1）人格特质：某些人格特质，如高焦虑倾向、低自尊和过度依赖等，与抑郁障碍的发生有密切关系。这些特质可能使个体更易受到压力和挫折的影响，进而诱发抑郁。

（2）认知模型：抑郁患者常表现出负性认知模式，包括对自我、世界和未来的消极看法。这些认知偏差使患者更容易体验到无助和绝望，增加抑郁的风险。贝克（Aaron Beck）的认知理论提出，抑郁是由负性自动思维和认知歪曲引起的。

（3）早期生活经历：童年时期的创伤、虐待、忽视或重大丧失事件等负性生活经历，被认为是抑郁障碍的危险因素。这些经历可能通过影响个体的应对策略和情绪调节能力，增加其成年后患抑郁症的风险。

3. 社会环境因素

（1）社会支持：缺乏社会支持被认为是抑郁障碍的重要危险因素。良好的社会支持可以帮助个体应对压力和困难，减少抑郁的发生率。相反，孤独感和社会隔离则会增加患病风险。

（2）应激事件：生活中的重大应激事件，如失业、离婚、经济困难和人际冲突等，常常是抑郁障碍的诱发因素。这些事件可能通过引发负性情绪和应激反应，促使抑郁症状的出现。

（3）文化背景：文化背景对抑郁障碍的发生和表现也有影响。不同文化对情绪表达和心理健康的态度不同，这可能影响个体的症状体验和寻求帮助的行为。例如，在某些文化中，抑郁可能更多地表现为躯体症状，而不是情绪症状。

4. 其他因素

（1）身体健康状况：慢性疾病、严重躯体疾病和疼痛等身体健康问题与抑郁障碍有显著关联。这些健康问题可能通过生理和心理途径共同作用，增加抑郁的发生风险。

（2）药物和物质滥用：也可能导致或加重抑郁症状。例如，长期使用酒精、安眠药和某些镇静剂可能引起抑郁。此外，戒断某些药物或物质也可能诱发抑郁症状。

三、临床表现

抑郁障碍的症状可分为核心症状、心理症状群与躯体症状群三个方面，但在实际分类时，这些症状常常相互重叠，难以简单划分。

（一）核心症状

1. 心境低落

心境低落是抑郁障碍的主要特征之一，指患者自我感受到或他人观察到的显著而持久的情绪低落和抑郁悲观。患者常常诉说"心情不好，高兴不起来"，表现为终日愁眉苦脸、忧心忡忡，甚至出现典型的抑郁面容，如眉头紧锁，长吁短叹。严重者甚至感到痛不欲生、悲观绝望，有"生不如死"之感，常常主诉"活着没意思""心里非常难受"等。患者这种低落情绪几乎在大部分时间都存在，且不随外界环境变化而变化。

2. 兴趣减退

患者对过去喜爱的活动或事物丧失兴趣或兴趣下降，做任何事都提不起劲，即使勉强去做，也体会不到以前的愉快感觉。典型症状表现为对任何事物无论好坏都缺乏兴趣。例如，曾经喜欢打篮球的患者，现在对篮球却一点兴趣都没有。

3. 快感缺失

患者体验快乐的能力下降，不能从日常活动中体验到乐趣，即使从事以前喜欢的事情或工作也体会不到任何快感。部分患者可以勉强参加一些活动，表面上似乎仍有兴趣，但实际上从中感受不到快乐，这些活动主要是为了摆脱悲观情绪或消磨时间，有些患者甚至觉得参加活动是一种负担。

上述三种核心症状相互联系、互为因果，在不同患者身上表现并不完全一致，可能同时出现，也可能仅以其中一两种症状为突出表现。

（二）心理症状群

1. 思维迟缓

表现为思维联想速度减慢，患者自我感觉脑子反应迟钝，常见主诉为"脑子像生了锈"或"像涂了一层糨糊"。决断能力降低，变得优柔寡断、犹豫不决，甚至对一些日常小事也难以做出决定。患者主动言语减少，语速明显减慢，语音变低，严重者甚至无法正常与他人交流。

2. 认知功能损害

认知功能异常是抑郁障碍患者常见的主诉，包括难以忘记过去的糟糕经历、注意力下降、反应时间延长，导致学习和工作效率下降。部分患者表现出抽象概括能力下降、学习能力降低和言语流畅性变差。即使在抑郁情绪缓解后，有些患者的认知缺损仍难以恢复。

3．负性认知模式

抑郁障碍患者的认知模式通常是负性、歪曲的。无论对自己、世界还是未来，都存在负性认知，认为自己无价值、有缺陷，不值得被爱，环境灾难性且充满无法克服的障碍，对未来没有信心，感到没有希望，甚至悲观绝望。常见的负性认知包括极端化思维、灾难化思维、标签化、选择性关注等。

4．自责自罪

在悲观失望的基础上，患者会产生自责自罪感，认为自己犯下不可饶恕的错误，即使是轻微过失也会痛加责备，认为自己是家庭和社会的巨大负担。严重时患者会无限制地放大自己的过失，产生深深的内疚感，甚至认为自己罪孽深重，必须受到惩罚，达到罪恶妄想的程度。

5．自杀观念和行为

抑郁障碍患者常伴有自杀观念或行为，感到生活没有意义，反复出现与死亡相关的念头，甚至详细策划自杀。患者认为"结束自己的生命是一种解脱""自己活在世上是多余的人"，并最终发展成自杀行为。自杀行为是抑郁障碍最严重的症状和最危险的后果之一，临床工作者应高度警惕有自杀观念或企图的患者，并认真评估和预防自杀风险。部分患者还会出现"扩大性自杀"行为，认为帮助亲人死亡是对他们的解脱，导致严重后果。

6．精神运动性迟滞或精神运动性激越

精神运动性迟滞表现为行为和言语活动显著减少，思维迟缓和行为显著抑制。患者常常行为迟缓，生活懒散、被动，独坐一旁，不与人沟通，或整日卧床，严重者甚至无法顾及个人卫生，达到亚木僵或木僵状态。

精神运动性激越则表现为动作行为和言语活动显著增加，患者大脑持续处于紧张状态，反复思考无意义的事情，无法集中注意力，导致思维效率下降，无法进行创造性思考。行为上表现为烦躁不安、紧张，用手指抓握、搓手顿足、坐立不安或来回踱步等症状。

7．焦虑

焦虑常与抑郁症状共存，成为抑郁障碍的主要症状之一。患者表现为心烦、担心、紧张、无法放松，担心失控或发生意外等，易激惹、冲动。焦虑合并抑郁的患者常出现一些躯体症状，如胸闷、心慌、尿频、出汗、坐立不安等。有时，躯体症状掩盖了主观的焦虑抑郁体验，成为临床主诉。

8．精神病性症状

严重的抑郁障碍患者可出现幻觉或妄想等精神病性症状，这些症状多数与抑郁心境相协调，如罪恶妄想、无价值妄想、躯体疾病或灾难妄想、嘲弄性或谴责性的听幻觉等。部分患者也会出现与心境不协调的精神病性症状，如被害妄想、没有情感背景的幻听等。

9．自知力缺乏

多数抑郁障碍患者自知力完整，能够主动求治并描述自己的病情和症状。然而，有些严重的抑郁障碍患者自知力不完整甚至缺乏，尤其是存在明显自杀倾向或伴有精神病性症状时，患者缺乏对自身状态的正确认识，甚至完全失去求治愿望。

（三）躯体症状群

1．睡眠障碍

睡眠障碍是抑郁障碍最常见的躯体症状之一，表现形式多样，包括早段失眠（入睡困难）、中段失眠（睡眠轻浅、多梦）和末段失眠（早醒）。入睡困难最为多见，一般睡眠潜伏期超过30分钟。末段失眠（早醒）最具特征性，患者比平时早醒2～3小时，醒后无法再次入睡。不过，非典型抑郁障碍患者也可能出现睡眠过多的情况。

2．自主神经功能紊乱

焦虑抑郁状态的患者常表现出自主神经功能紊乱的症状，如头晕、头痛、心悸、出汗、皮肤感觉异常（冷热感和发麻感）等。有的患者还表现为内脏功能紊乱，如消化道分泌和蠕动下降、尿频尿急等，常由综合医院转诊至精神专科门诊。

3．进食紊乱

抑郁障碍患者常表现为食欲下降伴体重减轻。轻者表现为食不知味、没有胃口，但进食量不一定明显减少，此时体重改变可能不明显。严重者完全丧失进食欲望，对既往喜欢的食物也不感兴趣，甚至不愿提到吃饭，进食后感觉腹胀、胃部不适，体重明显下降，甚至出现营养不良。非典型抑郁障碍患者则可能有食欲亢进和体重增加的情况。

4．精力下降

抑郁障碍患者常感到无精打采、疲乏无力、懒惰，感到整个人都垮了，常诉说"太累了""没有精神""什么都没做也感到疲惫不堪"，筋疲力尽，能力下降。

5．性功能障碍

许多抑郁障碍患者存在性欲减退乃至完全丧失，有些患者虽然勉强维持性行为，但无法从中体验到乐趣。女性患者还可能出现月经紊乱、闭经等症状。

四、辅助检查

1．实验室检查

（1）血液常规检查：通过检测血常规，可以了解患者的基本健康状况，如是否存在贫血、感染等问题。这些问题可能会影响患者的情绪和能量水平，从而加重抑郁症状。

（2）生化检查：包括肝功能、肾功能、电解质水平、血糖和血脂等。这些检查有助于发现潜在的代谢性疾病，如糖尿病、高脂血症或甲状腺功能异常等，这些疾病可能会影响情绪和行为。

（3）甲状腺功能检查：甲状腺功能异常，特别是甲状腺功能减退症，常常与抑郁症状有关。检测甲状腺激素（如TSH、T_3、T_4）的水平，有助于排除或确认甲状腺功能异常作为抑郁症状的潜在原因。

（4）维生素和矿物质水平：维生素D、维生素B_{12}和叶酸等的缺乏与抑郁症状有关。通过检测这些营养素的水平，可以发现和纠正潜在的营养不良问题，从而改善抑郁症状。

2．神经影像学检查

（1）磁共振成像（MRI）：是一种高分辨率的成像技术，可以详细观察大脑的结构。抑郁患者的大脑某些区域，如前额叶皮质、海马体和杏仁核，可能存在结构异常。MRI有助于排除脑肿瘤、脑卒中等器质性病变作为抑郁症状的原因。

（2）功能性磁共振成像（fMRI）：用于检测大脑在特定任务或静息状态下的功能活动变化。研究发现，抑郁患者在情绪调节和认知控制相关的脑区（如前额叶皮质和扣带回）功能活动异常。fMRI有助于了解抑郁症的神经基础，并评估治疗效果。

（3）正电子发射断层扫描（PET）和单光子发射计算机断层扫描（SPECT）：可以检测大脑的代谢活动和血流量变化，揭示抑郁症患者在不同脑区的功能异常，如代谢率降低或血流减少等。

3．神经电生理检查

（1）脑电图（EEG）：用于记录大脑的电活动，帮助评估大脑功能状态。抑郁患者可能表现出异常的脑电活动模式，如α波减少、θ波增多和δ波增多等。EEG有助于排除癫痫等神经系统疾病作为抑郁症状的原因。

（2）事件相关电位（ERP）：是一种通过EEG记录大脑对特定刺激反应的电活动，反映大脑的认知处理过程。抑郁患者在情绪和认知任务中的ERP波形可能异常，如P300波幅减少，提示信息处理和注意控制的缺陷。

4．心理评估

（1）抑郁量表：可用于评估抑郁症状的严重程度和特征，包括贝克抑郁量表（BDI）、汉密尔顿抑郁量表（HAM-D）和患者健康问卷-9（PHQ-9）等。这些量表通过自评或他评，量化抑郁症状的频率和强度，帮助临床医师制定诊断和治疗方案。

（2）焦虑量表：抑郁常与焦虑共病，评估焦虑症状对全面了解患者的心理状态至关重要。常用的焦虑量表包括贝克焦虑量表（BAI）和广泛性焦虑量表（GAD-7）等。

（3）认知功能评估：抑郁障碍常伴随认知功能障碍，如注意力、记忆和执行功能的缺陷。通过认知功能测评工具 [如蒙特利尔认知评估量表（MoCA）和威斯康星卡片分类测验（WCST）]，可以评估抑郁患者的认知功能状态，指导康复训练。

5．心理社会评估

（1）生活事件和应激源评估：通过评估患者近期的生活事件和应激源，了解其情绪波动的背景和诱因。这些信息有助于制定个性化的心理治疗方案，如认知行为治疗（CBT）和心理动力学治疗。

（2）社会支持评估：社会支持水平是影响抑郁症预后的重要因素。通过评估患者的社会支持网络（如家庭、朋友和社区支持），可以制定社会干预措施，增强患者的社会支持，提高治疗效果。

（3）家庭功能评估：家庭环境对抑郁症的发生和发展有重要影响。通过评估家庭功能和互动模式，识别可能的家庭冲突和支持缺陷，有助于制定家庭治疗方案。

6．个体化生物标志物检查

（1）基因检测：基因检测可以揭示患者在特定基因上的易感性，这些基因可能与神经递质系统、应激反应和药物代谢相关。基因检测有助于个性化药物治疗的选择和剂量调整，提高治疗效果，减少不良反应。

（2）炎症标志物检测：越来越多的研究表明，炎症反应在抑郁障碍中起重要作用。通过检测血液中的炎症标志物（如C反应蛋白、白细胞介素-6和肿瘤坏死因子-α），可以评估患者的炎症状态，为抗炎治疗提供依据。

五、鉴别诊断

1．心境恶劣障碍

心境恶劣障碍又称慢性抑郁症，是一种持续时间较长但症状较轻的抑郁状态。

（1）症状区别：①抑郁障碍，症状较为严重，持续至少2周。②心境恶劣障碍，症状较轻，但持续时间更长，至少2年。

（2）鉴别要点：症状持续时间的区分，心境恶劣障碍患者的症状更为持续且稳定，但不如抑郁障碍严重。

2. 适应障碍

适应障碍是一种在面对显著生活变化或应激事件时出现的情绪或行为反应,通常在应激源出现后3个月内发作。

(1) 症状区别: ①抑郁障碍,情绪低落和其他抑郁症状没有明确的诱因。②适应障碍,情绪低落或行为异常通常与特定的应激事件直接相关,且症状相对轻微和短暂。

(2) 鉴别要点: ①病史中明确的应激事件,如失业、离婚、丧亲等。②症状的时间关联和强度,适应障碍的症状通常在应激源消失后逐渐缓解。

3. 焦虑障碍

焦虑障碍包括广泛性焦虑障碍、恐慌障碍、社交恐惧症等,焦虑障碍与抑郁障碍常常共病。

(1) 症状区别: ①抑郁障碍,情绪低落为主,伴有对未来的悲观、无望。②焦虑障碍,以过度担忧和紧张为主,伴有身体症状如心悸、出汗、震颤等。

(2) 鉴别要点: 评估患者的主导症状,焦虑障碍患者通常表现出强烈的担忧和紧张感,而抑郁患者则更多是情绪低落和绝望。

4. 创伤后应激障碍

创伤后应激障碍(PTSD)是一种在经历或目睹创伤性事件后出现的精神障碍。

(1) 症状区别: ①抑郁障碍,没有明确的创伤史,情绪低落为主。②PTSD,伴有创伤再体验、回避行为和高警觉性。

(2) 鉴别要点: ①详细的创伤史,PTSD患者通常有明确的创伤经历。②特定的症状,如闪回、创伤梦和避免相关刺激。

5. 物质滥用和戒断综合征

物质滥用和戒断综合征可以引起抑郁样症状。

(1) 症状区别: ①抑郁障碍,症状持续存在且不受物质使用的影响。②物质滥用和戒断,抑郁症状与物质使用和戒断密切相关,戒断后症状可能加重。

(2) 鉴别要点: ①病史中物质使用的记录,特别是酒精、药物和其他成瘾物质。②症状出现的时间和物质使用的关系。

6. 躯体疾病

某些躯体疾病也可以引起抑郁症状,如甲状腺功能减退、帕金森病、中风等。

(1) 症状区别: ①抑郁障碍,没有明显的躯体疾病。②躯体疾病相关抑郁,有明确的躯体疾病,抑郁症状常伴随躯体症状。

(2) 鉴别要点: 详细的体检和实验室检查,如甲状腺功能、肝功能、肾功能、神经系统评估等,以鉴别是否有躯体疾病作为抑郁症状的基础病因。

7. 痴呆和其他神经认知障碍

老年抑郁症患者需与痴呆及其他神经认知障碍进行鉴别。

(1) 症状区别: ①抑郁障碍,情绪低落和认知功能下降,但认知问题常可逆。②痴呆,持续的认知功能下降,伴有记忆力、判断力和语言能力的显著下降。

(2) 鉴别要点: ①神经心理学评估,如蒙特利尔认知评估(MoCA)和迷你精神状态检查(MMSE)。②影像学检查,如MRI或CT,评估脑部结构性病变。

8. 人格障碍

人格障碍,如边缘型人格障碍,也可能表现出抑郁症状。

（1）症状区别：①抑郁障碍，情绪低落为主，通常持续时间较长。②人格障碍，情绪波动大，常伴有冲动行为和人际关系问题。

（2）鉴别要点：①详细的病史采集和心理评估。②辨别情绪不稳定和人际关系问题的模式。

9. 躯体形式障碍

躯体形式障碍常表现为无明确躯体病因的身体不适感和疼痛，伴有情绪低落。

（1）症状区别：①抑郁障碍，主要以情绪低落和兴趣丧失为主。②躯体形式障碍，主要以躯体症状为主，抑郁症状次之。

（2）鉴别要点：①详细的体格检查和实验室检查排除躯体疾病。②评估患者的主观痛苦和症状的持续时间。

六、治疗

（一）治疗原则

抑郁障碍的治疗应遵循以下原则。

1. 全病程治疗

超过一半的抑郁障碍患者在首次发病后的2年内可能会复发。为了改善预后，降低复发和复燃的风险，倡导全病程治疗。全病程治疗分为急性期治疗、巩固期治疗和维持期治疗。

（1）急性期治疗（8～12周）：急性期治疗的主要目标是控制症状，尽量达到临床痊愈，促进患者社会功能的恢复，提高生活质量。急性期的治疗效果对抑郁障碍的预后和结局起关键作用。及时、有效和合理的治疗有助于提高长期预后，促进社会功能康复。

（2）巩固期治疗（4～9个月）：巩固期治疗的主要目标是防止病情复燃。此期间患者的病情不稳定，易复燃，因此应保持与急性期一致的治疗方案，维持原药物的种类、剂量和服用方法。

（3）维持期治疗：持续、规范的维持期治疗可以有效降低抑郁症的复燃和复发率。目前对维持治疗时间尚缺乏充分研究，但一般建议至少持续2～3年。对于多次复发或有残留症状的患者，建议长期维持治疗。在维持期结束后，如果患者病情稳定且无其他诱发因素，可以缓慢减药直至停药。一旦发现复发的早期征象，应迅速恢复治疗。

2. 个体化合理用药

选择抗抑郁药物时应遵循个体化原则，考虑患者的年龄、性别、伴随疾病和既往治疗史等因素，从安全性、有效性、经济性和适当性等角度出发，选择合适的抗抑郁药物及剂量。如有睡眠问题的患者，应优先选择能够改善睡眠的抗抑郁药物；对于老年患者，则应避免选择不良反应较多的药物。

3. 量化评估

在治疗前和治疗过程中应定期对患者进行评估。不同阶段的评估侧重点不同。治疗前需综合评估患者的病情、躯体情况、社会功能及社会家庭支持等；在治疗过程中应重点观察患者症状的变化及对药物的反应等。

4. 联合用药

抗抑郁治疗一般不主张联合用药。联合用药通常用于难治性患者，选择两种作用机制不同的抗抑郁药物联合使用以增加疗效，但不主张同时使用两种以上的抗抑郁药物。此外，根据患者具体情况，可以考虑联合使用锂盐、非典型抗精神病药或三碘甲状腺原氨酸等药物。

对于伴有精神病性症状的抑郁障碍，可考虑抗抑郁药和抗精神病药物联合使用的治疗方案。

5. 建立治疗联盟

由于目前缺乏抑郁障碍的客观诊断指标，临床诊断在很大程度上依赖于完整真实的病史和全面有效的精神检查。因此，建立彼此信任和支持的医患联盟关系有助于患者在治疗过程中配合治疗。同时，应与患者家属建立密切的合作关系，最大程度调动患者的人际支持系统，形成广泛的治疗联盟，提高患者的治疗依从性。

（二）药物治疗

1. 抗抑郁药物的种类

（1）新型抗抑郁药物：包括选择性5-羟色胺再摄取抑制剂（SSRIs）、选择性5-羟色胺和去甲肾上腺素再摄取抑制剂（SNRIs）、去甲肾上腺素和特异性5-羟色胺能抗抑郁药（NaSSAs）、去甲肾上腺素和多巴胺再摄取抑制剂（NDRIs）、5-羟色胺受体拮抗剂/再摄取抑制剂（SARIs）和其他一些新型抗抑郁药（如褪黑素MT_1/MT_2受体激动剂）和$5-HT_2c$受体拮抗剂。由于这些药物在安全性和耐受性方面的优势，已成为一线推荐药物。大量循证医学研究验证了这些药物治疗抑郁障碍的有效性，并且不同药物的总体有效率之间没有显著性差异。

①SSRIs：常用的SSRIs有氟西汀、舍曲林、帕罗西汀、氟伏沙明、西酞普兰和艾司西酞普兰。急性期治疗中，众多随机对照研究支持SSRIs的疗效优于安慰剂，不同SSRIs药物间的整体疗效无显著性差异。2009年《Lancet》发表的一篇meta分析比较了12种新型抗抑郁药的急性期疗效，结果显示米氮平、艾司西酞普兰、文拉法辛和舍曲林的疗效优于度洛西汀、氟西汀、氟伏沙明和帕罗西汀；艾司西酞普兰和舍曲林的疗效和耐受性最为平衡。在儿童和青少年药物选择方面，2016年《Lancet》上的meta分析结果显示氟西汀的疗效和耐受性较为平衡。

②SNRIs：具有5-HT和NE双重摄取抑制作用，高剂量时对DA摄取有抑制作用，对M_1、H_1、α_1受体作用轻微，不良反应相对较少。代表药物为文拉法辛和度洛西汀。此类药物特点是疗效与剂量有关，低剂量时作用谱和不良反应与SSRIs类似，剂量增加后作用谱加宽，不良反应也相应增多。度洛西汀和其他双重作用机制的SNRIs治疗共病糖尿病或周围神经痛的抑郁患者比SSRIs更有优势。

③NaSSAs：米氮平为此类药物代表。此类药物通过阻断中枢突触前NE能神经元α_2受体及异质受体，增强NE、5-HT从突触前膜的释放，特异性阻滞$5-HT_2$、$5-HT_3$受体。米氮平对抑郁障碍患者的食欲下降和睡眠紊乱症状改善明显，较少引起性功能障碍。

④NDRIs：代表药物为安非他酮。meta分析显示，安非他酮的疗效与SSRIs相当。对于伴有焦虑症状的抑郁障碍患者，SSRIs的疗效优于安非他酮，但安非他酮对疲乏、困倦症状的改善优于某些SSRIs。安非他酮对体重增加影响较小，甚至可减轻体重，适用于超重或肥胖的患者。另外，安非他酮还可用于戒烟治疗，但在伴有精神病性症状时不宜使用。

⑤SARIs：代表药物为曲唑酮。此类药物通过抑制突触前膜对5-HT的再摄取，并阻断5-HT受体和中枢α_1受体，具有较好的镇静作用，适用于伴有激越或睡眠障碍的患者。

⑥褪黑素MT_1/MT_2受体激动剂和$5-HT_2c$受体拮抗剂：代表药物为阿戈美拉汀。临床研究证实，阿戈美拉汀具有明显的抗抑郁作用，对季节性情感障碍也有效。阿戈美拉汀对睡眠的改善作用显著，用药第1周就可见效。使用前需进行基线肝功能检查，治疗期间应定期监测肝功能。

⑦伏硫西汀：为多模式机制的新型抗抑郁药物，不仅能改善抑郁症的情感症状，还可改善认知症状。初始剂量和推荐剂量均为10mg，每日1次，根据患者个体反应调整剂量。

（2）传统抗抑郁药物：包括三环类、单胺氧化酶抑制剂（MAOIs）和基于三环类药物开发的四环类药物。由于耐受性和安全性问题，作为二线推荐药物使用。国内使用的三环类药物和四环类药物有阿米替林、氯米帕明、丙米嗪、多塞平和马普替林。大量研究证明此类药物可有效治疗抑郁症，其中阿米替林的疗效略优于其他三环类药物。小剂量多塞平（3～6mg/d）常用于失眠障碍的治疗，氯米帕明在抗强迫治疗中的疗效较为肯定。

MAOIs因安全性和耐受性问题以及饮食限制问题，作为三线推荐药物。MAOIs可有效治疗抑郁障碍，常用于其他抗抑郁药无效的患者。国内仅有吗氯贝胺作为可逆性单胺氧化酶抑制剂（RMAOI），疗效与三环类药物相当。

（3）中草药：目前在我国，获得国家食品药品监督管理总局批准治疗抑郁症的药物还包括中草药，主要用于轻中度抑郁症的治疗。

（4）氯胺酮：是一种N-甲基-天冬氨酸（NMDA）谷氨酸受体拮抗剂，近年研究表明氯胺酮具有快速抗抑郁效应，被认为是抑郁障碍研究的重大突破。然而，氯胺酮本身作为致幻剂具有成瘾性，因此其合理应用仍需进一步研究和探索。

2. 抗抑郁药物的不良反应

（1）常见不良反应及处理：SSRIs常见的不良反应包括胃肠道症状（如恶心、呕吐和腹泻）、激越/坐立不安、性功能障碍（如勃起功能障碍或射精困难，性欲减退和性冷淡），以及偏头痛和紧张性头痛。某些SSRIs还会增加跌倒或体重增加的风险。SNRIs的不良反应包括恶心、呕吐、激越症状和性功能障碍等，此外，还会引起血压升高、心率加快、口干、多汗和便秘等。米氮平的常见不良反应包括口干、镇静和体重增加，适合伴有失眠和体重较轻的患者。安非他酮的常见不良反应为头痛、震颤和惊厥、失眠、胃肠不适，注意高剂量时有诱发癫痫的风险。阿戈美拉汀的常见不良反应有头晕、视物模糊、感觉异常和潜在肝损害风险，使用前和治疗期间需监测肝功能。三环类药物的不良反应包括抗胆碱能（如口干、便秘、视物模糊和排尿困难）、抗组胺能（如镇静、体重增加）、心血管系统（如直立性低血压、心动过缓和心动过速）和神经系统（如肌阵挛、癫痫和谵妄）。

（2）5-HT综合征：5-HT综合征的临床表现包括恶心、呕吐、腹痛、颜面潮红、多汗、心动过速、激越、震颤、腱反射亢进、肌张力增高，严重时可出现高热、呼吸困难、抽搐、酸中毒性横纹肌溶解、继发球蛋白尿、肾衰竭、休克和死亡。早期发现和及时处理至关重要，需立即停药并进行紧急处理。

（3）撤药综合征：约20%使用抗抑郁药的患者在停药或减药时会出现撤药综合征，表现为流感样症状、精神症状和神经系统症状等。撤药综合征易被误诊为病情复发，因此应在医嘱指导下逐渐减药，避免快速撤药。

（4）自杀：虽然目前尚无明确证据表明抗抑郁药与自杀有直接关系，但在治疗初期应注意评估患者的自杀风险，尤其是在抗抑郁效果尚未显现时。同时在整个治疗过程中也应定期评估自杀风险。

（三）心理治疗

1. 支持性心理治疗

支持性心理治疗通过倾听、安慰、解释、指导和鼓励等方法帮助患者正确认识和对待自身疾病，积极配合治疗。具体措施包括积极倾听、引导情绪表达、健康教育和增强信心等。

2. 认知行为治疗

认知行为治疗通过帮助患者认识并矫正自身的错误信念，缓解情感症状、改善应对能力，并可减少复发。常用技术包括识别自动性想法、识别认知错误和真实性检验等。

3. 精神动力学治疗

精神动力学治疗在经典弗洛伊德精神分析基础上改良发展，主要用于短程疗法。通过自由联想和谈话，发现并解决患者的焦点冲突，使其构建新的认识和思考方式。

4. 人际心理治疗

人际心理治疗识别抑郁的促发因素，处理当前人际问题，通过适当的人际关系调整来减轻抑郁，提高社会适应能力。疗效较慢，需要数月治疗才能见效。

5. 家庭治疗

抑郁障碍患者常有婚姻和家庭问题，这些问题可能是疾病引起的后果，也可能是增加疾病易感性的因素。婚姻家庭治疗旨在改善夫妻关系和家庭功能，帮助患者及其家属应对抑郁带来的压力，防止复发。

（四）物理治疗

1. 电抽搐治疗

电抽搐治疗通过电流刺激引发癫痫放电，达到治疗抑郁症状的目的。改良电抽搐治疗（MECT）通过静脉麻醉和肌肉松弛剂减少抽搐不适感，适用于重性抑郁障碍患者，尤其是伴有自杀观念者。

2. 重复经颅磁刺激治疗

重复经颅磁刺激治疗（rTMS）通过无创性磁场刺激大脑，改变脑内神经递质和细胞因子水平，达到抗抑郁效果。主要不良反应为头痛和诱发癫痫。

3. 迷走神经刺激

迷走神经刺激（VNS）用于治疗难治性癫痫，同时发现对抑郁障碍有效。VNS不良反应包括声音改变、咳嗽和吞咽困难，治疗过程中逐渐改善。

4. 深部脑刺激

深部脑刺激（DBS）通过植入脉冲发生器刺激脑内相关核团，改善抑郁症状。适用于多种药物、心理治疗和电抽搐治疗无效的难治性抑郁障碍患者，目前尚处于试验阶段。

第二节　双相及相关障碍

一、概述

双相障碍（BPD）是一种在临床上既有躁狂或轻躁狂发作，又有抑郁发作的心境障碍。这种疾病通常表现为发作性病程，患者会经历躁狂和抑郁的反复循环或交替出现，有时也可能以混合方式存在。每次发作的症状往往会持续一段时间，对患者的日常生活和社会功能产生不良影响。

根据《疾病和相关健康问题的国际统计分类第11版》（ICD-11），双相障碍和抑郁障碍都被归入心境障碍大类。然而，近年来的研究显示，抑郁症与双相障碍在临床表现、治疗和预后等方面存在显著差异。遗传学和影像学等多方面的研究也提示这两类疾病具有明确的生物学异质性。因此，在最新版的《美国疾病诊断与分类手册第5版》（DSM-5）中，这两类疾病被分为独立的疾病单元，分别归入抑郁障碍和双相障碍两个独立的章节。

二、病因

1. 遗传因素

双相障碍具有显著的遗传倾向。家族和双胞胎研究显示，如果一个亲属患有双相障碍，其一级亲属（如父母、兄弟姐妹）患病的风险显著增加。双胞胎研究中，同卵双胞胎中一个患病，另一个患病的概率更高，提示遗传因素在双相障碍中起重要作用。

基因研究也揭示了一些与双相障碍相关的基因，如CACNA1C、ANK3和NCAN等。这些基因涉及神经传递、离子通道和神经发育等方面的功能，可能通过影响大脑的生理和功能，增加患双相障碍的风险。

2. 神经生物学因素

（1）神经递质失衡：双相障碍与多种神经递质的失衡有关，尤其是去甲肾上腺素（NE）、多巴胺（DA）和5-羟色胺（5-HT）。这些神经递质在调节情绪、行为和认知功能中起关键作用，其水平异常可能导致情绪的极端波动。

（2）脑结构和功能异常：影像学研究发现，双相障碍患者的大脑某些区域，如前额叶皮质、边缘系统和基底神经节，存在结构和功能异常。这些区域与情绪调节、冲动控制和认知功能密切相关。脑影像技术（如MRI和fMRI）显示，双相障碍患者的前额叶皮质体积减少、边缘系统过度活跃或功能连接异常，可能导致情绪不稳定和行为冲动。

（3）神经内分泌系统失调：下丘脑-垂体-肾上腺轴（HPA轴）的异常也被认为与双相障碍有关。双相障碍患者常表现出HPA轴过度活跃，导致体内皮质醇水平异常，这种变化可能影响情绪和应激反应。

3. 环境因素

（1）生活事件和应激源：重大生活事件和应激源，如失业、离婚、丧亲等，常常是双相障碍发作的诱因。应激事件可能通过激活HPA轴和影响神经递质水平，诱发或加重双相障碍的症状。

（2）物质滥用：物质滥用（如酒精）与双相障碍的发作有密切关系。物质滥用可能通过影响大脑的神经递质系统，增加情绪波动的风险。此外，物质滥用还可能导致治疗的依从性下降，增加疾病复发的可能性。

4. 心理和社会因素

（1）人格特质：如高焦虑倾向、冲动性和低自尊等，与双相障碍的发生有一定关系。这些特质可能使个体更易受到环境和应激事件的影响，增加情绪波动的风险。

（2）社会支持：缺乏社会支持是双相障碍的重要风险因素。良好的社会支持可以帮助个体应对压力和困难，减少情绪波动的发生。相反，社会孤立和人际关系问题可能增加双相障碍的发作风险。

5. 其他生物学因素

（1）炎症和免疫系统：相关研究表明，炎症和免疫系统在双相障碍的发生中可能起重要作用。双相障碍患者常表现出全身性炎症标志物升高，如C反应蛋白、细胞因子等。这些炎症反应可能通过影响神经递质系统和脑功能，增加情绪波动的风险。

（2）生物节律紊乱：双相障碍患者常表现出生物节律紊乱，如睡眠-觉醒周期异常。生物节律的紊乱可能通过影响神经递质水平和大脑功能，增加情绪波动的发生风险。

三、临床表现

双相障碍的典型临床表现包括抑郁发作、躁狂发作和混合发作。

（一）抑郁发作

抑郁发作通常表现为情绪低落、思维迟缓、意志活动减退的"三低"症状，但这些典型症状不一定出现在所有双相障碍患者中。抑郁发作的表现可以分为核心症状、心理症状群和躯体症状群。发作应至少持续2周，并且会不同程度地损害社会功能，或给患者带来痛苦或不良后果。

患者也可能出现精神运动性改变、生物学症状及精神病性症状。

1. 精神运动性改变

（1）焦虑：焦虑与抑郁常常伴发，表现为莫名的紧张、担心、坐立不安，甚至恐惧。可伴发心跳加快、尿频、出汗等躯体症状。

（2）运动性迟滞或激越：迟滞表现为活动减少，动作缓慢，工作效率下降，严重者可表现为木僵或亚木僵状态。激越患者则表现为无条理的思维、紧张、烦躁不安，甚至攻击行为。

2. 生物学症状

（1）睡眠障碍：表现为早醒，比平时早醒2～3小时，无法再入睡，或入睡困难、睡眠浅。少数患者表现为睡眠过多。

（2）食欲下降、性欲减退：抑郁障碍对食欲的影响尤为明显，患者进食减少，体重明显下降。相当一部分患者出现性欲减退、勃起功能障碍、闭经等。

（3）精力缺失：患者常感到"太累了"或"完不成任务"，缺乏动力，精力不足，体力耗竭。

（4）其他躯体不适：包括非特异性的疼痛，如头痛或全身疼痛，恶心、呕吐、心慌、胸闷等。

3. 精神病性症状

患者在抑郁发作时期可能出现幻觉和妄想，内容可与抑郁心境相协调，如罪恶妄想和谴责性的幻听；也可不协调，如关系妄想、贫穷妄想、被害妄想等。

儿童和老年患者的抑郁障碍症状常不典型。儿童患者表现为兴趣减退、退缩、学习成绩下降等。老年患者则表现为焦虑、易激惹、敌意、精神运动性迟缓、躯体不适等。

（二）躁狂发作

躁狂发作的典型临床表现是情感高涨、思维奔逸、活动增多的"三高"症状，可伴有夸大观念或妄想、冲动行为等。发作应至少持续1周，并有不同程度的社会功能损害。

1. 情感高涨

典型表现为患者自我感觉良好，主观体验特别愉快，整日兴高采烈，得意洋洋。情绪不稳时，患者易激惹、愤怒、敌意，可能出现破坏及攻击行为，但持续时间较短，易转怒为喜。

2. 思维奔逸

患者联想速度加快，思维内容丰富多变，语量大、语速快，注意力随境转移，讲话内容常从一个主题很快转到另一个主题，即意念飘忽。严重时可出现"音联"和"意联"。

3．活动增多、意志行为增强

患者自觉精力旺盛，兴趣广泛，活动明显增多，但多虎头蛇尾。有的表现为喜交往、爱凑热闹、爱管闲事、行为轻率或鲁莽。病情严重时，自控能力下降，举止粗鲁，可出现攻击和破坏行为。

4．夸大观念及夸大妄想

患者常出现夸大观念，自我评价过高，言语内容夸大，认为自己才华出众、自命不凡。严重时可达到妄想程度，可能出现关系妄想、被害妄想等。

5．睡眠需求减少

患者常诉"睡眠质量非常高，不愿把时间浪费在睡眠上"，终日奔波但无困倦感。

6．其他症状

可能有食欲增加、性欲亢进，体格检查可发现瞳孔轻度扩大，心率加快等交感神经兴奋症状。多数患者在疾病早期即丧失自知力。

躁狂发作的严重程度不同，轻躁狂表现较轻，伴精神病性症状者称为伴精神病性症状的躁狂。儿童患者表现为活动和要求增多，老年患者多表现为夸大、狂傲、易激惹。

（三）混合发作

躁狂症状和抑郁症状可在一次发作中同时出现，如抑郁心境伴活动过度和言语迫促，躁狂心境伴有激越、精力和本能活动降低等。抑郁症状和躁狂症状也可快速转换，若两类症状在大部分时间里都很突出，则应归为混合性发作。

（四）其他症状

患者可伴有精神病性症状，如夸大妄想、被害妄想及关系妄想，幻觉较少且短暂。精神病性症状内容常与躁狂症状有联系，极少数患者出现木僵症状，表现为不语不动，但面部表情显欣快，缓解后诉说思维联想增快等典型躁狂思维。

在双相障碍的长期自然病程中，始终仅有躁狂或轻躁狂发作者很少见，且这些患者的家族史、病前性格、生物学特征、治疗原则及预后与兼有抑郁发作的双相障碍相似。因此，ICD和DSM系统将所有的躁狂和轻躁狂，即使无抑郁发作也视为双相障碍。

四、辅助检查

1．血液常规检查

（1）目的：排除贫血、感染等可能影响情绪和能量水平的身体疾病。

（2）内容：红细胞计数、白细胞计数、血红蛋白水平等。

2．生化检查

（1）目的：评估肝肾功能、电解质平衡、血糖和血脂水平，排除代谢性疾病。

（2）内容：肝功能（谷丙转氨酶、谷草转氨酶）、肾功能（尿素氮、肌酐）、电解质（钠、钾、钙、镁）、血糖和血脂。

3．甲状腺功能检查

（1）目的：排除甲状腺功能异常（如甲状腺功能亢进或减退）对情绪的影响。

（2）内容：甲状腺激素水平（TSH、T_3、T_4）。

4．磁共振成像（MRI）

（1）目的：详细观察大脑结构，排除脑肿瘤、脑卒中等器质性病变。

（2）应用：检测大脑的解剖结构和可能的病理变化，如前额叶皮质和边缘系统的体积变化。

5. 功能性磁共振成像（fMRI）

（1）目的：评估大脑在执行任务或静息状态下的功能活动。

（2）应用：研究显示，双相障碍患者在情绪调节和认知控制相关脑区的功能活动可能异常。

6. 正电子发射断层扫描（PET）和单光子发射计算机断层扫描（SPECT）

（1）目的：评估大脑的代谢活动和血流量变化。

（2）应用：检测双相障碍患者在不同脑区的代谢率和血流变化，帮助理解疾病的神经生物学基础。

7. 脑电图（EEG）

（1）目的：记录大脑的电活动，评估大脑功能状态。

（2）应用：双相障碍患者可能表现出异常的脑电活动模式，如θ波和δ波的变化。

8. 事件相关电位（ERP）

（1）目的：通过EEG记录大脑对特定刺激反应的电活动。

（2）应用：评估患者的认知处理过程，双相障碍患者在情绪和认知任务中的ERP波形可能异常。

9. 心理评估

（1）情绪评估量表

① 目的：评估抑郁和躁狂症状的严重程度和特征。

② 常用量表：贝克抑郁量表（BDI）、汉密尔顿抑郁量表（HAM-D）、青年躁狂评定量表（YMRS）等。

（2）焦虑评估量表

① 目的：评估焦虑症状，了解共病情况。

② 常用量表：贝克焦虑量表（BAI）、广泛性焦虑量表（GAD-7）等。

（3）认知功能评估

① 目的：评估注意力、记忆和执行功能等认知能力。

② 常用工具：蒙特利尔认知评估量表（MoCA）、威斯康星卡片分类测验（WCST）等。

五、鉴别诊断

1. 抑郁障碍

（1）症状区别

① 双相障碍：既有躁狂或轻躁狂发作，也有抑郁发作。

② 抑郁障碍：仅有抑郁发作，没有躁狂或轻躁狂发作。

（2）鉴别要点

① 详细病史：评估患者是否有躁狂或轻躁狂症状，如情绪高涨、自我感觉良好、精力充沛、减少睡眠、行为冲动等。

② 症状持续时间：抑郁障碍患者的抑郁症状通常持续更长时间，而双相障碍患者则会经历周期性情绪波动。

2. 边缘型人格障碍

（1）症状区别

① 双相障碍：情绪波动与病程周期有关，躁狂和抑郁发作持续时间较长（数日到

数周）。

② 边缘型人格障碍：情绪波动频繁，通常与人际关系冲突相关，情绪变化迅速（数小时到数日）。

（2）鉴别要点

① 人际关系和行为模式：边缘型人格障碍患者常表现出极端的情感反应、冲动行为和不稳定的人际关系。

② 病程特征：双相障碍的情绪波动有明显的周期性和阶段性。

3．精神分裂症和分裂情感障碍

（1）症状区别

① 双相障碍：主要特征为情感波动（躁狂和抑郁），伴随精神病性症状（如幻觉和妄想）仅在情感发作期间出现。

② 精神分裂症：主要特征为持续性精神病性症状（如幻觉、妄想和思维混乱），情感症状较少。

③ 分裂情感障碍：既有精神病性症状，又有显著的情感症状，但两者同时存在时间较长。

（2）鉴别要点

① 症状时序：评估精神病性症状与情感症状的关系和时间。

② 精神病性症状的持续性：双相障碍的精神病性症状通常随情感发作消退，而精神分裂症患者的精神病性症状持续存在。

4．注意缺陷多动障碍（ADHD）

（1）症状区别

① 双相障碍：躁狂和抑郁发作交替出现，情绪波动明显。

② ADHD：注意力不集中、过度活跃和冲动行为，从儿童期开始持续存在。

（2）鉴别要点

① 病程和症状起始：ADHD通常在儿童期出现，症状持续且稳定，而双相障碍的情绪波动具有周期性。

② 症状类型：ADHD的主要症状为注意力缺陷和多动，而双相障碍则以情感波动为主。

5．物质滥用和戒断综合征

（1）症状区别

① 双相障碍：情绪波动不依赖于物质使用。

② 物质滥用和戒断综合征：情绪症状与物质使用或戒断密切相关，戒断期间症状可能加重。

（2）鉴别要点

① 物质使用史：详细询问患者的物质使用情况，包括药物、酒精和非法药物。

② 症状时间和物质使用的关系：评估情绪症状与物质使用或戒断的时间关联。

6．躯体疾病

（1）症状区别

① 双相障碍：主要表现为情绪波动。

② 躯体疾病：某些躯体疾病，如甲状腺功能亢进或减退、脑卒中和多发性硬化症，也可能引起情绪波动，但通常伴随其他躯体症状。

（2）鉴别要点

① 体格检查和实验室检查：排除躯体疾病作为情绪波动的原因。

② 病史和症状关联：评估躯体疾病和情绪症状的时间关系。

六、治疗

1. 治疗原则

（1）综合治疗原则：应采取精神药物治疗、物理治疗、心理治疗（包括家庭治疗）和危机干预等措施。其目的在于提高疗效、改善依从性、预防复发和自杀、改善社会功能及提高患者生活质量。

（2）个体化治疗原则：个体对精神药物治疗的反应差异较大，制订治疗方案时需考虑患者的性别、年龄、主要症状、躯体状况、是否合并用药、首发或复发、既往治疗史等因素，选择合适的药物。同时，在治疗过程中需密切观察治疗反应、不良反应及可能出现的药物相互作用，及时调整，提高患者的耐受性和依从性。

（3）长期治疗原则：双相障碍几乎终生以循环方式反复发作，应坚持长期治疗。治疗分为三个阶段：急性治疗期、巩固治疗期和维持治疗期。

（4）心境稳定剂为基础治疗原则：不论双相障碍的临床类型，心境稳定剂都是主要治疗药物。双相障碍抑郁发作时，在使用心境稳定剂的基础上可谨慎使用抗抑郁药物，特别是具有同时作用于5-HT和NE的药物。

（5）联合用药治疗原则：根据病情需要可及时联合用药，常见的药物联用方式有两种或多种心境稳定剂联合使用，或心境稳定剂与苯二氮䓬类药物、抗精神病药物、抗抑郁药物联合使用。在联合用药时，应密切观察药物不良反应、药物相互作用，并进行血药浓度监测。

（6）定期检测血药浓度原则：锂盐的治疗剂量和中毒剂量接近，应定期对血锂浓度进行动态监测。卡马西平或丙戊酸盐治疗躁狂的剂量也应达到抗癫痫的血药浓度水平。

2. 双相躁狂发作

躁狂发作主要以药物治疗为主，特殊情况下可选用电抽搐或改良电抽搐治疗。

（1）药物治疗：以心境稳定剂为主。常用的心境稳定剂包括锂盐（碳酸锂）、卡马西平和丙戊酸盐。其他抗癫痫药（如拉莫三嗪、加巴喷丁）和第二代抗精神病药物（如喹硫平、奥氮平、利培酮、氯氮平等）也具有一定的心境稳定作用。临床上通常采用药物联合治疗，以增加疗效和提高临床治愈率。

（2）锂盐：锂盐是治疗躁狂发作的首选药物，治疗躁狂的总有效率约为70%。碳酸锂既可用于急性发作，也可用于缓解期的维持治疗。急性躁狂发作时，碳酸锂的治疗剂量为1000～2000mg/d，起效时间为7～10日，维持治疗剂量为500～750mg/d。治疗过程中需密切监测血锂浓度，以防锂中毒。

（3）抗癫痫药：当锂盐治疗效果不佳或不能耐受时，可选用丙戊酸盐或卡马西平。丙戊酸盐的成人用量为800～1200mg/d，最高不超过1800mg/d，维持剂量为400～600mg/d，推荐治疗血药浓度为50～120μg/mL。卡马西平的成人用量为1000mg/d，最高1600mg/d，维持剂量为200～600mg/d，推荐治疗血药浓度为4～12μg/mL。

（4）抗精神病药物：对于严重兴奋、激惹、攻击或伴有精神病性症状的急性躁狂患者，治疗早期可短期联合使用抗精神病药物。第一代抗精神病药物（如氯丙嗪和氟哌啶醇）能较快控制精神运动性兴奋和精神病性症状，但有诱发抑郁发作的风险，应尽量选择第二代抗精神病药物（如喹硫平、奥氮平、利培酮、氯氮平等）。

（5）苯二氮䓬类药物：躁狂发作治疗早期常联合使用苯二氮䓬类药物，以控制兴奋、激惹、攻击和失眠等症状。心境稳定剂起效后即可停止使用该类药物，因其长期使用可能导致药物依赖。

（6）电抽搐或改良电抽搐治疗：对急性重症躁狂发作、极度兴奋躁动、对锂盐治疗无效或不能耐受的患者，可使用电抽搐或改良电抽搐治疗。治疗起效迅速，可单独应用或合并药物治疗。

3．双相抑郁发作

（1）心境稳定剂：随机对照研究证明，碳酸锂治疗双相抑郁有效，平均有效率为76%。急性期治疗可单独使用足量锂盐，或在治疗开始时尽快使血锂浓度达到0.8mmol/L以上。若单一心境稳定剂治疗效果不佳，可联合使用另一种心境稳定剂或抗抑郁药物。

（2）第二代抗精神病药物：喹硫平和奥氮平在治疗双相抑郁发作中效果显著，喹硫平300mg组和600mg组的有效率均优于安慰剂。奥氮平联合氟西汀的疗效优于单用奥氮平。

（3）抗抑郁药物的使用问题：治疗双相抑郁障碍时，使用抗抑郁药物需要谨慎，因为可能促使患者的情感状态转向另一个极端。有关心境障碍治疗指南建议，轻至中度的双相抑郁应避免使用抗抑郁药物，单用心境稳定剂；对于重度或持续的双相抑郁患者，使用抗抑郁药物后应尽快撤药。

4．预防复发

研究发现，经药物治疗康复的患者在停药后1年内复发率较高，且双相障碍的复发率明显高于单相抑郁障碍。大多数双相障碍患者可有多次复发，若在过去2年中每年均有一次以上发作，应长期服用锂盐进行预防性治疗，防止躁狂或双相抑郁的复发。

对抑郁障碍患者的长期追踪研究发现，75%～80%的患者多次复发。抑郁障碍第1次发作后复发概率为50%，第2次为75%，第3次为100%。因此，抑郁障碍患者需要进行维持治疗以预防复发。第1次发作后经药物治疗临床缓解的患者，维持治疗时间需6个月至1年；第2次发作需维持治疗3～5年；第3次发作则需全病程、长期维持治疗，甚至终身服药。

维持治疗药物的剂量应与治疗剂量相同或略低于治疗剂量，患者应定期随访观察。心理治疗和社会支持系统对预防复发也非常重要。

第九章　焦虑与恐惧相关障碍

第一节　广泛性焦虑障碍

一、概述

广泛性焦虑障碍（GAD）是一种以持续性焦虑为主要表现的精神障碍。患者通常会无明显原因地感到提心吊胆、紧张不安，伴随显著的自主神经功能紊乱症状、肌肉紧张和运动性不安。尽管患者能意识到这些担忧是过度和不恰当的，但却难以控制，从而导致严重的痛苦和困扰。由于自主神经症状明显，患者常会前往综合性医院就诊，并经历不必要的检查和治疗。

GAD是最常见的焦虑障碍之一，其终生患病率估计在4.1%～6.6%之间。在普通人群中，年患病率为1.9%～5.1%，45～55岁年龄组的比例最高。女性患者约是男性的2倍。GAD通常呈现慢性病程，国外数据显示，许多患者在确诊前已经有长达10年的病程。

二、病因

1. 遗传因素

（1）家族聚集性：研究显示，GAD具有显著的家族聚集性。如果一个家庭成员患有GAD，其亲属（尤其是一级亲属）患病的风险明显增加。这种家族聚集性提示遗传因素在GAD的发生中起重要作用。

（2）基因研究：虽然尚未确定具体的致病基因，但多个基因被认为与GAD相关。例如，涉及神经递质系统功能的基因，如5-羟色胺转运体基因（SERT）和去甲肾上腺素转运体基因（NET），可能在GAD的遗传易感性中发挥作用。此外，涉及应激反应和情绪调节的基因，如皮质醇受体基因（GR），也可能与GAD有关。

2. 神经生物学因素

（1）神经递质失衡：GAD与多种神经递质失衡有关，特别是5-羟色胺（5-HT）、去甲肾上腺素（NE）和γ-氨基丁酸（GABA）。这些神经递质在调节情绪、焦虑和应激反应中起关键作用。

（2）5-羟色胺（5-HT）：5-HT系统的功能异常被认为是GAD的重要病理机制之一。研究发现，5-HT水平的下降与焦虑症状的加重相关。

（3）NE系统：在应激反应中发挥重要作用。GAD患者的NE系统可能过度活跃，导致持续的焦虑和紧张感。

（4）γ-氨基丁酸（GABA）：GABA是主要的抑制性神经递质，其功能下降可能导致大脑兴奋性增高，从而引发焦虑症状。

（5）脑结构和功能异常：影像学研究表明，GAD患者的大脑某些区域存在结构和功能异常。比如，前额叶皮质负责认知控制和情绪调节，GAD患者在此区域可能表现出活动减少，导致对情绪的调节能力下降。杏仁核参与情绪和应激反应，GAD患者的杏仁核活动增强，导致对威胁信息的过度反应。海马体涉及记忆和应激反应，GAD患者的海马体体积可能减少，影响情绪调节和记忆功能。

（6）神经内分泌系统：下丘脑 - 垂体 - 肾上腺轴（HPA轴）的异常也被认为与GAD有关。GAD患者常表现出HPA轴过度活跃，导致体内皮质醇水平升高，这种变化可能增加焦虑和应激反应。

3．心理因素

（1）人格特质：如高焦虑倾向、完美主义、低自尊和对负面事件的敏感性，与GAD的发生有密切关系。这些特质可能使个体更易受到环境压力和应激事件的影响，从而引发或加重焦虑症状。

（2）认知模式：GAD患者常表现出负性认知模式，包括对未来事件的过度担忧和对不确定性的高度敏感。这些认知偏差使患者更容易体验到持久的焦虑和紧张感。认知行为理论认为，GAD患者倾向于将中性或模糊的事件解释为威胁，从而引发焦虑。

（3）早期生活经历：童年时期的创伤、虐待、忽视或重大丧失事件等负性生活经历，被认为是GAD的危险因素。这些经历可能通过影响个体的应对策略和情绪调节能力，增加其成年后患GAD的风险。

4．社会环境因素

（1）生活事件和应激源：生活中的重大应激事件，如失业、离婚、经济困难和人际冲突等，常常是GAD的诱发因素。这些事件可能通过引发负性情绪和应激反应，促使GAD症状的出现和加重。

（2）社会支持：缺乏社会支持被认为是GAD的重要危险因素。良好的社会支持可以帮助个体应对压力和困难，减少焦虑的发生率。相反，孤独感和社会隔离则会增加患病风险。

（3）文化背景：对GAD的发生和表现也有影响。不同文化对情绪表达和心理健康的态度不同，这可能影响个体的症状体验和寻求帮助的行为。例如，在某些文化中，焦虑可能更多地表现为躯体症状，而不是情绪症状。

5．其他生物学因素

（1）炎症和免疫系统：越来越多的研究表明，炎症和免疫系统在GAD的发生中可能起重要作用。GAD患者常表现出全身性炎症标志物升高，如C反应蛋白、细胞因子等。这些炎症反应可能通过影响神经递质系统和脑功能，增加焦虑症状的发生风险。

（2）遗传 - 环境交互作用：GAD的发生不仅与单一因素有关，而是多种因素相互作用的结果。例如，遗传易感性可能通过特定的环境应激事件被激活，导致焦虑症状的出现和发展。

三、临床表现

广泛性焦虑障碍（GAD）通常起病缓慢，与某些心理社会因素有关。尽管部分患者可自行缓解，但大多数表现为反复发作，症状迁延，病程漫长，导致社会功能下降。

1．精神性焦虑

过度担心是焦虑症状的核心。患者经常对未来可能发生的、难以预料的某种危险或不幸事件感到担心。有些患者不能明确意识到担心的对象或内容，只是一种提心吊胆、惶恐不安的强烈内心体验，称为自由浮动性焦虑。有的患者担心的是现实生活中可能发生的事情，但其担心、焦虑和烦恼的程度与现实不相称，称为预期焦虑。警觉性增高表现为对外界刺激敏感，易于出现惊跳反应；注意力难以集中，易受干扰；难以入睡、睡中易惊醒；易激惹等。

2．躯体性焦虑

表现为运动性不安与肌肉紧张。运动性不安包括搓手顿足、不能静坐、不停地来回走动、无目的的小动作增多。肌肉紧张表现为主观上的一组或多组肌肉不适，严重时有肌肉酸痛，常见于胸部、颈部及肩背部肌肉，紧张性头痛也很常见。部分患者可出现肢体震颤，甚至语音发颤。

3．自主神经功能紊乱

表现为心动过速、胸闷气短、头晕头痛、皮肤潮红、出汗或苍白、口干、吞咽梗阻感、胃部不适、恶心、腹痛、腹胀、便秘或腹泻，尿频等症状。部分患者可出现早泄、勃起功能障碍、月经紊乱、性欲缺乏等症状。

4．其他症状

广泛性焦虑障碍患者常合并疲劳、抑郁、强迫、恐惧、惊恐发作及人格解体等症状，但这些症状常不是主要临床表现。此外，GAD是一种共病率高的疾病，大约2/3的患者合并抑郁，且GAD常被认为是抑郁的危险因素。合并抑郁的患者自杀风险显著增高，特别是在中老年人中更为常见。约1/4的患者伴有惊恐障碍，有些还伴有社交焦虑障碍、强迫障碍。患者也常合并酒精和物质依赖，有些患者合并躯体疾病，如功能性胃肠病、高血压、糖尿病等。

部分广泛性焦虑障碍患者可出现焦虑面容、血压升高、心率增快、肢端震颤、腱反射活跃等体征。

目前常用的焦虑严重程度评估工具是汉密尔顿焦虑量表（HAMA）。总分≥14分可明确达到焦虑发作的严重程度标准。

四、辅助检查

1．血液检查

（1）全血细胞计数（CBC）：检查贫血或感染，这些状况有时可引起疲劳或焦虑症状。

（2）甲状腺功能测试：检查甲状腺功能是否异常，包括甲状腺过度活跃或不活跃，这些情况可导致焦虑、情绪波动等症状。

（3）肝功能和肾功能检查：评估肝肾功能状态，确保没有潜在的生化异常影响身体健康。

（4）电解质和血糖检查：电解质紊乱或血糖水平异常可能导致情绪和身体症状。

2．激素和生化标志物

（1）皮质醇水平：虽不常规进行，但有时可用于评估与压力反应相关的生化活动。

（2）睾酮和雌激素水平：性激素失衡有时与情绪调节问题相关。

3．心理测量工具

（1）汉密尔顿焦虑量表（HAM-A）：评估焦虑症状的严重程度。

（2）贝克焦虑量表（BAI）：快速筛查工具，用于评估焦虑的不同维度。

（3）广泛性焦虑障碍量表（GAD-7）：特别设计用于筛查和评估广泛性焦虑障碍的严重程度。

4．认知功能评估

评估患者的注意力、记忆和执行功能，这些认知功能可能在焦虑患者中受损。

5. 头颅 MRI 或 CT 扫描

头颅 MRI 或 CT 扫描可以排除器质性病变。虽然在 GAD 的诊断中不常规进行，但在临床上可用于排除脑部病变，如肿瘤或脑炎，这些疾病可能表现出焦虑等神经精神性症状。

五、鉴别诊断

1. 社交焦虑障碍（社交恐怖）

（1）特点：特定的、过度的恐惧和焦虑主要源于社交场合或表现出来的情况。

（2）鉴别要点：与 GAD 的普遍性担忧不同，社交焦虑障碍的焦虑更专注于社交评价的恐惧。

2. 恐慌障碍

（1）特点：突然发作的极度恐惧或不适，伴随明显的身体症状，如心悸、出汗、颤抖或呼吸急促。

（2）鉴别要点：恐慌障碍的恐慌发作是突如其来的，而 GAD 的焦虑则是持续且广泛的。

3. 特定恐惧症

（1）特点：对特定对象或情境的强烈恐惧反应，明知这种恐惧是不合理的。

（2）鉴别要点：特定恐惧症的焦虑仅在面对特定的恐惧源时出现，而 GAD 的焦虑是持续和泛化的。

4. 抑郁症

（1）特点：显著的抑郁情绪、兴趣或快感丧失，可能伴有自责、疲劳或集中注意力困难。

（2）鉴别要点：虽然 GAD 可以伴有抑郁症状，但其核心特征是过度担忧，而抑郁症的核心是抑郁情绪和兴趣丧失。

5. 双相障碍

（1）特点：情绪波动，包括一段期间的明显高涨（躁狂期）和低落（抑郁期）。

（2）鉴别要点：双相障碍的情绪变化比 GAD 更为极端和明显，且伴有躁狂期特征。

6. 甲状腺功能亢进

（1）特点：体重减轻、心悸、发热、焦虑等。

（2）鉴别要点：通过甲状腺功能测试来确认或排除，GAD 的焦虑与甲状腺功能异常引起的焦虑应根据甲状腺激素水平进行鉴别。

7. 心脏疾病

（1）特点：心绞痛、心悸可能被误认为焦虑发作。

（2）鉴别要点：通过心电图和其他心脏检查来排除心脏原因。

8. 物质使用和物质引起的焦虑障碍

（1）特点：药物（如咖啡因、酒精、毒品）使用或撤离可能产生焦虑症状。

（2）鉴别要点：详细的物质使用史和时间线有助于区分焦虑是由物质使用直接引起，还是独立的 GAD。

9. 精神病性障碍

（1）特点：思维紊乱或幻觉等症状。

（2）鉴别要点：精神病性障碍的症状通常更为严重，并伴有现实测试能力的丧失。

六、治疗

药物治疗和心理治疗的综合应用是获得最佳治疗效果的方法。

1. 药物治疗

药物治疗的目标是在急性期缓解或消除焦虑症状及伴随症状，提高临床治愈率，恢复社会功能，并提升生活质量。

（1）抗焦虑作用的抗抑郁药：选择性5-羟色胺再摄取抑制剂（SSRIs）和去甲肾上腺素再摄取抑制剂（SNRIs）对广泛性焦虑障碍（GAD）有效，且药物不良反应少，患者接受度高。目前，帕罗西汀、文拉法辛、度洛西汀、艾司西酞普兰等已在临床上广泛使用。虽然三环类抗抑郁药如丙米嗪、阿米替林等对GAD也有较好疗效，但其较强的抗胆碱能不良反应和心脏毒性限制了其应用。

抗抑郁药起效较慢且无成瘾性，而苯二氮䓬类药物（BZDs）起效快，但长期使用有成瘾性。因此，临床上多在早期将BZDs与SSRIs/SNRIs或三环类药物合用，维持2～4周，然后逐渐停用BZDs药物。很少单独长期使用BZDs药物。

（2）其他药物：丁螺环酮、坦度螺酮是5-HT受体的部分激动剂，因无依赖性，常用于GAD的治疗，但起效较慢。β受体阻滞剂对于减轻焦虑患者自主神经功能亢进所致的躯体症状如心悸、心动过速等有较好疗效。此外，氟哌噻吨美利曲辛对焦虑也有较好的缓解作用，但不宜长期使用，老年人使用可能诱发帕金森综合征。

广泛性焦虑障碍是一种易慢性和复发性疾病，在急性期治疗后，巩固治疗和维持治疗对于预防复发非常重要。巩固期至少2～6个月，维持治疗至少12个月。

2. 心理治疗

（1）健康教育：让患者了解疾病的性质，增进其在治疗中的合作，使其在焦虑发作时对焦虑体验有正确的认知，避免进一步加重焦虑。鼓励患者进行适当的体育锻炼，并坚持正常的生活和工作。

（2）认知行为治疗：GAD患者容易出现两类认知错误，一是过高地估计负性事件出现的可能性，尤其是与自己有关的事件；二是过分戏剧化或灾难化地想象事件的结果。患者对事物的歪曲认知是疾病迁延不愈的原因之一。治疗者需在全面评估后，帮助患者改变不良认知并进行认知重建。松弛训练和呼吸控制训练能部分缓解焦虑症状。

第二节　惊恐障碍

一、概述

惊恐障碍（PD）是一种以突发、强烈的恐惧和焦虑为主要特征的心理健康状况。患者在这些突如其来的恐慌发作中，经常感受到濒死和失控的恐惧，通常持续5～20分钟。这些发作通常伴有强烈的自主神经功能失调的症状，如心悸和呼吸急促，使得患者感到即将经历灾难性的后果。

在1980年的《美国精神病学会诊断与统计手册第3版》（DSM-Ⅲ）发布之前，惊恐障碍并没有被作为一种独立的诊断存在。由于其症状经常涉及心血管系统，历史上它被称为"激惹心脏""DaCosta综合征""心脏神经官能症"或"神经性循环衰弱"。1941年，Wood将其描述为一种焦虑障碍。随后，ICD-10首次将惊恐障碍列为一个独立的诊断单元。

惊恐障碍是一种慢性且易复发的疾病，严重影响患者的社会功能，甚至在日常生活功能上的表现可能低于患有其他严重慢性躯体疾病（如糖尿病、关节炎）的患者。全球范围内，惊恐障碍的终生患病率介于1%～4%，女性患病率为男性的2～3倍。该疾病的发病年龄通常呈现出双峰分布，第一峰值出现在青少年晚期或成年早期，第二峰值则出现在45～54岁之间。在儿童中，惊恐障碍较难被识别，通常表现为与学习相关的回避行为。

二、病因

1. 遗传因素

遗传因素在惊恐障碍的病因中占有重要地位。研究表明，惊恐障碍具有家族聚集性，惊恐障碍患者的一级亲属（如父母、兄弟姐妹和子女）患病的风险显著高于普通人群。双胞胎研究也支持遗传因素在惊恐障碍中的作用，同卵双胞胎中如果一人患有惊恐障碍，另一人患病的可能性较高。虽然具体的基因机制尚未完全明确，但研究发现了一些可能与惊恐障碍相关的基因，例如与神经递质调节有关的基因。

2. 神经生物学因素

神经递质异常：研究发现，神经递质在惊恐障碍的病因中起关键作用。主要涉及的神经递质如下。

（1）去甲肾上腺素（NE）：惊恐发作与去甲肾上腺素系统的过度活动有关。NE的过度释放可引起心悸、颤抖、出汗等症状。

（2）5-羟色胺（5-HT）：5-羟色胺系统的功能失调也与惊恐障碍有关。5-HT在调节情绪和焦虑方面起重要作用，5-HT的不足可能导致惊恐发作的易感性增加。

（3）γ-氨基丁酸（GABA）：GABA是主要的抑制性神经递质，其功能失调可能导致中枢神经系统的过度兴奋，从而引发惊恐发作。

（4）脑结构和功能异常：研究表明，某些脑结构和功能异常可能与惊恐障碍有关。

（5）杏仁核：杏仁核在调节恐惧和焦虑反应中起重要作用。杏仁核功能的异常可能导致对威胁的过度反应，从而引发惊恐发作。

（6）前扣带皮质（ACC）和前额皮质（PFC）：这些脑区在情绪调节和决策过程中起关键作用。功能异常可能导致对恐惧和焦虑的调控能力下降。

3. 心理因素

（1）认知因素：认知理论认为，惊恐障碍患者倾向于对身体感觉进行灾难化解释。例如，心跳加速被解释为即将发生的心脏病发作，从而引发惊恐发作。

（2）条件反射：一些研究表明，惊恐障碍可能与经典条件反射有关。例如，某人在特定环境中经历了一次惊恐发作，以后在相似环境中可能会再次发生惊恐发作，这种过程称为条件化。

（3）性格特质：某些性格特质，如高焦虑敏感性和完美主义倾向，可能增加惊恐障碍的风险。焦虑敏感性指个体对焦虑症状的恐惧，完美主义倾向则可能导致个体对自身状态的高度关注和担忧。

4. 环境因素

（1）应激事件：生活中的重大应激事件，如丧亲、离婚、失业等，常常是惊恐发作的诱因。这些事件可能通过增加心理压力，触发个体潜在的易感性，从而导致惊恐发作。

（2）儿童期创伤：儿童期经历的创伤事件，如虐待、忽视等，可能增加成年后患惊恐障碍的风险。早期创伤经历可能影响个体的情绪调节能力和对压力的反应方式。

（3）社会支持缺乏：社会支持的缺乏可能导致个体在面对压力时难以获得情感和实际的帮助，从而增加惊恐发作的风险。

三、临床表现

惊恐障碍（PD）是一种以重度焦虑和突发性恐慌发作为特征的精神健康状况。患者在这些突然的恐慌发作中会体验到极度的恐惧、紧张和害怕，伴随感觉即将死亡、失控或预感灾难即将来临的强烈不安。这些发作通常伴有显著的自主神经功能失调，例如剧烈出汗、胸部压迫感、呼吸困难、心跳加速或不规则、头痛、头晕以及四肢麻木等。

1．惊恐发作的特征

惊恐发作突如其来，通常持续20～30分钟，极少超过1小时。虽然发作时间短暂，但患者通常在短时间内可能再次经历发作。在发作期间，患者保持清醒状态，意识清晰。

2．间歇期的预期焦虑

发作后，患者常感到持续的担忧，害怕再次发作的可能性及其可能带来的后果。这种状态称为预期焦虑，虽然这时的焦虑感较发作时减轻，患者可能需要数小时到数日才能从虚弱中恢复。

3．回避行为

约60%的惊恐障碍患者因担心再次发作而表现出明显的回避行为，如避免前往可能触发发作的地点，如工作场所、公共场所等。部分患者可能在特定场合（如独自外出、排队、过桥或乘坐公共交通）体验到激烈的恐慌，这些场所或情境让患者感觉一旦发作，难以逃离或获得帮助，这种现象在ICD-11中被描述为伴有或不伴有场所恐惧症的惊恐障碍。

4．其他

约30%的患者能在数年内症状显著缓解，不再发作。约25%的患者呈现间歇性病程，而45%的患者缓解较差，症状持续存在。如果惊恐障碍未伴随场所恐惧症，治疗结果通常较好；而伴随场所恐惧症的患者复发率高，预后较差。此外，惊恐障碍患者中抑郁障碍、社交焦虑障碍、广泛性焦虑障碍、物质（尤其是酒精）滥用的发生率更高，约7%的患者可能有自杀行为。

四、辅助检查

1．实验室检查

（1）血常规和生化检查：可以帮助排除一些躯体疾病，如贫血、感染、电解质紊乱等，这些疾病可能会引起类似于惊恐发作的症状。

（2）甲状腺功能检查：甲状腺功能亢进或减退都可能引起焦虑和惊恐症状。甲状腺功能检查包括甲状腺激素（T_3、T_4）和促甲状腺激素（TSH）的测定。

（3）心脏标志物检查：在急性发作期间，心脏标志物如肌钙蛋白、肌酸激酶（CK）、肌酸激酶同工酶（CK-MB）等的测定可以帮助排除心肌梗死或其他心脏疾病。

（4）尿液毒物筛查：用于排除因物质滥用（如咖啡因、安非他明、可卡因等）引起的焦虑和惊恐症状。

2．心电图（ECG）

心电图检查可以帮助排除心律失常、心肌缺血等心脏问题。许多心脏疾病，如心律失常、心绞痛等，可能会表现出与惊恐发作类似的症状。特别是在发作时出现心悸、胸痛等症状的患者，心电图检查是必不可少的。

3．影像学检查

（1）胸部X线片：可以帮助排除肺部疾病，如肺栓塞、气胸等，这些疾病也可能引起胸痛、气短等症状。

（2）头颅CT或MRI：主要用于排除中枢神经系统疾病，如脑肿瘤、脑血管意外等，这些疾病可能会导致头晕、意识改变等类似惊恐发作的症状。

4．内分泌检查

（1）肾上腺检查：肾上腺素和去甲肾上腺素的异常分泌可能导致类似惊恐发作的症状。肾上腺功能检查包括血浆儿茶酚胺水平测定等。

（2）糖皮质激素水平测定：高水平的糖皮质激素（如皮质醇）可能与焦虑和惊恐发作相关，通过测定血浆或尿液中的皮质醇水平，可以了解肾上腺功能状态。

5．自主神经系统检查

自主神经功能异常可能与惊恐发作有关。以下是一些常用的自主神经系统检查方法。

（1）心率变异性（HRV）分析：HRV反映了心脏跳动间期的变化情况，可以评估自主神经系统的功能。低HRV常与高焦虑水平相关。

（2）倾斜试验：用于评估自主神经系统对姿势变化的反应。患者在倾斜台上由水平位置逐渐倾斜至近立位，观察心率和血压的变化，以评估自主神经功能。

（3）皮肤电反应测试（GSR）：通过测量皮肤电导率的变化，评估自主神经系统的活动水平。焦虑状态下皮肤电导率通常会增加。

6．心理评估和量表

（1）汉密尔顿焦虑量表（HAMA）：用于评估焦虑的严重程度，包括心理和躯体症状。HAMA总分≥14分可提示焦虑发作。

（2）贝克焦虑量表（BAI）：用于测量焦虑症状的严重程度。BAI总分越高，提示焦虑症状越严重。

（3）广泛性焦虑量表（GAD-7）：用于筛查广泛性焦虑障碍。GAD-7总分≥10分提示中度以上焦虑症状。

（4）惊恐障碍严重程度量表（PDSS）：用于评估惊恐发作的频率、严重程度及其对日常生活的影响。PDSS可以帮助确定疾病的严重程度和治疗效果。

7．其他检查

（1）多导睡眠图（PSG）：用于评估睡眠障碍，如睡眠呼吸暂停综合征等，这些障碍可能与惊恐发作相关。PSG通过记录睡眠期间的脑电波、眼动、肌电和心电等指标，帮助评估睡眠质量和呼吸状况。

（2）呼吸功能测试：用于评估肺功能，如肺活量、用力呼气量等指标。呼吸功能异常可能导致呼吸困难、胸闷等症状，容易与惊恐发作混淆。

（3）脑电图（EEG）：用于排除癫痫等脑部疾病，这些疾病可能引起类似惊恐发作的症状。EEG通过记录大脑电活动，可以帮助诊断脑功能异常。

五、鉴别诊断

1．心血管系统疾病

（1）冠心病：冠心病患者可能会出现胸痛、心悸、呼吸困难等症状，这些症状与惊恐发作相似。心电图、心脏超声和冠状动脉造影等检查可以帮助排除冠心病。

（2）心律失常：心律失常（如心房颤动、室性期前收缩）会导致心悸、胸痛和头晕等症状。通过心电图和24小时动态心电图监测，可以明确心律失常的类型和频率。

（3）高血压危象：高血压危象可引起剧烈头痛、心悸、胸痛等症状，类似于惊恐发作。血压监测和相关实验室检查可以帮助鉴别。

2．呼吸系统疾病

（1）支气管哮喘：哮喘发作时可出现呼吸困难、胸闷、气短等症状，与惊恐发作类似。肺功能检查和过敏原检测有助于诊断哮喘。

（2）肺栓塞：急性肺栓塞可引起突发性的呼吸困难、胸痛和心悸。胸部CT肺动脉造影和D-二聚体检测有助于排除肺栓塞。

（3）慢性阻塞性肺疾病（COPD）：患者在急性加重期可能会出现严重的呼吸困难和胸闷。肺功能检查和胸部影像学检查有助于诊断COPD。

3．内分泌和代谢疾病

（1）甲状腺功能亢进：甲状腺功能亢进可引起心悸、焦虑、出汗等症状，类似于惊恐发作。甲状腺功能检查（T_3、T_4、TSH）有助于排除甲状腺功能亢进症。

（2）低血糖：低血糖发作时可出现心悸、出汗、头晕、焦虑等症状。血糖监测和糖耐量试验可以帮助排除低血糖。

（3）嗜铬细胞瘤：这种肾上腺髓质肿瘤可导致阵发性高血压、心悸、出汗、头痛等症状。尿液和血浆中的儿茶酚胺及其代谢产物的测定有助于诊断嗜铬细胞瘤。

4．神经系统疾病

（1）癫痫：部分癫痫发作可表现为意识障碍、强烈恐惧、心悸等症状。脑电图（EEG）有助于检测癫痫样放电，MRI可以排除脑结构异常。

（2）偏头痛：偏头痛发作时可出现严重的头痛、恶心、呕吐和感知过敏等症状。临床表现结合头痛日记和影像学检查有助于诊断。

5．精神疾病

（1）广泛性焦虑障碍（GAD）：GAD患者的焦虑是持续存在的，而惊恐障碍的惊恐发作是突发性的。GAD患者常常对多种生活事件感到过度担忧，而惊恐障碍患者则主要担心下一次惊恐发作。

（2）抑郁障碍：抑郁患者可能会出现强烈的焦虑和心悸等症状。抑郁障碍的诊断依赖于情绪低落、兴趣减退等核心症状的存在。

（3）社交焦虑障碍：社交焦虑障碍的焦虑主要在社交场合中出现，而惊恐障碍的惊恐发作可以在任何时间和地点发生。

（4）强迫障碍（OCD）：OCD患者会出现反复的强迫思维和行为，而惊恐障碍患者则主要表现为惊恐发作。OCD的诊断依赖于强迫思维和行为的存在及其对患者生活的显著影响。

（5）创伤后应激障碍（PTSD）：PTSD患者在经历创伤性事件后，会出现重现性创伤记忆、回避行为和过度警觉等症状。惊恐障碍患者虽然也可能有创伤史，但其主要表现为无明显诱因的惊恐发作。

六、治疗

惊恐障碍的治疗目标是减少或消除惊恐发作，改善期待性焦虑和回避行为，提高生活质量和社会功能。在治疗开始时应向患者解释，惊恐发作是生理和心理障碍的结果，其躯体症状通常不会导致生命危险。药物治疗和心理治疗是有效的方法。

1. 药物治疗

（1）苯二氮䓬类药物（BZDs）：BZDs药物如劳拉西泮、阿普唑仑等能够快速缓解惊恐发作，但长期使用可能导致依赖性，因此需谨慎使用。

（2）选择性5-羟色胺再摄取抑制剂（SSRIs）和去甲肾上腺素再摄取抑制剂（SNRIs）：SSRIs和SNRIs对惊恐障碍的治疗非常有效，特别适用于伴有抑郁障碍、社交焦虑障碍、广泛性焦虑障碍、创伤后应激障碍或物质滥用共病的患者。这些药物通常在2～3周内起效，没有滥用和依赖的风险。长期服用SSRIs能明显降低患者的复发率。

（3）三环类抗抑郁药（TCAs）：氯米帕明是治疗惊恐障碍的有效药物，但由于其不良反应较多，需从小剂量开始使用，过量容易中毒。

临床上，常采用BZDs药物联合抗抑郁药治疗。联合治疗能在初期快速改善患者症状，并缓解抗抑郁药物的早期不良反应。然而，在治疗的第4～6周后，联合治疗并无更多优势，并可能出现耐受性。因此，在此之前应逐渐停用BZDs，以避免长期使用BZDs的依赖问题和抗抑郁药早期效果不佳的缺点。

经过8～12周的急性期治疗后，治疗可转入巩固和维持期，时间至少1年。对于病程长、反复发作、治疗效果不佳或伴有抑郁或其他焦虑障碍的患者，维持治疗时间通常为数年。

2. 认知行为治疗

认知行为治疗（CBT）已被证实是治疗惊恐障碍的有效方法。通常分为三步。

（1）了解惊恐发作：首先，治疗师向患者解释惊恐发作的机制、发作的间歇性及回避行为的影响，让患者明白惊恐发作不会导致生命危险。

（2）内感受性暴露：患者逐步暴露于自己害怕的感觉和外界的害怕情境中。害怕感觉包括因过度呼吸引起的眩晕、脸热和其他不适；害怕情境包括拥挤场所、在公共交通工具上和路途中。通过有计划的暴露，患者学会注意和耐受这些感受，并逐渐控制这些感受，从而减少惊恐发作的发生。

（3）认知重构：患者通过认知重构，改变对惊恐发作的错误认知。例如，患者原先可能认为"我将晕倒"或"我无法忍受这些感受"，通过认知重构，患者认识到惊恐发作的实际后果与其先前的认知有很大差距，从而缓解症状。

第三节　场所恐惧障碍

一、概述

场所恐惧障碍是一种焦虑障碍，主要特征是对特定场所或情境的恐惧。这些场所或情境通常是在出现惊恐发作或其他尴尬情况时难以逃离或不能获得帮助的地方，尽管实际上并无真实的危险。恐惧发作时，患者常伴有显著的自主神经症状，如心悸、出汗、头晕等。患者虽然意识到这种恐惧是过度或不合理的，但仍然会避免这些场所和情境，从而使其工作、学习和其他社会功能受到限制。

在《精神疾病诊断与统计手册》第 5 版（DSM-5）中，场所恐惧障碍被列为焦虑障碍中的一种独立疾病，可能伴随或不伴随惊恐障碍。

场所恐惧障碍的发病率在不同文化和种族中差异不大。该障碍可以起病于儿童期，但其发病率在青少年晚期和成年早期达到顶峰。每年约有 1.7% 的青少年和成人被诊断为场所恐惧障碍，女性的患病率约为男性的 2 倍。

二、病因

1. 遗传因素

（1）家族史：场所恐怖症具有一定的遗传倾向。研究表明，患有焦虑障碍的亲属中，个体患场所恐怖症的风险更高。

（2）基因研究：虽然具体的基因机制尚未完全明确，但研究发现某些基因变异可能与焦虑和恐惧反应有关，进而影响个体对压力和恐惧的反应方式。

2. 神经生物学因素

（1）神经递质失衡：研究表明，场所恐怖症与神经递质（如去甲肾上腺素、5-HT 和多巴胺）的失衡有关。这些化学物质在调节情绪和应激反应中起关键作用。

（2）脑功能异常：神经影像学研究发现，患有场所恐怖症的个体在大脑某些区域（如杏仁核和前额叶皮质）可能存在功能异常。这些区域负责情绪处理和决策。

3. 认知因素

（1）错误的认知信念：患有场所恐怖症的个体通常对特定情境产生过度负面的认知评估，认为这些情境非常危险或无法控制。

（2）恐惧的预期：这些个体常常预期在特定情境中会发生恐怖事件，如失控、昏倒或受到他人的负面评价。

4. 学习理论

（1）经典条件反射：通过经典条件反射，个体可能将中性情境（如购物中心）与恐惧反应（如惊恐发作）联系起来，导致对这些情境的恐惧。

（2）操作条件反射：回避行为通过减少焦虑感而得到强化，个体避免进入恐怖情境，虽然短期内减少了焦虑，但长期可能加重场所恐怖症的症状。

5. 生活事件

（1）创伤经历：早期的创伤经历，如童年期的虐待、重大生活事件（如亲人去世、离婚）可能增加个体患场所恐怖症的风险。

（2）压力和应激事件：持续的高压力生活状态，如失业、家庭冲突、经济困难等，也可能诱发或加重场所恐怖症。

6. 缺乏社会支持

社会支持系统的缺乏（如缺少朋友或家人的支持）可能使个体更容易发展出焦虑障碍，包括场所恐怖症。

7. 其他因素

（1）其他精神障碍：场所恐怖症常与其他精神障碍共病，如广泛性焦虑障碍、抑郁症、社交焦虑障碍等，这些共病可能复杂化病情并增加诊断和治疗的难度。

（2）物质滥用：某些个体可能通过酒精或药物来缓解焦虑症状，但这反而可能加重焦虑，形成恶性循环。

（3）个性特征：具有高神经质特质的人群可能更易发展出场所恐怖症。高神经质特质通常表现为对负面情绪和压力反应敏感。

三、临床表现

1．场所恐惧程度及分类

（1）场所恐惧不伴惊恐发作：当恐惧的程度只是焦虑不安时，称为场所恐惧不伴惊恐发作。

（2）场所恐惧伴惊恐发作：当恐惧达到惊恐发作时，称为场所恐惧伴惊恐发作。

2．场所恐惧症的表现

场所恐惧症主要表现为患者害怕处于被困、窘迫或无助的环境中，在这些自认为难以逃离或无法获得帮助的环境中感到恐惧和不安。以下是常见的场所和情境。

（1）乘坐公共交通工具：如公交车、火车、地铁、飞机等。

（2）拥挤的人群或排队：在人群密集或排队的情况下。

（3）公共场所：如剧院、商场、车站、电梯等。

（4）空旷的地方：如广场、山谷等。

患者往往会回避这些环境，有时甚至完全不敢离家。患者常常有期待性焦虑，持续地恐惧下一次发作的可能场合和后果。

3．伴随疾病

长期患有场所恐惧症的患者可能共病抑郁障碍、酒精或其他物质滥用。这些共病情况需要在治疗过程中加以重视和处理。

四、辅助检查

1．心理测量问卷

（1）广泛性焦虑量表：用于评估一般的焦虑症状，虽然不是专门针对场所恐怖症，但可以帮助了解患者的整体焦虑水平。

（2）恐怖症量表：如恐惧症状量表和社交回避及苦恼量表等，可以具体评估患者在特定情境中的恐惧程度和回避行为。

（3）场所恐怖症问卷（AQ）：专门设计用于评估场所恐怖症的严重程度和具体症状。

2．血液检查

（1）甲状腺功能测试：检测甲状腺激素水平，排除甲状腺功能亢进等可能导致焦虑症状的内分泌疾病。

（2）全血细胞计数（CBC）：评估总体健康状况，排除贫血、感染、电解质紊乱等可能引起或加重焦虑的状况。

3．头颅MRI或CT扫描

虽然在场所恐怖症的诊断中不常规进行，但在有神经系统症状（如头痛、眩晕）或其他异常体征时，头颅MRI或CT扫描可以用于排除脑部肿瘤、血管病变等器质性病变。

4．认知功能测试

（1）注意力和记忆评估：通过一系列认知功能测试评估患者的注意力、记忆力和执行功能。这些认知功能可能在场所恐怖症患者中受损，尤其是在高焦虑状态下。

（2）执行功能评估：包括决策能力、计划能力和问题解决能力等，帮助了解患者在日常生活中的功能表现。

5．生活质量评估

评估场所恐怖症对患者日常生活和总体生活质量的影响。例如，SF-36健康调查简表可以帮助量化患者的生活质量和功能受损程度。

6．功能评估

评估患者在家庭、工作和社会环境中的功能水平，帮助制定个性化的治疗计划和康复目标。

五、鉴别诊断

1．正常恐惧

正常人对某些事物或场合也会产生恐惧心理，如毒蛇、猛兽或黑暗静寂的环境。关键在于这种恐惧是否合理，发生的频率和程度如何，以及是否伴有自主神经症状。还需考虑恐惧是否明显影响社会功能，以及是否有回避行为等因素。

2．广泛性焦虑障碍

恐惧障碍和广泛性焦虑障碍都以焦虑为核心症状，但有显著区别。恐惧障碍的焦虑通常由特定的对象或情境引起，表现为境遇性和发作性焦虑。而广泛性焦虑障碍的焦虑常没有明确的对象，呈持续性存在。

3．强迫障碍

强迫障碍的恐惧源于内心的某些思想或观念，担心失去自我控制，并非对外界事物的恐惧。与恐惧障碍不同，强迫障碍的恐惧更多是对内心想法的反应，而不是对外部情境的回避。

六、治疗

1．心理治疗

（1）行为疗法：是治疗场所恐惧症的首选方法。系统脱敏疗法或暴露疗法在处理恐惧环境方面效果显著。这些环境可以是现实中的场所，随着计算机技术的进步，虚拟现实的脱敏和暴露疗法也开始应用于治疗中。

（2）认知行为治疗（CBT）：临床研究表明，认知行为治疗的短期疗效与药物治疗相似，而其长期疗效可能更为优越。CBT通过帮助患者识别和改变不合理的认知和行为，缓解恐惧症状。

（3）支持性心理治疗：支持性心理治疗包括使用心理动力学概念和治疗联盟来促进患者的适应性应对。这种治疗方式通过提供情感支持，帮助患者应对和管理恐惧症状。

2．药物治疗

（1）抗焦虑药物：苯二氮䓬类药物（BZDs）如阿普唑仑和劳拉西泮在治疗紧急情境下的强烈惊恐或焦虑时效果迅速。BZDs药物可以用于短期治疗目的。例如，在其他治疗方法起效之前，帮助患者参与重要的活动。

（2）抗抑郁药：抗抑郁药不仅可以治疗患者当前存在的抑郁障碍，对于没有抑郁但常有惊恐发作的场所恐惧症患者也有治疗作用。数种选择性5-羟色胺再摄取抑制剂（SSRIs）已被证明对伴或不伴场所恐惧症的惊恐障碍有效。这些药物有助于减少或防止各种形式焦虑的复发。SSRIs的有效剂量与治疗抑郁症相似，通常从较低的起始剂量开始，以尽量减少初期的短暂焦虑反应，然后缓慢增加到治疗剂量。

第四节　社交焦虑障碍

一、概述

社交焦虑障碍（SAD）又称为社交恐惧症，是一种以在社交场合中持续感到紧张或恐惧并回避社交行为为主要临床表现的焦虑障碍。在美国，社交焦虑障碍的终生患病率为13.3%，女性患者较男性更为常见。该障碍的平均发病年龄为15岁，而患者通常在发病后12年左右才首次寻求治疗。令人担忧的是，高达80%的患者从未接受过任何形式的治疗。与此同时，70%的患者受教育程度较低，且22%的患者因此无法正常工作。

二、病因

1．遗传因素

（1）家族遗传：研究表明，社交焦虑障碍具有明显的家族聚集性。患有SAD的个体，其一级亲属（如父母、兄弟姐妹）患病的概率显著高于普通人群。这表明遗传因素在SAD的发病中起重要作用。

（2）遗传易感性：基因研究发现，与焦虑和情绪调节相关的基因可能增加个体患SAD的风险。例如，与神经递质调节有关的基因变异，如5-羟色胺转运体基因（SLC6A4）和去甲肾上腺素转运体基因（SLC6A2）等，可能影响个体对焦虑的易感性。

2．神经生物学因素

（1）神经递质失衡：神经递质系统的失衡被认为是SAD的重要生物学基础。主要涉及的神经递质包括以下几种。

（2）5-羟色胺（5-HT）：5-羟色胺在调节情绪和焦虑中起重要作用。研究发现，SAD患者的5-羟色胺功能可能存在异常。

（3）去甲肾上腺素（NE）：去甲肾上腺素系统的过度活跃可能与SAD的发病有关，增加了个体对应激和恐惧反应的敏感性。

（4）γ-氨基丁酸（GABA）：是主要的抑制性神经递质，其功能不足可能导致中枢神经系统的过度兴奋，从而引发焦虑。

（5）脑结构和功能异常：影像学研究表明，SAD患者在某些脑区的结构和功能上存在异常。

（6）杏仁核：杏仁核在调节恐惧和焦虑反应中起关键作用。研究发现，SAD患者的杏仁核对社交情境的反应过度。

（7）前扣带皮质（ACC）和前额皮质（PFC）：这些脑区在情绪调节和决策过程中起重要作用。SAD患者在这些区域的功能可能存在异常，影响对社交情境的认知和反应。

3．心理因素

（1）认知偏差：SAD患者常存在认知偏差，如高估社交情境中负性事件发生的可能性，低估自己的社交能力，并对他人的评价过于敏感。这些认知偏差增加了个体对社交情境的恐惧。

（2）早期负性经验：童年时期的创伤性经历或负性社交经验，如被嘲笑、排斥或羞辱，可能导致SAD的发生。这些早期经验可能导致个体形成对社交情境的负性认知和情感反应。

（3）性格特质：某些性格特质，如内向性、害羞和高度自我关注，可能增加患SAD的风险。这些特质可能使个体更易在社交情境中感到不安和焦虑。

4．社会环境因素

（1）家庭环境：家庭环境在个体的社交行为和情绪发展中起重要作用。父母的教育方式、家庭氛围和亲子关系等都可能影响个体的社交焦虑水平。例如，过度保护或过度批评的父母可能增加孩子的社交焦虑风险。

（2）文化背景：文化背景和社会规范对社交焦虑的表现和认知有重要影响。在某些文化中，对社交行为的要求较高，个体可能更容易感到社交压力和焦虑。

（3）社会支持：社会支持系统的缺乏，如缺乏朋友和社会关系，可能增加个体在社交情境中的不安和孤立感，进而增加社交焦虑的风险。

三、临床表现

社交焦虑障碍的核心症状是显著且持续地担心在公众面前可能出现尴尬或丢丑的情况，害怕被他人嘲笑或负面评价。当患者感到自己被注视时，会更加紧张不安，因此常常回避社交行为。尽管患者意识到这种紧张和恐惧是不合理的，但他们仍然尽力避免相关的社交场合。在极端情况下，这种回避行为可能导致社会隔离。面对即将到来的社交活动，患者常感到极度紧张不安，并在社交时经历强烈的焦虑和痛苦，如脸红、手抖、不敢对视等症状。完成必要的社交互动后，患者通常会迅速离开。这些回避行为严重影响了他们的个人生活、职业功能和社会关系。

社交焦虑障碍患者在许多社交场合会出现焦虑症状，如在公共场合进食、公开讲话、在他人注视下签署重要文件、遇见异性或在学校环境中。有学者认为，从羞怯到回避型人格障碍，再到社交焦虑障碍，是一个症状连续谱。一部分患者可能通过物质滥用来缓解焦虑，最终导致物质依赖，特别是酒精依赖。此外，社交焦虑障碍患者常伴有广泛性焦虑障碍、抑郁障碍和双相障碍等共病。

四、辅助检查

1．实验室检查

（1）血常规和生化检查：这些检查可以帮助排除一些躯体疾病，如贫血、感染、电解质紊乱等，这些疾病可能会引起类似于社交焦虑的症状。

（2）甲状腺功能检查：甲状腺功能亢进或减退都可能引起焦虑和相关症状。甲状腺功能检查包括甲状腺激素（T_3、T_4）和促甲状腺激素（TSH）的测定。

（3）心脏标志物检查：心脏标志物如肌钙蛋白（troponin）、肌酸激酶（CK）、肌酸激酶同工酶（CK-MB）等的测定可以帮助排除心肌梗死或其他心脏疾病。

（4）尿液毒物筛查：用于排除因物质滥用（如咖啡因、可卡因等）引起的焦虑和类似社交焦虑的症状。

2．心电图（ECG）

心电图检查可以帮助排除心律失常、心肌缺血等心脏问题。许多心脏疾病，如心律不齐、心绞痛等，可能会表现出与社交焦虑相似的症状。特别是在社交场合中出现心悸、胸痛等症状的患者，心电图检查是必不可少的。

3．影像学检查

（1）胸部X线片：胸部X线检查可以帮助排除肺部疾病，如肺栓塞、气胸等，这些疾病也可能引起胸痛、气短等症状。

（2）头颅CT或MRI：这些影像学检查主要用于排除中枢神经系统疾病，如脑肿瘤、脑血管意外等，这些疾病可能会导致头晕、意识改变等类似社交焦虑的症状。

4．内分泌检查

（1）肾上腺检查：肾上腺素和去甲肾上腺素的异常分泌可能导致类似社交焦虑的症状。肾上腺功能检查包括血浆儿茶酚胺水平测定等。

（2）糖皮质激素水平测定：高水平的糖皮质激素（如皮质醇）可能与焦虑和社交焦虑的发作相关，通过测定血浆或尿液中的皮质醇水平，可以了解肾上腺功能状态。

5．自主神经系统检查

（1）心率变异性（HRV）分析：HRV反映了心脏跳动间期的变化情况，可以评估自主神经系统的功能。低HRV常与高焦虑水平相关。

（2）倾斜试验：用于评估自主神经系统对姿势变化的反应。患者在倾斜台上由水平位置逐渐倾斜至近立位，观察心率和血压的变化，以评估自主神经功能。

（3）皮肤电反应测试（GSR）：通过测量皮肤电导率的变化，评估自主神经系统的活动水平。焦虑状态下皮肤电导率通常会增加。

6．心理评估和量表

（1）汉密尔顿焦虑量表（HAMA）：用于评估焦虑的严重程度，包括心理和躯体症状。HAMA总分≥14分，可提示焦虑发作。

（2）贝克焦虑量表（BAI）：用于测量焦虑症状的严重程度。BAI总分越高，提示焦虑症状越严重。

（3）社交恐惧症状量表（SPIN）：专门用于评估社交焦虑障碍的严重程度和影响，SPIN可以帮助确定症状的严重程度和治疗效果。

（4）广泛性焦虑量表（GAD-7）：用于筛查广泛性焦虑障碍。GAD-7总分≥10分，提示中度以上焦虑症状。

（5）社交回避与苦恼量表（SADS）：用于评估患者在社交情境中的回避行为和主观苦恼程度。

（6）生活质量量表（QOLI）：用于评估焦虑障碍对患者生活质量的影响。

7．其他检查

（1）多导睡眠图（PSG）：用于评估睡眠障碍，如睡眠呼吸暂停综合征等，这些障碍可能与社交焦虑相关。PSG通过记录睡眠期间的脑电波、眼动、肌电和心电等指标，帮助评估睡眠质量和呼吸状况。

（2）呼吸功能测试：用于评估肺功能，如肺活量、用力呼气量等指标。呼吸功能异常可能导致呼吸困难、胸闷等症状，容易与社交焦虑混淆。

（3）脑电图（EEG）：用于排除癫痫等脑部疾病，这些疾病可能引起类似社交焦虑的症状。EEG通过记录大脑电活动，可以帮助诊断脑功能异常。

五、鉴别诊断

1．广泛性焦虑障碍（GAD）

（1）特点：GAD以广泛和持续的过度担忧和焦虑为特征，焦虑内容不限于特定情境。这种焦虑通常伴有身体症状，如疲劳、肌肉紧张、睡眠障碍等。

（2）鉴别要点：SAD的焦虑和恐惧主要集中在社交或表现情境中，而GAD的焦虑更加泛化，涉及生活的各个方面。

2．抑郁症（MDD）

（1）特点：抑郁症以显著且持久的抑郁情绪、兴趣丧失、无望感、自我评价低等为特征。可能伴有食欲改变、睡眠障碍、疲劳和注意力集中困难。

（2）鉴别要点：SAD的核心症状是社交场合中的紧张和恐惧，而抑郁症的主要问题是情绪低落和对活动的兴趣丧失。抑郁症患者的社交回避通常源于缺乏动力或对自身能力的负面评价，而非对社交情境的恐惧。

3．回避型人格障碍（AvPD）

（1）特点：AvPD患者表现出普遍的社交抑制、感觉不适和对负面评价的高度敏感。他们通常有强烈的自卑感和对社交情境的广泛回避。

（2）鉴别要点：SAD和AvPD在症状上有许多重叠，AvPD可以被视为SAD的严重形式。鉴别的关键在于症状的广泛性和持久性，AvPD患者的回避行为和社交困难贯穿其整个生活，而SAD可能仅限于特定的社交情境。

4．特定恐惧症

（1）特点：特定恐惧症是对特定对象或情境（如高处、动物、飞行等）的强烈恐惧。这种恐惧是过度和不合理的，导致回避行为。

（2）鉴别要点：SAD的恐惧对象是社交情境和被负面评价，而特定恐惧症的恐惧对象是具体的物体或情境。

5．强迫症（OCD）

（1）特点：OCD患者有反复出现的强迫观念和（或）强迫行为，这些行为旨在减轻焦虑或防止某种可怕的事件发生。强迫观念是侵入性的、反复出现的想法，强迫行为是为减轻这些想法的焦虑而进行的重复行为。

（2）鉴别要点：SAD患者的焦虑主要围绕社交情境，而OCD患者的焦虑来自强迫观念。强迫行为在OCD中是为了中和强迫观念，而SAD中的回避行为是为了避免社交情境。

6．惊恐障碍

（1）特点：惊恐障碍以反复出现的突发性惊恐发作为特征，发作时患者体验到极度的恐惧和不适，伴有身体症状如心悸、出汗、呼吸困难等。患者可能发展出对发作的持续担忧和回避行为。

（2）鉴别要点：SAD的焦虑是情境相关的（即在特定的社交情境中发生），而惊恐障碍的惊恐发作是不可预测的，与特定情境无关。惊恐障碍患者可能在任何时间和地点发生惊恐发作，而SAD患者的焦虑和恐惧是在社交情境中触发的。

7．自闭症谱系障碍（ASD）

（1）特点：ASD患者表现出社交交往障碍、沟通困难和行为模式的限制和重复。他们可能对社交情境表现出不适和回避，但其根源在于理解和回应社交线索的困难。

（2）鉴别要点：ASD的社交困难是由于社交技能的缺乏和社交理解的障碍，而SAD患者具备社交技能，但因恐惧和焦虑而回避社交情境。

六、治疗

1. 药物治疗

（1）选择性5-羟色胺再摄取抑制剂（SSRIs）：是治疗社交焦虑障碍的一线药物，常用的SSRIs包括帕罗西汀、舍曲林和氟西汀。这些药物通过增加大脑中的5-羟色胺水平，帮助调节情绪和缓解焦虑。SSRIs通常在4～6周后开始显现疗效，但可能需要数月才能达到最佳效果。常见不良反应包括恶心、头痛、失眠和性功能障碍。

（2）去甲肾上腺素再摄取抑制剂（SNRIs）：如文拉法辛和度洛西汀也常用于治疗社交焦虑障碍。这些药物不仅增加5-羟色胺的水平，还增加去甲肾上腺素的水平，从而改善情绪和减轻焦虑。SNRIs的不良反应可能包括胃肠不适、头痛、失眠和性功能障碍。

（3）苯二氮䓬类药物（BZDs）：如阿普唑仑和劳拉西泮，具有快速起效的优势，可用于缓解急性焦虑症状。然而，BZDs长期使用会导致依赖和戒断症状，因此通常只在短期内使用，或作为其他治疗方法的补充。

（4）单胺氧化酶抑制剂（MAOIs）：如苯乙肼，可用于治疗对其他药物无效的严重社交焦虑障碍。MAOIs需要严格的饮食控制以避免高血压危象，其不良反应包括体重增加、失眠和性功能障碍。

（5）β受体阻滞剂：如普萘洛尔，可用于缓解与社交焦虑相关的身体症状，如心悸、震颤和出汗。β受体阻滞剂通常在需要应对特定社交情境（如公开演讲）时使用。

2. 心理治疗

认知行为治疗（CBT）：是治疗社交焦虑障碍的首选心理治疗方法。CBT通过帮助患者识别和改变负性认知模式和行为，减少焦虑和回避行为。主要技术包括认知重构、暴露疗法和社会技能训练等。

（1）认知重构：帮助患者识别并挑战负性和非理性的思维模式，改变对社交情境的错误认知。

（2）暴露疗法：通过逐步暴露于恐惧的社交情境，减少回避行为和焦虑反应。

（3）社会技能训练：帮助患者提高社交技巧，增强自信心，改善人际关系。

（4）心理动力学治疗：这种治疗方法侧重于探索患者早期生活经历和潜在的心理冲突，通过理解和解决这些问题，减少焦虑症状。心理动力学治疗通常需要较长时间，但对某些患者可能特别有效。

（5）人际心理治疗（IPT）：主要关注患者当前的人际关系和社会角色，通过改善人际关系和解决社会冲突，减轻焦虑症状。

（6）正念治疗：通过正念练习，帮助患者学会接受和面对自己的情绪和思维，而不加以评判。正念治疗可以减少焦虑和提升整体心理健康。

3. 其他治疗方法

（1）自助小组：患者可以参加自助小组，与其他有相似困扰的人分享经验和获得支持。这种社交支持可以帮助患者感到不孤单，增强治疗信心。

（2）家庭治疗：家庭成员的支持和理解对患者的康复至关重要。家庭治疗可以帮助家庭成员了解社交焦虑障碍，并学习如何更好地支持患者。

（3）生活方式改变：健康的生活方式，如规律的锻炼、均衡的饮食和充足的睡眠，对缓解焦虑症状非常有帮助。避免咖啡因和酒精，因为它们可能加重焦虑症状。

第五节　特殊恐惧障碍

一、概述

特殊恐惧障碍是一种焦虑恐惧障碍，患者的恐惧或回避对象局限于特定的物体、场景或活动。害怕的对象多是特定的自然环境（如高处、雷鸣、黑暗）、动物（如昆虫）、注射、处境（如飞行、电梯、密闭空间）、害怕感染某种疾病（艾滋病）等。患者为减少焦虑而采取回避行为。患者通常害怕的不是物体或情景本身，而是随之可能带来的后果，如恐惧驾驶是害怕交通事故，恐惧蜘蛛是害怕被咬伤。这些恐惧是过分的、不合理的和持久的。尽管患者愿意承认这些对象没什么可怕的，但并不能减少他们的恐惧。

二、病因

1. 遗传因素

（1）家族史：研究表明，特殊恐惧障碍具有一定的遗传倾向。如果直系亲属中有人患有此类恐惧症，个体患病的风险增加。

（2）基因研究：虽然具体的基因机制尚未完全明确，但一些研究发现某些基因变异可能与焦虑和恐惧反应有关，这些基因可能影响大脑中处理恐惧反应的神经通路。

2. 神经生物学因素

（1）神经递质失衡：恐惧和焦虑反应与神经递质（如去甲肾上腺素、5-HT和多巴胺）的水平有关。这些化学物质在调节情绪和应激反应中起关键作用。

（2）脑功能异常：神经影像学研究发现，特殊恐惧障碍患者在大脑某些区域（如杏仁核、前额叶皮质和海马）可能存在功能异常。这些区域负责情绪处理、恐惧记忆和决策。

3. 认知因素

（1）认知扭曲：特殊恐惧障碍患者常对特定物体或情境有夸大的负面认知评估，认为这些物体或情境非常危险或无法控制。

（2）灾难性思维：患者倾向于预期最坏的情况会发生，即使这种情况发生的可能性非常低。例如，看到一只蜘蛛可能会让他们联想到被咬伤甚至死亡。

4. 学习理论

（1）经典条件反射：通过经典条件反射，个体可能将中性刺激（如一只蜘蛛）与恐惧反应联系起来。这种联系可能源于一次或多次负面的经历，例如被蜘蛛咬伤。

（2）操作条件反射：回避行为通过减少焦虑感而得到强化，个体避免接触恐惧对象，虽然短期内减少了焦虑，但长期可能加重恐惧症状。

5. 模仿学习

个体可能通过观察他人的恐惧反应来学习和发展自己的恐惧。例如，看到父母对某个物体或情境的强烈恐惧反应，小儿可能会学会对同样的物体或情境感到害怕。

6. 早期生活经历

（1）创伤经历：早期的创伤经历，如被动物袭击、经历自然灾害或目睹暴力事件，可能导致对相关物体或情境的持续恐惧。

（2）负性养育方式：过度保护或焦虑的养育方式可能使个体更容易发展出恐惧障碍。父母的焦虑行为和对危险的过度强调可能强化小儿的恐惧反应。

7. 文化和社会影响

（1）文化背景：文化背景和社会规范对恐惧对象的形成有重要影响。例如，在某些文化中，蛇或蜘蛛可能被视为危险的象征，增加个体对这些动物的恐惧。

（2）社会支持：缺乏社会支持系统（如缺少朋友或家人的支持）可能使个体更容易发展出焦虑障碍，包括特殊恐惧障碍。

三、临床表现

特殊恐惧障碍的特征是对特定物体、情境或活动的强烈、非理性的恐惧和回避行为。这种恐惧超出了实际危险的范围，并且会对患者的日常生活造成显著影响。

1. 心理症状

（1）强烈的恐惧：患者对特定物体或情境（如高处、动物、注射、飞行等）产生过度的恐惧感。这种恐惧感往往是非理性的，患者自己也知道这种恐惧是不合理的，但仍然无法控制。

（2）预期性焦虑：在接触到恐惧对象或情境之前，患者会出现强烈的预期性焦虑，担心即将面对的恐惧场景。这种焦虑感可能会提前数小时、数日甚至数周出现。

（3）回避行为：为了避免恐惧感，患者会采取各种回避行为，避免接触恐惧对象或情境。回避行为可能导致患者生活和工作受限，影响正常的社交活动。

（4）灾难性思维：患者常会对接触恐惧对象或情境的后果产生灾难性思维，认为会发生极其糟糕的事情，如失控、晕倒、死亡等。

2. 躯体症状

（1）心悸：面对恐惧对象或情境时，患者常会感到心跳加速，这是由于焦虑引起的交感神经系统过度活跃。

（2）呼吸急促：恐惧发作时，患者可能会出现呼吸急促或过度换气的情况，感到呼吸困难。

（3）出汗：面对恐惧对象或情境，患者常会大量出汗，尤其是在手掌、脚掌和额头等部位。

（4）震颤：患者可能会感到身体或四肢发抖，这是焦虑引起的常见躯体症状。

（5）胃肠不适：恐惧发作时，患者常会感到胃部不适、恶心，甚至出现腹泻的症状。

（6）头晕和晕厥感：患者在面对恐惧对象或情境时，可能会感到头晕目眩，严重时甚至有晕厥的感觉。

（7）肌肉紧张：面对恐惧对象或情境，患者的肌肉常会变得紧张，尤其是颈部、肩部和背部的肌肉。

3. 行为表现

（1）回避行为：患者会尽一切可能避免接触恐惧对象或情境。例如，有飞行恐惧症的患者可能会拒绝乘坐飞机，有动物恐惧症的患者会避开任何可能出现该动物的地方。

（2）逃避行为：在不得不面对恐惧对象或情境时，患者可能会采取逃避行为，迅速离开现场，以减轻恐惧感。

（3）寻求安全：患者常会在恐惧情境中寻找安全感，如依靠亲友的陪伴、携带某些安慰物品或确保随时有可以撤退的路径。

（4）依赖行为：患者可能会过度依赖他人，特别是在需要面对恐惧对象或情境时，希望有人能够提供支持和保护。

4．情感反应

（1）极度焦虑：患者在面对恐惧对象或情境时，常会感到极度焦虑和恐慌，甚至出现惊恐发作。

（2）无助：患者可能会感到无助，认为自己无法应对恐惧对象或情境，这种无助感常伴随着自责和自我否定。

（3）羞耻：由于意识到自己的恐惧是不合理的，患者可能会感到羞耻和尴尬，不愿与他人谈论自己的恐惧症状。

5．影响范围

（1）生活质量下降：患者的恐惧和回避行为会严重影响其日常生活、工作和社交活动，导致生活质量显著下降。

（2）社会功能受限：由于回避特定情境或活动，患者可能无法正常参加社交活动，导致社交孤立和关系紧张。

（3）职业影响：患者的恐惧和回避行为可能影响其职业表现，例如，有演讲恐惧症的患者可能无法胜任需要公开演讲的工作。

（4）心理共病：特殊恐惧障碍患者常伴有其他心理障碍，如抑郁症、广泛性焦虑障碍、强迫症等。这些共病会加重患者的症状，进一步影响其生活和社会功能。

四、辅助检查

1．实验室检查

（1）血常规和生化检查：这些检查可以帮助排除一些可能引起焦虑和恐惧症状的躯体疾病，如贫血、感染、电解质紊乱等。

（2）甲状腺功能检查：甲状腺功能亢进或减退可能导致焦虑和类似恐惧的症状。甲状腺功能检查包括甲状腺激素（T_3、T_4）和促甲状腺激素（TSH）的测定，以排除甲状腺疾病的可能性。

（3）肾上腺功能检查：肾上腺素和去甲肾上腺素的异常分泌可能导致焦虑症状。通过测定血浆中的儿茶酚胺水平，可以评估肾上腺功能。

（4）尿液毒物筛查：用于排除因物质滥用（如咖啡因、安非他明、可卡因等）引起的焦虑和类似恐惧的症状。

2．心电图（ECG）

心电图检查可以帮助排除心律失常、心肌缺血等心脏问题。心脏疾病如心律不齐、心绞痛等，可能会表现出与特殊恐惧障碍相似的症状，特别是在患者描述心悸、胸痛或晕厥感时，心电图检查是必不可少的。

3．影像学检查

（1）胸部X线片：可以帮助排除肺部疾病，如肺栓塞、气胸等，这些疾病可能会引起胸痛、气短等症状，与恐惧症状混淆。

（2）头颅CT或MRI：主要用于排除中枢神经系统疾病，如脑肿瘤、脑血管意外等，这些疾病可能导致头晕、意识改变等类似恐惧的症状。

4．内分泌检查

（1）肾上腺检查：异常的肾上腺功能可能引起焦虑和恐惧症状。通过测定血浆中的儿茶酚胺水平，可以评估肾上腺功能状态。

（2）糖皮质激素水平测定：高水平的糖皮质激素（如皮质醇）可能与焦虑症状相关。测定血浆或尿液中的皮质醇水平，可以了解肾上腺皮质的功能。

5．自主神经系统检查

（1）心率变异性（HRV）分析：HRV反映了心脏跳动间期的变化情况，可以评估自主神经系统的功能。低HRV常与高焦虑水平相关。

（2）倾斜试验：用于评估自主神经系统对姿势变化的反应。患者在倾斜台上由水平位置逐渐倾斜至近立位，观察心率和血压的变化，以评估自主神经功能。

（3）皮肤电反应测试（GSR）：通过测量皮肤电导率的变化，评估自主神经系统的活动水平。焦虑状态下皮肤电导率通常会增加。

6．心理评估和量表

（1）汉密尔顿焦虑量表（HAMA）：用于评估焦虑的严重程度，包括心理和躯体症状。HAMA总分≥14分，可提示焦虑发作。

（2）贝克焦虑量表（BAI）：用于测量焦虑症状的严重程度。BAI总分越高，提示焦虑症状越严重。

（3）恐惧症症状量表：专门用于评估恐惧症的严重程度和影响，包括对特定物体或情境的恐惧反应。

（4）广泛性焦虑量表GAD-7）：用于筛查广泛性焦虑障碍。GAD-7总分≥10分提示中度以上焦虑症状。

（5）生活质量量表（QOLI）：用于评估焦虑障碍对患者生活质量的影响。

7．其他检查

（1）多导睡眠图（PSG）：用于评估睡眠障碍，如睡眠呼吸暂停综合征等，这些障碍可能与恐惧症状相关。PSG通过记录睡眠期间的脑电波、眼动、肌电和心电等指标，帮助评估睡眠质量和呼吸状况。

（2）呼吸功能测试：用于评估肺功能，如肺活量、用力呼气量等指标。呼吸功能异常可能导致呼吸困难、胸闷等症状，容易与恐惧症混淆。

（3）脑电图（EEG）：用于排除癫痫等脑部疾病，这些疾病可能引起类似恐惧的症状。EEG通过记录大脑电活动，可以帮助诊断脑功能异常。

五、鉴别诊断

1．广泛性焦虑障碍（GAD）

特点：GAD以持续的、过度的焦虑和担忧为特征，焦虑内容涉及生活的多个方面，如工作、健康、人际关系等。通常伴有身体症状，如疲劳、肌肉紧张、睡眠障碍和易激惹等。

鉴别要点：特殊恐惧障碍的恐惧是针对特定物体或情境，而GAD的焦虑是广泛和持续的，不限于特定情境。

2．惊恐障碍

特点：惊恐障碍以反复出现的突发性惊恐发作为特征，发作时患者体验到极度的恐惧和不适，伴有明显的身体症状，如心悸、出汗、呼吸急促、胸痛等。患者可能发展出对发作的持续担忧和回避行为。

鉴别要点：特殊恐惧障碍的恐惧是对特定物体或情境的反应，而惊恐障碍的惊恐发作是不可预测的，与特定情境无关。

3．社交焦虑障碍（SAD）

特点：SAD以对社交或表现情境的强烈恐惧和焦虑为特征，患者害怕在他人面前表现不佳、受到负面评价或被羞辱。常见的情境包括公开讲话，与陌生人交谈、进食、签字等。

鉴别要点：特殊恐惧障碍的恐惧对象是具体的物体或情境，如动物、高处、飞行等，而SAD的焦虑主要集中在社交情境中。

4．广场恐怖症

特点：广场恐怖症是对开放空间、公共场所或无法轻易逃离的情境的强烈恐惧。患者常避免独自外出、乘坐公共交通工具或在拥挤的地方停留。

鉴别要点：特殊恐惧障碍的恐惧对象是具体的物体或情境，而广场恐怖症的恐惧是对广泛环境的担忧，涉及多个不同的场所。

5．强迫症（OCD）

特点：OCD以反复出现的强迫观念和强迫行为为特征，强迫观念是侵入性的、反复出现的想法，强迫行为是为减轻这些想法的焦虑而进行的重复行为。患者知道这些想法和行为是过度和不合理的，但难以控制。

鉴别要点：特殊恐惧障碍的恐惧对象是特定物体或情境，强迫症的焦虑源于强迫观念，强迫行为是为了中和这些观念引起的焦虑。

6．创伤后应激障碍（PTSD）

特点：PTSD是在经历或目睹创伤性事件后出现的心理反应，症状包括闪回、噩梦、回避行为、警觉性增加和情绪麻木。患者常避免与创伤事件相关的情境或刺激。

鉴别要点：特殊恐惧障碍的恐惧对象是特定的非创伤性物体或情境，而PTSD的回避行为和焦虑直接与创伤性事件相关。

7．回避型人格障碍（AvPD）

特点：AvPD以广泛的社交抑制、感觉不适和对负面评价的高度敏感为特征。患者通常有强烈的自卑感和对社交情境的广泛回避。

鉴别要点：AvPD患者的社交回避和情境恐惧是普遍的，而特殊恐惧障碍的恐惧和回避行为针对的是具体的物体或情境。

8．分离焦虑障碍

特点：分离焦虑障碍以对与依恋对象分离的强烈恐惧和焦虑为特征，多见于儿童和青少年。患者在分离前和分离期间会表现出过度的担忧和不安。

鉴别要点：分离焦虑障碍的焦虑源于与依恋对象的分离，而特殊恐惧障碍的焦虑是针对特定物体或情境。

六、治疗

1．心理治疗

（1）暴露疗法：是治疗特殊恐惧障碍的首选方法，其核心是逐步、系统地让患者面对其恐惧的对象或情境，以降低恐惧反应。暴露疗法可以分为以下几种形式。

① 系统脱敏法：将暴露与放松技术相结合，通过建立一个恐惧等级系统（从最不害怕到最害怕的情境），逐步暴露患者于这些情境中，同时指导其进行放松练习，以减少恐惧反应。

② 逐级暴露：患者按照事先制定的恐惧等级系统，从低等级逐步升级至高等级，每个等级都需要患者能较好地应对和控制恐惧反应。

③ 洪水法：直接让患者面对最恐惧的情境或物体，直到其恐惧反应减弱。这种方法需要在专业治疗师的指导下进行，以确保安全和有效。

（2）认知行为治疗（CBT）：CBT结合了认知和行为技术，帮助患者识别并改变非理性的思维模式和行为。具体技术包括以下几种。

① 认知重构：帮助患者识别和挑战其恐惧的非理性思维，并用更现实和积极的思维代替。

② 行为实验：通过实际行为实验，验证患者的恐惧预期是否真实，从而修正其认知。

③ 正念疗法：正念疗法通过训练患者专注于当前的体验，不加评判地接受和观察自己的情绪和想法，以减少对恐惧情境的反应。常用技术包括正念冥想和呼吸练习。

④ 虚拟现实疗法（VRT）：利用虚拟现实技术，创造出模拟的恐惧情境，让患者在安全可控的环境中逐步面对恐惧对象。虚拟现实疗法在治疗飞行恐惧、高处恐惧等特殊恐惧障碍中显示出良好的效果。

2．药物治疗

虽然药物治疗并不是特殊恐惧障碍的首选治疗方法，但在某些情况下，药物可以作为心理治疗的辅助手段，特别是当患者的恐惧症状严重影响日常生活或阻碍心理治疗的进行时。

（1）苯二氮䓬类药物：如阿普唑仑、劳拉西泮等，这类药物起效快，可用于缓解急性焦虑和恐惧，但长期使用可能导致依赖和耐药性，因此通常只用于短期或特定场合下的治疗。

（2）选择性5-羟色胺再摄取抑制剂（SSRIs）：如帕罗西汀、舍曲林等，SSRIs可以用于治疗伴随抑郁或广泛性焦虑的特殊恐惧障碍患者。SSRIs的作用机制是增加大脑中的5-羟色胺水平，从而改善情绪和减轻焦虑。

（3）β-受体阻滞剂：如普萘洛尔，这类药物主要用于缓解与恐惧相关的身体症状，如心悸、震颤和出汗。β-受体阻滞剂常用于需要面对特定恐惧情境（如公开演讲）时的短期治疗。

3．辅助治疗

（1）家庭治疗：家庭成员的支持和理解对患者的康复至关重要。家庭治疗可以帮助家庭成员了解特殊恐惧障碍，学习如何提供有效的支持，并帮助患者应对恐惧情境。

（2）团体治疗：通过与其他有相似困扰的患者交流和分享经验，团体治疗可以增强患者的信心，提供情感支持，并学习应对策略。

（3）自助小组：患者可以参加自助小组，与其他有相似困扰的人分享经验。这种社交支持可以帮助患者感到不孤单，增强治疗信心。

（4）生活方式改变：健康的生活方式，如规律的锻炼、均衡的饮食和充足的睡眠，对缓解焦虑症状非常有帮助。避免咖啡因和酒精，因为它们可能加重焦虑症状。

（5）放松技术：包括深呼吸、渐进性肌肉放松、冥想等，这些技术可以帮助患者在面对恐惧情境时保持镇静，减轻焦虑反应。

第六节　分离性焦虑障碍

一、概述

分离性焦虑障碍通常在童年早期发病，患者在与所依恋的人（通常是父母、其他家庭成员或主要照料者）分别时会产生过度的焦虑。这种焦虑的持续时间和严重程度远远超出同龄儿童在分离情境中的常见水平，并显著影响其社会功能。此外，患者还可能出现做噩梦和痛苦的躯体症状。

双生子研究表明，儿童分离性焦虑障碍的遗传度可高达73%。患儿在幼年时期常表现出胆怯、敏感和过分依赖的心理特点。环境因素也在发病中起重要作用，包括父母对孩子过分保护或过于严厉、苛刻甚至粗暴的家庭教育方式。此外，心理应激事件（如初次上幼儿园、转学、受到批评、移民以及亲属或宠物的死亡）也会增加发病风险。

分离性焦虑障碍多在6岁以前发病，表现为在与依恋对象分别前过度担心依恋对象可能遭遇伤害或永远消失。患儿常过度担心在依恋对象不在身边时，自己会遇到走失、被绑架、被害或住院等不良情况，害怕自己再也见不到亲人。每次分别时，患儿可能会出现头痛、恶心、呕吐等躯体症状，或因害怕分别而不愿上学，甚至拒绝上学。

此外，患儿在离别时或离别后常表现出过度的情绪反应，如烦躁不安、哭喊、发脾气、痛苦、淡漠或社会性退缩。有些患儿在没有依恋对象陪同的情况下，绝不愿意外出活动；晚上如果没有依恋对象在身边，他们可能不愿意上床睡觉，或反复做与离别有关的噩梦，夜间多次惊醒。

二、病因

1. 遗传因素

（1）家族遗传：研究表明，分离性焦虑障碍具有明显的遗传倾向。双生子研究显示，遗传因素在儿童分离性焦虑障碍中的作用显著，遗传度可高达73%。如果一个家庭成员患有焦虑障碍，其他成员，尤其是子女，患分离性焦虑障碍的风险显著增加。

（2）基因影响：虽然具体的基因机制尚未完全明确，但一些研究表明，焦虑障碍的发生可能与某些基因变异有关，这些基因可能影响大脑中处理恐惧和焦虑的神经通路，如涉及神经递质调节的基因（如 *5-HTTLPR* 与 5-HT 系统有关）。

2. 心理因素

（1）依恋理论：依恋理论认为，儿童与主要照料者之间的依恋关系对其情绪和行为发展至关重要。安全型依恋的孩子在分离时表现出适度的焦虑，但能较快适应，而不安全型依恋的孩子则可能表现出过度的焦虑和依赖，容易发展为分离性焦虑障碍。

（2）个人气质：儿童的气质特征，如胆怯、敏感、内向和高反应性等，可能使他们更容易发展出分离性焦虑障碍。具有这些气质特征的儿童在面对新环境或新的社交情境时，常表现出更高的焦虑水平。

3. 环境因素

（1）家庭教育方式：对分离性焦虑障碍的发生有重要影响。过度保护或过于严厉、苛求的教育方式可能导致孩子缺乏独立性和应对能力，从而增加分离性焦虑的风险。相反，忽视或缺乏关爱的教养方式也可能使孩子在分离时感到不安和焦虑。

（2）重大生活事件和应激源：如初次上幼儿园、转学、家庭搬迁、亲属或宠物的死亡、父母离异等，均可诱发或加重分离性焦虑障碍。这些事件可能打破了孩子的日常生活节奏和安全感，导致过度的焦虑反应。

4．社会文化因素

（1）社会支持：社会支持系统的强弱也会影响分离性焦虑障碍的发生和发展。缺乏社会支持的孩子更容易感到孤独和无助，从而加重焦虑症状。相反，有强大社会支持的孩子在面对分离时可能表现得更加自信和独立。

（2）文化背景：不同文化背景下，对儿童行为的期望和教养方式有所不同，这也可能影响分离性焦虑障碍的发生。例如，某些文化可能对孩子的独立性要求较高，而另一些文化则更加注重家庭的紧密联系和依赖。

三、临床表现

1．核心症状

（1）对分离的强烈恐惧：患有分离性焦虑障碍的儿童会表现出对与依恋对象分离的强烈恐惧。这种恐惧通常是不合理的，并且与实际情况不符。儿童可能会不断担心分离后会发生灾难性事件，如父母会出事故或永远不回来。

（2）过度的担忧：儿童可能会表现出对可能发生分离的持续性、过度的担忧。这种担忧通常会持续数周甚至几个月，严重影响儿童的日常生活。

2．情绪和行为表现

（1）反复的哭闹：在分离前或分离过程中，儿童可能会表现出强烈的情绪反应，如哭闹不止。这种反应不仅在家庭环境中发生，在学校或其他需要与父母分开的情境中也会出现。

（2）紧张和恐慌：在预期分离或实际分离时，儿童可能会表现出明显的紧张和恐慌反应。他们可能会不断请求保证或确认不会被遗弃。

（3）拒绝离开家：儿童可能会强烈拒绝去学校、参加社交活动或其他需要离开家庭的场合，宁愿待在家里，以避免与父母分离。

（4）依赖行为：患有分离性焦虑障碍的儿童通常会表现出依赖行为，如紧紧跟随父母，甚至在家里也不愿离开父母的视线范围。

3．身体症状

（1）身体不适：在面对分离情境或预期分离时，儿童可能会表现出各种身体症状，如头痛、腹痛、恶心、呕吐等。这些症状常常在分离压力解除后迅速消失。

（2）睡眠问题：儿童可能会因对分离的恐惧而出现睡眠问题，如难以入睡、睡眠不安、频繁做噩梦，梦中内容通常涉及与父母分离或父母遭遇不幸。

（3）食欲变化：一些儿童在面对分离压力时可能会出现食欲减退或进食困难，这种变化可能是由于焦虑和紧张引起的。

4．认知症状

（1）灾难性思维：儿童可能会持续担心自己或父母会在分离期间发生灾难性事件，例如事故、疾病或其他不幸。这种灾难性思维常常是不现实的，但对儿童来说却是非常真实和恐怖的。

（2）过度警觉：患有分离性焦虑障碍的儿童通常会表现出过度警觉，总是对周围环境保持高度的警惕，以防止可能的分离发生。

5．社交和功能影响

（1）学业表现下降：由于持续的焦虑和担忧，儿童的学业表现可能会受到显著影响。他们可能会因为焦虑而无法集中注意力，导致学习成绩下降。

（2）社交退缩：儿童可能会因为害怕分离而避免参加社交活动，这会影响他们与同龄人之间的关系，导致社交退缩和孤立感。

（3）日常活动受限：分离性焦虑障碍的儿童常常避免参与需要与父母分开的活动，如露营、睡觉前故事时间等，这会限制他们的日常活动和生活经验。

6．成年期表现

虽然分离性焦虑障碍多见于儿童，但在部分个体中症状可能会持续到成年。成年期的分离性焦虑障碍患者可能会有以下表现。

（1）对伴侣或家人的过度依赖：成年患者可能会对伴侣或其他家庭成员表现出过度依赖，难以独立完成日常活动。

（2）过度担忧和焦虑：他们可能会对伴侣或家庭成员的安全表现为过度担忧和焦虑，害怕他们会遭遇不幸或离开自己。

（3）功能受限：成人患者的社交和职业功能可能会受到显著影响，难以独立生活或维持正常的社会关系。

四、辅助检查

1．心理测量问卷

（1）分离焦虑量表（SAS）：评估孩子在分离情境下的焦虑水平和情绪反应。

（2）儿童焦虑评定量表（MASC）：全面评估儿童和青少年的多种焦虑症状，包括分离性焦虑障碍。

（3）家长报告问卷：如"儿童焦虑相关情境情感反应量表（PARS）"，通过家长报告了解孩子在特定情境中的焦虑表现。

2．自主神经功能测试

（1）心率变异性（HRV）分析：评估自主神经系统功能，了解儿童在焦虑情境下的生理反应。HRV可以提供关于心率波动的信息，有助于理解焦虑对身体的影响。

（2）皮肤电反应（GSR）：测量皮肤电活动变化，反映自主神经系统的活性。GSR可以帮助评估儿童在分离情境下的生理反应强度。

3．血液检查

（1）甲状腺功能测试：排除甲状腺功能异常，如甲状腺功能亢进或低下，这些状况可能引起或加重焦虑症状。

（2）全血细胞计数（CBC）：评估总体健康状况，排除贫血、感染或电解质紊乱等可能影响情绪和行为的生理问题。

4．头颅MRI或CT扫描

头颅MRI或CT扫描虽然不常规用于分离性焦虑障碍的诊断，但在有神经系统症状（如头痛、眩晕）或其他异常体征时，头颅MRI或CT扫描可以用于排除脑部肿瘤、血管病变等器质性病变。

5．认知功能测试

（1）注意力和记忆评估：通过一系列认知功能测试评估孩子的注意力、记忆力和执行功能。这些认知功能可能在高焦虑状态下受损，影响孩子的学习和日常生活。

（2）执行功能评估：包括决策能力、计划能力和问题解决能力等，了解孩子在日常生活中的功能表现。

6．生活质量评估

（1）儿童生活质量问卷（PedsQL）：评估焦虑障碍对孩子日常生活和总体生活质量的影响。PedsQL可以量化孩子在不同生活领域的功能受损程度。

（2）功能评定量表：如"儿童功能评定量表（CAFAS）"，评估孩子在家庭、学校和社会环境中的功能水平，帮助制定个性化的治疗计划和康复目标。

五、鉴别诊断

1．广泛性焦虑障碍（GAD）

（1）特点：持续和过度的广泛性担忧，涉及多个生活领域，如学业、健康、家庭等。常伴有身体症状，如疲劳、肌肉紧张、易激惹和睡眠障碍。

（2）鉴别要点：GAD的焦虑是广泛和持续的，不限于分离情境，而分离性焦虑障碍的焦虑主要集中在与依恋对象分离时。

2．惊恐障碍

（1）特点：以突发的、不可预测的惊恐发作为特征，发作时伴有剧烈的身体症状，如心悸、出汗、呼吸困难、胸痛等。患者常对再发作有强烈的担忧和回避行为。

（2）鉴别要点：惊恐发作是突发的，且与特定情境无关，而分离性焦虑障碍的焦虑是在与依恋对象分离时出现的。

3．抑郁症（MDD）

（1）特点：显著且持久的抑郁情绪、兴趣或快感丧失，可能伴有自我评价低、疲劳和注意力不集中。有时会表现出对离别或孤独的过度反应，但主要症状是抑郁。

（2）鉴别要点：抑郁症的主要特征是抑郁情绪和兴趣丧失，而分离性焦虑障碍的核心是对分离的过度焦虑。

4．社交焦虑障碍（SAD）

（1）特点：对社交或表现情境的强烈恐惧和焦虑，害怕在他人面前表现不佳、受到负面评价或被羞辱。典型情境包括公开讲话、与陌生人交谈、在他人面前进食等。

（2）鉴别要点：社交焦虑障碍的焦虑对象是社交情境，而分离性焦虑障碍的焦虑对象是与依恋对象分离。

5．广场恐怖症

（1）特点：对开放空间、公共场所或无法轻易逃离的情境的强烈恐惧，患者常避免独自外出、乘坐公共交通工具或在拥挤的地方停留。常伴有对这些情境的回避行为。

（2）鉴别要点：广场恐怖症的恐惧对象是广泛的环境，而分离性焦虑障碍的焦虑对象是特定的依恋对象分离情境。

6．创伤后应激障碍（PTSD）

（1）特点：在经历或目睹创伤性事件后出现的心理反应，症状包括闪回、做噩梦、回避行为、警觉性增加和情绪麻木。患者常避免与创伤事件相关的情境或刺激。

（2）鉴别要点：PTSD的焦虑和回避行为与特定创伤事件相关，而分离性焦虑障碍的焦虑与分离情境相关。

7．强迫症（OCD）

（1）特点：以反复出现的强迫观念和强迫行为为特征，患者知道这些观念和行为是过度和不合理的，但难以控制。强迫观念是侵入性的、反复出现的想法，强迫行为是为减轻这些观念的焦虑而进行的重复行为。

（2）鉴别要点：OCD的焦虑源于强迫观念，强迫行为是为了中和这些观念引起的焦虑，而分离性焦虑障碍的焦虑对象是特定的分离情境。

8．回避型人格障碍（AvPD）

（1）特点：以广泛的社交抑制、感觉不适和对负面评价的高度敏感为特征，患者通常有强烈的自卑感和对社交情境的广泛回避。患者通常表现出对被拒绝和批评的极度敏感。

（2）鉴别要点：AvPD患者的社交回避和情境恐惧是广泛的，而分离性焦虑障碍的焦虑和回避行为针对的是具体的分离情境。

9．儿童情绪障碍

（1）特点：儿童情绪障碍包括多种情绪和行为问题，如抑郁、焦虑、行为失调等。儿童情绪障碍的症状可能与分离性焦虑障碍重叠，但通常表现出更广泛的情绪和行为问题。

（2）鉴别要点：儿童情绪障碍的症状更为广泛，而分离性焦虑障碍的核心是对分离的过度焦虑。

六、治疗

（一）心理治疗

1．认知行为疗法（CBT）

CBT是治疗分离性焦虑障碍最常用且最有效的方法之一。它通过改变患者的思维和行为模式，帮助他们更好地应对分离恐惧。

（1）认知重构：治疗师帮助患者识别并挑战他们对分离的非理性恐惧和灾难性思维。例如，治疗师可以引导患者认识到分离并不会带来灾难性后果，帮助他们建立更积极的思维模式。

（2）暴露疗法：是CBT的一部分，通过逐步让患者接触他们害怕的分离情境，减少恐惧反应。暴露可以是想象中的（如在安全的环境中想象分离情境），也可以是现实中的（如实际体验短暂的分离）。

（3）行为实验：治疗师与患者一起设计和进行行为实验，测试和修正他们对分离的恐惧预期。这有助于患者通过亲身体验认识到他们的恐惧是不现实的。

（4）放松训练：通过教授深呼吸、渐进性肌肉放松等放松技巧，帮助患者在面临分离情境时减轻焦虑和紧张。

2．家庭治疗

家庭治疗在治疗儿童分离性焦虑障碍中起着重要作用，因为家庭环境和亲子关系对儿童的情绪和行为有重大影响。

（1）教育家长：治疗师向家长解释分离性焦虑障碍的性质、原因和治疗方法，帮助他们理解孩子的感受和需求。

（2）增强家庭支持：通过改善家庭沟通和互动模式，增强家庭成员之间的支持和理解，帮助孩子感到安全和被关爱。

（3）教导家长应对策略：指导家长使用有效的应对策略，如如何在分离时给予孩子安慰和鼓励，如何逐步增加分离时间和频率。

3．游戏治疗

游戏治疗是一种特别适用于儿童的治疗方法，通过游戏的形式帮助孩子表达和处理他们的焦虑和恐惧。

（1）表达性游戏：通过角色扮演、绘画、建构等游戏活动，让孩子表达他们的分离恐惧和内心感受。

（2）情景再现：通过游戏模拟分离情境，让孩子在安全的环境中体验和应对分离恐惧，逐步减少他们的焦虑反应。

4．社会技能训练

社会技能训练帮助儿童提高社交能力和自信心，减少由于社交困难引发的分离焦虑。

（1）教导基本社交技能：包括如何与他人打招呼、进行对话、表达需求和情感等。

（2）提高自我效能感：通过鼓励孩子参加社交活动、建立友谊和团队合作，提高他们的自信心和社交能力。

（二）药物治疗

药物治疗通常用于心理治疗效果不明显或症状严重影响日常生活的患者。药物治疗应在专业医师的指导下进行。

1．选择性5-羟色胺再摄取抑制剂（SSRIs）

SSRIs是治疗分离性焦虑障碍的常用药物。它们通过增加大脑中的5-羟色胺水平，帮助调节情绪和减轻焦虑。

（1）常用药物：帕罗西汀、舍曲林和氟西汀。

（2）作用机制：SSRIs通过抑制5-羟色胺的再摄取，增加突触间隙中的5-羟色胺浓度，从而缓解焦虑和抑郁症状。

（3）不良反应：包括恶心、头痛、失眠、食欲改变和性功能障碍。医师会根据患者的具体情况调整药物剂量和种类。

2．苯二氮䓬类药物

苯二氮䓬类药物通常用于缓解急性焦虑症状，但由于其成瘾性和依赖性，一般不建议长期使用。

（1）常用药物：阿普唑仑、劳拉西泮。

（2）作用机制：苯二氮䓬类药物通过增强γ-氨基丁酸（GABA）的作用，产生镇静和抗焦虑效果。

（3）不良反应：包括嗜睡、头晕、记忆力减退和协调障碍。

3．三环类抗抑郁药（TCAs）

TCAs在治疗分离性焦虑障碍时有时也会使用，但由于不良反应较多，通常在其他药物无效时才考虑使用。

（1）常用药物：氯米帕明。

（2）作用机制：TCAs通过抑制5-羟色胺和去甲肾上腺素的再摄取，增加突触间隙中的这些神经递质浓度，从而缓解焦虑和抑郁症状。

（3）不良反应：包括口干、便秘、尿潴留、心率加快和视力模糊等。

（三）其他辅助治疗

1．正念治疗

正念治疗通过训练患者专注于当前的体验，不加评判地接受和观察自己的情绪和想法，以减少对分离情境的反应。

（1）正念冥想：通过正念冥想练习，帮助患者学会在面对焦虑时保持冷静，增强自我控制能力。

（2）正念呼吸：通过正念呼吸练习，帮助患者在焦虑时放松身心，减少紧张和焦虑反应。

2．放松训练

放松训练通过教授各种放松技巧，帮助患者在面对分离情境时保持镇静，减轻焦虑反应。

（1）深呼吸：通过深呼吸练习，帮助患者放松身心，减少焦虑和紧张。

（2）渐进性肌肉放松：通过逐步放松全身肌肉，帮助患者在面对焦虑情境时保持冷静。

3．生物反馈

生物反馈通过监测和反馈患者的生理状态，帮助他们学会控制焦虑反应。

（1）心率变异性训练：通过监测心率变异性，帮助患者学会调节心率，减轻焦虑反应。

（2）皮肤电反应训练：通过监测皮肤电导率，帮助患者学会控制汗液分泌，减少紧张和焦虑。

第十章　强迫及相关障碍

第一节　强迫症

一、概述

强迫症（OCD）是一种以反复出现的强迫观念、强迫冲动或强迫行为为主要临床表现的精神疾病。多数患者意识到这些观念和行为是不必要或不正常的，违反了自己的意愿，却无法控制和摆脱，因此感到极度焦虑和痛苦。强迫症的症状复杂多样，病程迁延且易慢性化，具有较高的致残率，对患者的婚姻、职业、情感和社会功能造成严重影响。然而，许多患者在早期并不主动寻求医治。

强迫症的患病率为0.8% ～ 3.0%，在精神科门诊中，患病率约为10%。平均发病年龄为20岁，男性（19岁）稍早于女性（22岁）。约2/3的患者在25岁之前出现症状，不到15%的患者在35岁之后发病。女性的患病率略高于男性（1:1.2）。

强迫症与其他精神障碍具有较高的共病率，56% ～ 83%的强迫症患者至少共患一种其他精神障碍。与以下精神障碍的共病率分别为：抑郁症，67%；社交恐惧症，25%；抽动秽语综合征，5% ～ 7%；抽动症，20% ～ 30%。此外，强迫症还与酒精使用障碍、广泛性焦虑障碍、特定恐怖症、惊恐发作、进食障碍和人格障碍等有较高的共病率，这些共病增加了误诊的可能性。

二、病因

1. 遗传因素

（1）家族遗传：研究表明，强迫症具有一定的家族聚集性。患有强迫症的亲属中，强迫症的发生率显著高于普通人群。双生子研究也支持强迫症的遗传因素，单卵双生子的强迫症共患率远高于异卵双生子。

（2）遗传易感性基因：近年来的基因研究发现，某些基因可能与强迫症的发生有关。例如，5-羟色胺转运体基因（*SLC6A4*）、谷氨酸转运体基因（*SLC1A1*）和特定的多巴胺受体基因（如*DRD4*）等都可能影响强迫症的发生。这些基因的变异可能影响神经递质系统的功能，从而增加强迫症的易感性。

2. 神经生物学因素

（1）神经解剖学异常：功能性脑成像研究（如PET、fMRI）发现，强迫症患者的大脑某些区域存在结构和功能异常。特别是额叶 - 基底节 - 丘脑 - 皮质环路（CSTC环路）被认为在强迫症的病理生理中起重要作用。强迫症患者在这些脑区的活动可能过度活跃或连接异常，导致强迫观念和行为的产生。

（2）神经递质失衡：神经递质系统的失衡被认为是强迫症的重要病理机制之一。主要涉及的神经递质包括以下几种。研究发现，5-HT系统功能的异常与强迫症的症状密切相关。选择性5-羟色胺再摄取抑制剂（SSRIs）在治疗强迫症方面显示出显著疗效，进一步支持了5-HT系统在强迫症中的重要作用。多巴胺系统的异常也与强迫症有关。多巴胺功能的过度活跃可能导致基底节活动增加，从而引发强迫行为。谷氨酸作为主要的兴奋性神经递质，其异常水平也被认为与强迫症相关。谷氨酸调节的药物在一些强迫症患者中显示出潜在的治疗效果。一些研究通过脑电图（EEG）和事件相关电位（ERP）发现，强迫症患者的脑电活动存在异常，特别是在额叶和基底节区域。这些异常活动可能反映了大脑信息处理和认知控制的缺陷。

3. 心理因素

（1）心理动力学理论：根据弗洛伊德的心理动力学理论，强迫症被视为个体内心冲突的结果。强迫观念和行为被认为是潜意识中压抑的冲动和欲望的象征性表达。通过强迫行为，患者试图减轻由这些内心冲突引起的焦虑。

（2）认知行为理论：认知行为理论认为，强迫症的症状是由个体对普通思维和情感的错误解读和应对方式引起的。具体表现为对强迫观念的过度关注和消极评价，导致强迫行为的产生。这些行为虽然暂时减轻了焦虑，但通过负强化机制，进一步强化了强迫症状。

（3）行为学理论：行为学理论强调环境和学习在强迫症发生中的作用。根据行为学观点，强迫行为是一种条件反射，通过负强化机制（如暂时缓解焦虑）得以维持和增强。

4. 环境因素

（1）儿童期经历：童年时期的创伤性经历，如虐待、忽视、家庭冲突等，可能增加个体患强迫症的风险。这些经历可能导致个体在成年后对特定情境或想法产生过度的焦虑和恐惧，从而发展为强迫症。

（2）家庭环境：家庭中过度保护、严格控制或情感冷漠的环境，可能导致个体在成长过程中形成过度谨慎、依赖和焦虑的性格特征，这些特征在某些情况下可能诱发强迫症。

（3）社会文化因素：社会文化环境对个体的行为和心理状态有重要影响。例如，某些文化中的完美主义倾向、过高的社会期望和标准，可能增加个体产生强迫症状的风险。

5. 生理因素

（1）感染和免疫因素：一些研究发现，儿童期链球菌感染（如猩红热、风湿热）可能与强迫症的发生有关。这种感染可能引发免疫反应，导致中枢神经系统的炎症，从而影响脑功能，诱发强迫症状。

（2）脑损伤和神经疾病：脑外伤、中风、癫痫等神经系统疾病可能导致大脑某些区域的损伤或功能异常，从而引发强迫症状。这些病理变化可能影响额叶-基底节-丘脑-皮质环路的正常功能，导致强迫症状的产生。

6. 性格特征

（1）完美主义倾向：具有完美主义倾向的人更容易对细节和错误过度关注，这种倾向可能导致强迫观念和行为的产生和维持。

（2）高度责任感：高度责任感的人容易对自己和他人的行为产生过度的责任感，担心自己的行为可能会导致不良后果，从而产生强迫行为。

（3）过度谨慎：过度谨慎的人往往对潜在危险和风险高度敏感，这种敏感性可能导致他们在日常生活中采取过度的预防措施，表现为强迫行为。

三、临床表现

强迫症的基本症状包括强迫观念和强迫行为，严重程度差异很大。一些患者每日会花

1～3小时实施重复行为，而有些患者存在持续的、顽固的侵入性思维，或难以控制的强迫行为，导致社会功能丧失。

1．强迫观念

强迫观念指反复侵入患者意识领域的、持续存在的思想、观念、表象、情绪、冲动或意向。这些观念对患者来说没有现实意义，非其所愿，但患者明知其不必要，试图忽略、压抑或用其他思想、动作来对抗，却无法摆脱，因而苦恼和焦虑。随病程进展，患者对这些观念的抵抗可能逐渐减弱。

（1）强迫思维：以刻板形式反复侵入患者头脑的观念、表象或冲动思维，内容常常涉及暴力、猥亵或毫无意义。虽然患者试图抵制，但通常不成功，尽管这些思维令人痛苦，但患者认为它们是属于自己的。

（2）强迫穷思竭虑：患者对一些常见的事情、概念或现象反复思索，刨根究底，如"人为什么会说话""天为什么会下雨"等，尽管自知毫无现实意义，但不能自控。

（3）强迫怀疑：患者反复怀疑自己言行的正确性，需要反复检查、核对，如怀疑自己未完成作业、门窗未关好等，尽管意识到事情已做好，但仍不放心。

（4）强迫对立观念：患者脑中出现一个观念或看到一句话时，会不由自主地联想到性质对立的另一个观念或词句，如想起"和平"即联想到"战争"。

（5）强迫联想：患者看到、听到或想到某事物时，会联想到一些不愉快或不祥的情境，如看见打火机联想到爆炸，看见钞票联想到病菌等，反复联想，难以控制。

（6）强迫回忆：患者意识中反复呈现经历过的事情，无法摆脱，感到苦恼。如在冥想时被打断，需从头再次回忆。

（7）强迫意向：患者感到强烈的内在冲动去做某些违背自己意愿的事情，但实际上不会付诸行动，如站在高处想跳下等。

2．强迫行为

强迫行为是指患者通过反复的行为或动作来阻止或降低强迫观念引发的焦虑和痛苦的行为或仪式化动作，常继发于强迫观念。尽管患者知道这些行为无意义或无效，但仍反复抵抗，导致明显的焦虑。这些行为可以暂时缓解焦虑或痛苦，但不能从根本解决问题。

（1）强迫检查：患者为了减轻强迫怀疑所致焦虑，反复检查门窗、煤气、电插头等，严重者检查数十遍仍不放心。

（2）强迫洗涤：患者为消除对污染的担忧，反复洗手、洗澡或洗衣服、餐具等，多源于"怕受污染"的强迫观念。

（3）强迫询问：患者反复询问他人以消除疑虑，如询问自己是否说错话等。

（4）强迫计数：患者对数字发生强迫观念，沉浸于无意义的计数动作中，如反复数楼梯、电话号码等。

（5）强迫性仪式动作：患者发展出一系列刻板的程序或仪式动作，如出门一定要先左脚迈出家门，否则要退回来再迈一次。这些动作占据患者大量时间，影响日常生活。

3．回避行为

患者通常采用回避行为、中和或随意的形式，以减轻焦虑，回避可能诱发强迫思维和强迫行为的人、地点及事物。严重时，回避行为可能成为最显著的症状。治疗过程中，随着回避行为的减少，强迫行为可能增加。

4．其他症状

面对诱发强迫思维和强迫行为的情境时，患者会经历明显的情绪波动，包括焦虑、惊恐发作、强烈的厌恶感或对"不完美"感到痛苦，直到事情看上去、感觉上或听上去"恰到好处"。这些情绪反应并不完全取决于病程，而是与强迫症状内容的性质和强度，以及缓解焦虑的强迫行为的相互作用有关。

长期强迫洗手的患者常见双手皮肤受损，强迫性抠、挖、拔毛的患者可见相应部位的损伤。部分患者可能有神经系统软体征和精细运动协调障碍。

患者常有不良的人际关系：有的要求他人容忍其症状，甚至要求家属配合其仪式行为，导致症状强化和慢性化；有的与家属产生敌对关系，强迫症状被他人误解为有意对抗，加重症状并引发更多冲突。

四、辅助检查

1．磁共振成像

磁共振成像是一种非侵入性成像技术，通过利用强磁场和射频脉冲生成高分辨率的脑部图像。MRI可以提供大脑结构的详细信息，有助于识别与强迫症相关的神经解剖学异常。

（1）结构性MRI：研究发现，强迫症患者的额叶、基底节和扣带回等脑区可能存在结构异常，例如灰质体积减少或白质完整性受损。通过结构性MRI，可以评估这些脑区的变化，为了解强迫症的病理机制提供依据。

（2）弥散张量成像（DTI）：是一种基于MRI的技术，用于研究白质纤维束的微观结构和完整性。研究表明，强迫症患者的某些白质纤维束可能存在微结构异常，如额叶-基底节-丘脑环路中的连接异常。DTI可以帮助评估这些异常，提供有关强迫症的更多信息。

2．功能性磁共振成像（fMRI）

功能性磁共振成像（fMRI）通过检测脑血流变化来反映脑活动。fMRI可以用于研究强迫症患者在执行特定任务或受到特定刺激时的脑活动模式。

（1）静息态fMRI：研究强迫症患者在静息状态下的脑功能连接性。静息态fMRI研究发现，强迫症患者的默认模式网络（DMN）、中央执行网络（CEN）和萨里恩斯网络（SN）等脑区之间的功能连接性可能存在异常。

（2）任务态fMRI：通过让患者执行特定的认知任务（如决策、情绪调节等），评估他们的脑活动变化。任务态fMRI研究表明，强迫症患者在面对强迫相关刺激时，前额叶皮质、基底节和杏仁核等脑区的活动可能异常增强。

3．正电子发射断层扫描（PET）和单光子发射计算机断层扫描（SPECT）

PET和SPECT是两种功能性神经影像学技术，通过放射性示踪剂标记特定的代谢物或神经递质，评估脑功能和代谢活动。

（1）PET：研究表明，强迫症患者在某些脑区（如前扣带回、基底节和额叶皮质）可能存在葡萄糖代谢异常。PET可以帮助评估这些代谢异常，进一步了解强迫症的神经生物学机制。

（2）SPECT：通过检测脑血流和神经递质活动，SPECT可以提供有关强迫症患者脑功能状态的更多信息。例如，SPECT相关研究发现，强迫症患者的额叶皮质和基底节的血流量可能异常。

4．脑电图（EEG）

脑电图（EEG）通过记录大脑的电活动，评估神经元的同步化和功能状态。虽然EEG在强迫症诊断中的应用有限，但可以用于排除癫痫等其他神经系统疾病。

事件相关电位（ERP）是EEG的一种特殊应用，通过分析特定刺激或任务引发的脑电活动变化，评估大脑的感知、认知和情绪反应。研究表明，强迫症患者在执行认知任务时，某些ERP成分（如P300）的潜伏期和振幅可能异常，反映了他们的认知控制和信息处理缺陷。

5．认知功能测试

（1）执行功能：通过任务切换、工作记忆、计划和问题解决等测试，评估患者的执行功能。研究发现，强迫症患者在这些认知领域可能存在缺陷。

（2）注意和集中：评估患者的注意力持续时间、选择性注意和分配注意能力。强迫症患者可能在这些方面存在困难。

（3）记忆功能：通过短期和长期记忆测试，评估患者的记忆能力。强迫症患者可能在信息的编码、存储和提取方面存在问题。

6．情绪和行为评估

（1）焦虑和抑郁评估：使用标准化的问卷和量表[如汉密尔顿焦虑量表（HAMA）、贝克抑郁量表（BDI）等]，评估患者的焦虑和抑郁症状。这些情绪问题常常与强迫症共存，评估其严重程度对制定治疗方案至关重要。

（2）生活质量和功能评估：通过自评和他评问卷，评估强迫症对患者生活质量和日常功能的影响。常用量表包括强迫症障碍量表（OCDS）和WHO生活质量评估简表（WHOQOL-BREF）等。

7．血液检查

（1）全血细胞计数（CBC）：评估患者的血液健康状况，排除贫血、感染等情况。

（2）生化检查：评估肝肾功能、电解质平衡和代谢状况，排除内分泌和代谢疾病。

8．甲状腺功能检查

甲状腺功能异常（如甲状腺功能亢进症或甲状腺功能减退症）可能引发焦虑和强迫症状。通过测定甲状腺激素（T_3、T_4）和促甲状腺激素（TSH）水平，评估甲状腺功能状态。

9．维生素和矿物质检查

缺乏某些维生素和矿物质（如维生素B_{12}、维生素D、铁、镁等）可能导致神经系统功能障碍，诱发焦虑和强迫症状。通过血液测试评估这些营养素的水平，排除相关缺乏症。

10．心理评估工具

（1）强迫症状量表（OCI-R）：是评估强迫症状严重程度的自评量表，包括强迫观念、强迫行为和避免行为等多个维度。通过OCI-R的评分，可以量化患者的强迫症状，为治疗效果评估提供依据。

（2）耶鲁-布朗强迫症状量表（Y-BOCS）：是最常用的强迫症评估工具之一，包括强迫观念和强迫行为两个分量表。Y-BOCS的评分可以帮助评估强迫症状的频率、严重程度和对日常生活的影响。

五、鉴别诊断

1．精神分裂症

精神分裂症患者可出现强迫症状，强迫症患者的强迫观念亦可达到妄想的程度，二者鉴别的要点：①前者往往还会出现幻觉、妄想、言行紊乱等其他精神病性症状；②患者是否为之苦恼，还是淡漠处之，以及是否与环境、现实协调等。根据DSM-5建议，如果患者只有强迫症状，而无其他精神病性症状，如缺乏自知力，可诊断为其他特定的精神病性障碍或强迫症，但须特别注明。

2. 抑郁障碍

抑郁障碍与强迫症经常共存。抑郁障碍患者可表现某些强迫症状，强迫症患者也可体验某些抑郁症状。鉴别主要根据哪种症状是原发的，并占主要地位而定。如果难分伯仲，建议采用等级诊断的思路，首先考虑抑郁障碍。

3. 广泛性焦虑障碍

二者鉴别的最大困难在于焦虑与强迫思维的区别。广泛性焦虑障碍患者关注多是日常生活的现实问题，忧虑源于感知到外界有威胁存在，但内容多是一种含糊不清、令人烦恼的不祥预兆，患者不认为自己的忧虑是不合适的，不会导致强迫性仪式行为；强迫思维的内容多是一些非同寻常的事情，如怕脏、害怕被污染、攻击、储藏或一些宗教思想等，难以令人接受。

4. 恐惧症

二者具有许多相似性，如对某种物品或场景的恐惧反应和回避行为。鉴别要点：①强迫症患者在缺乏明确恐惧场所/事件、对象的情况下，仍然表现出持久的、反复出现的强迫性思维；恐怖症患者如无明确恐惧对象存在，通常不会出现焦虑或沮丧情绪。②恐怖症患者没有强迫性行为，回避行为只针对某一或某些明确的恐惧对象，而强迫症患者并不仅限于此。③强迫症患者对强迫性思维的最常见反应是强迫性仪式动作，常由内在的思维所触发。

六、治疗

1. 药物治疗

药物治疗是强迫症的主要治疗方法之一。有效的抗强迫药物包括选择性5-羟色胺再摄取抑制剂（SSRIs）（如氟西汀、氟伏沙明、舍曲林、帕罗西汀和西酞普兰），以及三环类抗抑郁药物如氯米帕明。目前，SSRIs是首选的一线治疗药物，而氯米帕明由于不良反应较多，其应用受到限制。由于强迫症病程较长且易复发，治疗原则是全病程治疗，通常包括急性期治疗、巩固期治疗和维持期治疗三个阶段。

（1）急性期治疗：急性期治疗通常持续10～12周。药物选择应从推荐的一线药物中进行，开始时使用足量（即处方推荐的较高或最高剂量）并持续足疗程。大多数患者在治疗4～6周后会有显著效果，有些患者在10～12周后才有改善。如果12周后疗效不佳，首先应增加药物至最大剂量；如果仍无效，可以考虑联合增效剂、换药治疗或选用其他治疗方法（如心理治疗或物理治疗）。需要注意的是，不宜短期使用某种药物后即认定无效并频繁换药。

抗精神病药单药治疗不宜作为强迫症的常规治疗，但SSRIs联合抗精神病药物可以增加疗效。常用的非典型抗精神病药物包括利培酮、阿立哌唑、喹硫平和奥氮平。相比之下，氯米帕明作为SSRIs的联合用药疗效较好，但安全性较差，因此一般不作为首选的联合方案。

（2）巩固期与维持期治疗：急性期治疗效果显著者，可进入为期1～2年的巩固期和维持期治疗。研究表明，持续治疗能减少患者的复发。完成维持期治疗的患者，经系统评估后可考虑逐渐减药，每1～2个月减药10%～25%，并密切监测停药反应和疾病复发情况。如症状波动，则需恢复原治疗剂量并延长维持治疗时间。

2．心理治疗

强迫症的发病与病前性格、自幼生活经历、心理-社会因素及精神创伤等密切相关，单靠药物治疗难以达到理想效果，因此需要辅以适当的心理治疗。目前，主要的心理治疗方法包括行为疗法、精神分析疗法、认知疗法、认知行为疗法（CBT）、森田疗法和支持性心理治疗等。在强迫症的整体治疗中，无论是药物治疗还是心理治疗，支持性心理治疗都是关键，包括：对强迫症患者的耐心解释和心理教育；帮助患者分析其人格特点和发病原因，努力克服心理诱因，以消除焦虑情绪；认真配合医师，找出心理因素，进行系统的心理治疗或药物治疗。

暴露与反应预防（ERP）是治疗强迫症的有效行为治疗方法。暴露疗法让患者面对引起焦虑的物品和环境；反应预防要求患者推迟、减少甚至放弃能减轻焦虑的行为，如缩短洗手时间、减少洗手频率，甚至完全放弃洗手。治疗前应对患者进行疾病教育，提高其信心，增强治疗依从性。ERP应结合家庭治疗，教育和支持家庭成员，因为他们是监督患者完成家庭作业的重要角色，并能减少对症状起到维持作用的家庭因素。初始治疗者与患者需制定一个逐步激发焦虑的计划，通过治疗室内的会谈指导患者进行，然后通过家庭作业让患者单独实践，逐步增加难度，并评估患者的反应和治疗效果。有效的ERP通常需要12次会谈和长期的家庭作业。

对于多数OCD患者，药物与心理治疗同时或相继进行的效果优于单独使用任何一种治疗方法。此外，认知行为治疗在维持治疗中也发挥重要作用。

3．物理治疗

目前可供选择的物理治疗方法包括：经颅磁刺激（TMS）、改良电抽搐治疗（mECT）、深部脑刺激（DBS）和迷走神经刺激（VNS）等，但其疗效尚待进一步确认。

第二节　躯体变形障碍

一、概述

躯体变形障碍（BDD）是一种精神疾病，患者对自己的外表产生强烈的不满，即使身体外表并无明显缺陷或仅有轻微缺陷，患者却坚信自己存在严重缺陷，并过分夸大这些缺陷，认为自己丑陋不堪或令人厌恶，甚至认为已经引起他人注意，从而感到极度苦恼。BDD曾被称为畸形恐惧，但这一术语被认为不够准确，因为这种病症并非真正的恐怖症，而是对自身外观的强迫观念。因此，自DSM-Ⅲ以来，该病被正式命名为躯体变形障碍，在DSM-5中被归类为强迫及相关障碍。

关于BDD的流行病学资料较少，但根据DSM-5的报告，美国BDD的时点患病率为2.4%，男女患病率大致相等。大多数患者在18岁前首次出现症状，最常见的起病年龄为12～13岁。BDD通常与多种其他疾病共病，包括抑郁症、焦虑障碍和精神病性障碍。具体来说，BDD与抑郁症的终生共病率超过90%，与焦虑障碍的共病率为70%，与精神病性障碍的共病率为30%。

这些共病情况使BDD的诊断和治疗变得更加复杂，通常需要综合的治疗策略，包括心理治疗、药物治疗以及对共病状况的管理。理解BDD的复杂性和多重共病关系，对于制定有效的治疗计划和改善患者的生活质量至关重要。

二、病因

1. 遗传因素

（1）家族遗传：研究发现，躯体变形障碍在家庭中有一定的遗传倾向。患有躯体变形障碍的个体，其亲属中出现类似障碍的概率较高。这表明遗传因素在躯体变形障碍的发生中可能起到一定作用。

（2）遗传易感性基因：尽管具体的遗传机制尚不清楚，但一些研究表明，躯体变形障碍可能与特定的基因变异有关。例如，与情绪和焦虑相关的基因变异可能增加个体患上躯体变形障碍的风险。

2. 神经生物学因素

（1）神经递质失衡：躯体变形障碍患者的神经递质系统可能存在异常。特别是5-羟色胺（5-HT）系统的功能失调被认为与该障碍密切相关。选择性5-羟色胺再摄取抑制剂（SSRIs）在治疗躯体变形障碍方面显示出一定的疗效，进一步支持了这一假设。

（2）脑功能异常：神经影像学研究显示，躯体变形障碍患者的大脑某些区域存在结构和功能异常，特别是在处理视觉信息和情绪调节的脑区。例如，患者在审视自己外貌时，可能会过度激活涉及视觉处理和情绪反应的脑区，如额叶、基底节和枕叶。

3. 心理因素

（1）心理动力学理论：根据弗洛伊德的心理动力学理论，躯体变形障碍可能源于个体内心的深层冲突和未解决的情感问题。外貌问题可能是潜在心理冲突的一种象征性表达。

（2）认知行为理论：认知行为理论认为，躯体变形障碍与个体的认知歪曲和负性自我评价有关。患者往往对自身外貌存在过度关注和扭曲认知，认为自己外貌上的"缺陷"是极其严重和无法接受的。负性自动思维和对外貌的过度关注可能通过强化机制维持和加重症状。

（3）完美主义和自尊问题：完美主义倾向和低自尊也是躯体变形障碍的重要心理因素。个体可能对自身外貌有不切实际的高标准，且对任何细小的"缺陷"感到无法容忍。同时，低自尊使得个体更加关注外貌上的"缺陷"，认为这些"缺陷"反映了自己的整体价值。

4. 社会文化因素

（1）社会文化压力：社会文化对美的标准和期望可能对躯体变形障碍的发生起重要作用。在现代社会，媒体和广告对美的标准的不断强化，使得个体尤其是年轻人受到巨大的外貌压力。这些社会文化压力可能导致个体对自身外貌的不满和过度关注。

（2）家庭和同伴影响：家庭环境和同伴关系也对躯体变形障碍的发生有重要影响。家庭成员或同伴对外貌的过度关注或批评，可能导致个体形成对自身外貌的负面认知。此外，童年时期的欺凌、嘲笑和批评等负性经历也可能增加个体患上躯体变形障碍的风险。

综合来看，躯体变形障碍的病因是多因素共同作用的结果。遗传因素和神经生物学因素可能使个体对躯体变形障碍具有易感性，心理因素如认知歪曲和负性自我评价进一步加重症状，而社会文化压力和家庭环境则可能在个体成长过程中起到促发和维持作用。这些因素相互作用，共同影响躯体变形障碍的发生和发展。

三、临床表现

1．核心症状

（1）对外貌的过度关注：患者会花费大量时间关注自己外貌的某些特定部分，例如脸部（如鼻、皮肤、头发）、体型、肌肉或其他身体部位。他们可能反复照镜子检查这些部位，或者避免照镜子，以减少焦虑。

（2）扭曲的外貌认知：患者对自身外貌存在扭曲认知，认为自己某些部位存在严重缺陷，尽管在外人看来这些缺陷可能微不足道或根本不存在。他们对这些"缺陷"感到极度不安，甚至认为这些缺陷是毁容性的。

2．情绪和行为表现

（1）强烈的焦虑和抑郁：患者对外貌的不满和担忧通常伴随着强烈的焦虑和抑郁。他们可能会感到极度的羞耻、尴尬和自卑，这些情绪可能导致社交退缩和功能受损。许多患者还会表现出抑郁症状，甚至有自杀的念头或行为。

（2）反复的检查和修饰行为：患者可能会反复进行检查和修饰行为，以改善或掩盖他们认为的外貌缺陷。这些行为包括：频繁照镜子或避免照镜子；反复洗脸或洗手；过度使用化妆品或美容产品；不断更换衣物或发型；反复寻求他人的保证或回避他人的评价。

（3）回避行为：为了避免因外貌问题而引起的尴尬和焦虑，患者可能会回避某些社交场合、活动或人际交往。他们可能会拒绝参加聚会、不愿去上学或上班，甚至可能完全不愿出门。

四、辅助检查

1．心理测量问卷

（1）身体变形障碍问卷（BDDE）：专门设计用于评估BDD症状的严重程度和具体表现。

（2）身体部位满意度量表（BASS）：评估患者对不同身体部位的满意度，帮助确定特定的关注点。

（3）身体形象量表（BIS）：全面评估患者对自身身体形象的感知和态度。

2．自主神经功能测试

（1）心率变异性（HRV）分析：评估自主神经系统功能，了解患者在焦虑情境下的生理反应。HRV可以提供关于心率波动的信息，有助于理解焦虑对身体的影响。

（2）皮肤电反应（GSR）：测量皮肤电活动变化，反映自主神经系统的活性，帮助评估患者在特定情境下的生理反应强度。

3．血液检查

（1）甲状腺功能测试：排除甲状腺功能异常，如甲状腺功能亢进或低下，这些状况可能引起或加重焦虑和身体形象相关的症状。

（2）全血细胞计数（CBC）和基础代谢面板（BMP）：评估总体健康状况，排除贫血、感染或电解质紊乱等可能影响情绪和行为的生理问题。

4．头颅MRI或CT扫描

虽然不常规用于BDD的诊断，但在有神经系统症状（如头痛、眩晕）或其他异常体征时，头颅MRI或CT扫描可以用于排除脑部肿瘤、血管病变等器质性病变。

5．认知功能测试

（1）注意力和记忆评估：通过一系列认知功能测试评估患者的注意力、记忆力和执行功能。BDD患者在高焦虑状态下可能表现出认知功能的损害，影响其日常生活。

（2）执行功能评估：包括决策能力、计划能力和问题解决能力等，了解患者在日常生活中的功能表现。

6. 生活质量评估

（1）健康相关生活质量问卷（HRQoL）：评估BDD对患者日常生活和总体生活质量的影响。HRQoL可以量化患者在不同生活领域的功能受损程度。

（2）功能评定量表：如《临床全局印象量表》（CGI），评估患者在家庭、工作和社会环境中的功能水平，帮助制定个性化的治疗计划和康复目标。

五、鉴别诊断

1. 广泛性焦虑障碍（GAD）

（1）特点：持续和过度的广泛性担忧，涉及多个生活领域，如工作、人际关系等。常伴有身体症状，如疲劳、肌肉紧张、易激惹和睡眠障碍。

（2）鉴别要点：GAD的焦虑是广泛和持续的，而BDD的焦虑主要集中在对外貌的过度关注。

2. 抑郁症（MDD）

（1）特点：显著且持久的抑郁情绪、兴趣或快感丧失，伴有疲劳、注意力不集中和自我评价低等。抑郁症患者可能对自身外表产生负面评价，但这种关注通常不是BDD的核心症状。

（2）鉴别要点：抑郁症的主要特征是抑郁情绪和兴趣丧失，而BDD的核心是对外表的过度关注和负面评价。

3. 社交焦虑障碍（SAD）

（1）特点：对社交或表现情境的强烈恐惧和焦虑，害怕在他人面前表现不佳或受到负面评价。患者在社交场合中可能表现出极度的紧张和不安。

（2）鉴别要点：SAD的焦虑对象是社交情境，而BDD的焦虑主要集中在对自身外表的关注。

4. 妄想性障碍

（1）特点：以持久的妄想为特征，这些妄想通常涉及特定的主题，如被害、嫉妒或身体状况。妄想内容可能涉及身体缺陷或疾病，但通常缺乏BDD患者那种反复检查和掩饰的行为。

（2）鉴别要点：妄想性障碍患者的信念是坚信不疑的妄想，而BDD患者尽管对自己的外貌极度关注，但通常能意识到这种关注是不合理的。

5. 强迫症（OCD）

（1）特点：以反复出现的强迫观念和强迫行为为特征，患者知道这些观念和行为是不合理的，但难以控制。强迫行为常常是为了减轻强迫观念引发的焦虑。

（2）鉴别要点：OCD的强迫观念和行为可以涉及多种主题，而BDD的强迫观念和行为主要集中在对外貌的关注。

6. 进食障碍

（1）特点：进食障碍如厌食症和贪食症以对体重和体形的极端关注为特征，伴有不健康的饮食行为。患者通常对体重和体形有严重扭曲的认知。

（2）鉴别要点：进食障碍的主要关注点是体重和体形，而BDD的关注点可以是身体的任何部位，不仅限于体重和体形。

7. 躯体症状障碍

（1）特点：以一种或多种躯体症状为特征，症状可能是具体的（如疼痛）或不明确的，患者对此表现出过度的思想、情感或行为反应。患者对症状的担忧和焦虑超出了症状的实际严重程度。

（2）鉴别要点：躯体症状障碍的核心是对身体症状的过度关注，而BDD的核心是对外貌的过度关注和负面评价。

8. 精神分裂症

（1）特点：以妄想、幻觉、思维混乱和情感淡漠为特征，可能伴有社交功能的显著受损。患者的妄想和幻觉内容可能涉及外貌，但通常伴有其他精神病性症状。

（2）鉴别要点：精神分裂症患者的症状范围更广泛，包括思维和感知的扭曲，而BDD的主要症状集中在对外貌的强迫观念和行为。

六、治疗

1. 药物治疗

（1）抗抑郁药物：选择性5-羟色胺再摄取抑制剂（SSRIs）是治疗BDD的首选药物，因为它们可以有效调节大脑中的5-羟色胺水平，从而减轻焦虑和抑郁症状。常用的SSRIs包括氟西汀、舍曲林、帕罗西汀和西酞普兰。治疗通常需要数周到数月才能见效，患者可能需要长期服用这些药物来防止症状复发。

（2）抗精神病药物：在一些难治性BDD病例中，如果SSRIs治疗无效，可能会考虑使用抗精神病药物。这些药物有助于控制妄想和强迫行为，但因其潜在的严重不良反应，通常作为辅助治疗手段。

2. 心理治疗

（1）认知行为疗法（CBT）：是治疗BDD最有效的心理治疗方法之一。它帮助患者识别和改变导致扭曲自我形象和过度关注外貌的负面思维模式。CBT还包括曝露和反应预防（ERP），让患者面对他们害怕的外貌问题，逐步减少过度行为，如反复检查镜子或过度化妆。

（2）心理动力学治疗：可帮助探索和处理可能导致BDD症状的潜在情感冲突和不良生活经验，临床上应用较少。

（3）支持性治疗：支持性治疗强调在治疗过程中提供情感支持和鼓励，帮助患者建立自信和自我接纳，改善人际关系技能。

3. 综合措施

（1）患者教育：教育患者了解BDD的本质，病程的特点以及治疗的重要性，有助于提高治疗的依从性和效果。

（2）家庭治疗：由于BDD常常影响患者与家庭成员的关系，家庭治疗可以帮助家庭成员理解病情，学习如何支持患者。

（3）支持小组：参与BDD患者支持小组可以帮助患者了解他们并不孤单，学习他人的应对方式，以及分享彼此的经验和策略。

4. 技术辅助治疗

（1）虚拟现实（VR）：虚拟现实在BDD治疗中的应用正在探索中，它可以创建控制的环境，允许患者在安全的虚拟空间内面对和处理对特定外观特征的恐惧，从而逐步减少现实生活中的回避行为。

（2）移动应用程序：一些专门设计的应用程序可以帮助患者进行自我监控和管理症状，提供实时的心理支持和干预，以及练习CBT或ERP的技巧。

5. 多学科团队合作

躯体变形障碍的治疗可能需要不同领域专家的合作，包括精神科医师、心理治疗师、社会工作者和皮肤科医师或整形外科医师。整合多学科专业知识，为患者提供全方位的个性化治疗方案，可以显著提高治疗的整体效果。

第十一章　分离性障碍

第一节　分离性神经症状障碍

一、概述

分离性神经症状障碍（DNSD）（以前称为分离性运动和感觉障碍）是一种主要表现为"转换"障碍的疾病，其关键临床特点是症状看似神经系统受损，但实际上检查结果并无异常。这种障碍在农村地区、教育程度较低的群体或社会经济发展水平较低的地区较为常见，学生中有时会出现群体性发作。

二、病因

1. 心理社会因素

心理社会因素是分离性神经症状障碍的主要诱因。常见的包括剧烈的情感冲突或心理创伤，例如家庭暴力、性侵犯或其他形式的虐待。这些经历可能导致个体为了心理上的保护，无意识地"分离"出对这些痛苦记忆的直接感知。在某些情况下，分离性症状可以看作是一种心理防御机制，用于控制或隔离与痛苦情绪相关的意识。

2. 文化和社会背景

分离性症状在不同文化和社会经济背景中的表现和发病率可能有所不同。在某些文化中，心理和情绪问题可能通过身体症状来表达，而不是直接表达情绪或心理冲突，这种现象称为躯体化。此外，低社会经济地位和教育水平较低的群体可能由于缺乏对心理健康问题的认识和资源，更容易表现出分离性症状。

3. 学习行为

行为学理论认为，分离性症状也可能是一种学习行为。在这种观点下，某些个体可能在无意识中学习到，通过表现出某种症状能够避免某些压力源或得到社会的关注和支持。例如，一个经常遭受压迫的孩子可能会发展出无法控制的身体动作或失声，这些症状使他/她能够暂时逃避压力环境。

4. 遗传和生物因素

虽然分离性神经症状障碍的主要病因似乎是心理社会因素，但研究也显示，生物因素，包括遗传倾向，可能在一定程度上影响个体对压力的反应和易感性。某些脑部功能的改变，如神经递质水平的不平衡，也可能与分离性症状的发展相关。

5. 情感调节障碍

情感调节障碍是另一种可能的病因。有些人可能由于早期经历或个性特质，未能发展出有效的应对和情感处理能力。当遇到无法用常规方式处理的压力或冲突时，他们可能通过分离自己的情感体验来应对，从而表现出分离性症状。

三、临床表现

患者的主要临床表现是形式多样的运动和感觉障碍，但通过客观的神经系统检查和实验室检测，无法发现明确的器质性基础，或所发现的证据无法解释患者的神经系统症状。这些症状和体征往往不符合神经系统的解剖生理特征，并且症状的严重程度常导致患者在家庭、社会、教育、职业或其他重要功能领域受损。

1. 抽搐和痉挛

患者表现出类似癫痫发作的抽搐和痉挛状态，但没有癫痫发作的临床特征和相应的脑电图（EEG）改变。常在情绪激动或受到暗示时突然发作，表现为缓慢倒地或卧于床上，呼之不应，全身僵直，肢体一阵阵抖动，或在床上翻滚，或呈角弓反张状态。呼吸时急时停，可能有揪衣服、抓头发、捶胸、咬人等动作，表情痛苦，双眼含泪，但无咬破舌头或大小便失禁，如有跌倒也会避开危险。发作时间多为数十分钟，缓解后无神情呆滞或睡眠，但可能表现出木僵或意识状态改变。在有围观的情况下，发作可能更为严重。

2. 虚弱和瘫痪

患者部分或全部失去随意运动的能力，或无法进行协调运动。肢体瘫痪可表现为单瘫、截瘫或偏瘫，伴有肌张力增高或降低。肌张力增高者常固定于某种姿势，被动活动时有明显抵抗。慢性患者可出现肢体挛缩或失用性肌萎缩。检查不能发现相应的神经系统损害证据。

3. 运动障碍

患者表现出震颤、肌阵挛、舞蹈病样运动、肌张力障碍、运动不能和运动障碍。这些症状与已知的神经系统功能改变所致的临床表现不一致。例如，患者可有粗大震颤，剧烈摇动，双下肢可活动但不能站立，扶起需人支撑，否则向一侧倾倒，但通常不会跌伤，也不能起步行走，或行走时双足并拢，或呈摇摆步态。检查不能发现相应神经系统受损的证据，如肌电图的改变。

4. 步态障碍

患者可能表现出类似共济失调步态、怪异步态，或在没有帮助的情况下不能站稳等症状。这些症状无法用神经系统病变或其他健康相关因素来解释。尽管看似无法行走或站立，患者几乎不会跌倒或跌伤。有时在无人注意或逃离危险环境时，患者可正常行走或跑步、跳舞。

5. 吞咽症状

患者感到喉咽部有异物感、梗阻感或喉部肌肉痉缩感，导致吞咽困难，并怀疑自己患有喉咽部占位病变，因此焦虑不安。需注意与茎突综合征鉴别，后者可通过咽部触摸或X线片加以证实。

6. 失声症

患者感到无法言语，表现为缄默，或想说话但发出的声音让人听不懂，构音不清，或只能用耳语或嘶哑的声音交谈，表现为发声困难甚至无法发声。检查神经系统和发音器官无器质性病变，也无其他神经系统损害的证据。

7. 感觉改变

患者表现为躯体感觉的增加、减弱，或与既往触觉、痛觉体验不一致，或本体感觉异常。感觉改变的区域接近患者对躯体疾病的理解，而与神经解剖支配不同，也与客观检查不符。

8．视觉症状

患者可能表现为弱视、失明、管窥、视野缩小、单眼复视、视物变形或幻视。症状常突然发生，也可经过治疗突然恢复。尽管患者主诉视觉丧失，但保留了良好的活动能力。视觉诱发电位正常。

9．听觉症状

多表现为听力突然丧失，但电测听和听觉诱发电位检查正常。

10．意识改变

患者的意识状态特征表现为恍惚、昏睡和其他意识改变状态。

11．认知症状

患者的认知功能改变，表现为记忆、言语及其他认知领域的功能下降或改变，但无神经系统受损的证据。例如，有患者表现为"童样痴呆"，整个认知活动和人格退回到童年。有些患者对简单问题不能回答，但对复杂问题有正常认知能力，称为"假性痴呆"。有的患者对提问总是给出接近正确答案的回答，称为"近似回答"。这些认知功能障碍导致家庭、社会、教育、职业等重要领域的功能受损。

四、辅助检查

1．神经学检查

神经学检查是评估神经功能是否存在实际损伤的基本步骤。对于DNSD的患者，这种检查往往显示正常结果。神经学检查包括但不限于脑神经功能评估、肌力和感觉测试、反射和协调测试等。

2．影像学检查

影像学检查，如磁共振成像（MRI）和计算机断层扫描（CT），常用于排除神经系统结构性问题，如肿瘤、中风或炎症等。在DNSD的患者中，这些检查通常呈阴性，即没有发现异常。

3．心理评估

心理评估对于DNSD的诊断至关重要，包括详细的心理病史、心理状态评估和可能的心理测试。评估重点包括个体的情感反应、心理应激事件、应对机制和功能性影响。心理测试可能包括明尼苏达多相人格调查（MMPI）、贝克抑郁量表（BDI）等，以评估心理社会因素和心理健康状态。

4．功能性成像技术

功能性磁共振成像（fMRI）和正电子发射断层扫描（PET）用于研究大脑活动模式和代谢状态。虽然这些检查不是DNSD的常规检查，但它们可以在研究中用来更深入地了解大脑在分离性症状时的功能改变。

6．行为和运动功能测试

特定的行为和运动功能测试可以用来更细致地评估患者表现的运动或感觉障碍。例如，平衡测试、步态分析和精细运动技能测试等，可用于分析患者的运动协调和功能性限制。

7．实验性诊断方法

一些实验性的诊断方法可能包括对患者进行虚拟现实测试或使用其他模拟技术来观察他们对特定刺激或环境的反应。这类测试可以帮助理解患者在不同情境下的认知和情绪反应模式。

8．应用心理生理反馈

心理生理反馈技术，如生物反馈，可以用来评估患者对特定心理或情绪刺激的生理反应。通过监测心率、呼吸、肌肉紧张度等指标，可以帮助理解患者的应激反应和调节能力。

五、鉴别诊断

1．癫痫发作

（1）特点：癫痫发作是由于脑部异常电活动引起的，表现为突发的意识丧失、抽搐等。

（2）鉴别：癫痫发作通常伴随特定的脑电图（EEG）变化，而分离性神经症状障碍中的假性癫痫发作没有这些变化。癫痫发作后常有意识模糊、疲劳等后遗症，而分离性发作后患者通常迅速恢复正常。

2．中风

（1）特点：中风（脑卒中）是脑血流中断引起的，导致急性神经功能缺损，如单侧肢体无力、语言障碍、视力丧失等。

（2）鉴别：中风的诊断通常依赖于影像学检查（如CT、MRI），可以发现脑部的急性损伤。中风症状与脑部特定区域的损伤对应，具有解剖学上的合理性，而分离性障碍的症状往往不符合神经解剖学。

3．多发性硬化（MS）

（1）特点：多发性硬化是一种中枢神经系统的自身免疫性疾病，表现为视力问题、运动障碍、感觉异常等，症状可能复发和缓解。

（2）鉴别：MRI检查可以发现多发性硬化的典型病灶，脑脊液检查也可能显示特征性变化。多发性硬化的症状常有特定的复发和缓解模式，与分离性神经症状障碍的持续或情绪相关的症状不同。

4．肌萎缩侧索硬化症（ALS）

（1）特点：ALS是一种影响运动神经元的进行性神经退行性疾病，表现为肌无力、萎缩和痉挛。

（2）鉴别：肌电图（EMG）和神经传导速度测试可以帮助诊断ALS，显示肌电活动的异常。ALS患者的症状呈进行性加重，而分离性神经症状障碍的症状可能在短时间内出现并消退。

5．亨廷顿病

（1）特点：亨廷顿病是一种遗传性神经退行性疾病，表现为舞蹈样不自主运动、精神症状和认知功能障碍。

（2）鉴别：基因检测可以确认亨廷顿病的诊断。舞蹈样不自主运动和渐进性的认知功能恶化是亨廷顿病的特征，而分离性神经症状障碍的症状没有这种进行性恶化的特点。

6．脑肿瘤

（1）特点：脑肿瘤可以引起多种神经症状，取决于肿瘤的位置和大小，如头痛、癫痫、感觉和运动障碍等。

（2）鉴别：影像学检查（如MRI、CT）可以发现脑肿瘤并确定其位置。脑肿瘤的症状逐渐加重，具有局灶性特点，而分离性神经症状障碍的症状更具变动性和情绪相关性。

六、治疗

对于分离性神经症状障碍（DNSD），早期的积极治疗对于预防症状的反复发作和避免疾病慢性化至关重要。在患者初次就诊时，医师对患者的关心、对患者的心理社会背景的了解，以及对症状的全面接纳都极为关键。在制定和实施初步治疗计划时，建立并维护良好的医患关系是非常重要的，显示出对患者一视同仁且积极的关心。然而，这种关心需适度，避免过度关注可能导致患者出现"继发获益"的情况。在解释心理社会因素与症状的关系时，医师需要谨慎操作，逐步减少两者的直接联系，如承认症状的实际存在，同时指出相关检查显示的仅是功能性障碍而非器质性损害，避免在心理社会因素持续存在时强化它们与症状的直接关联。

在治疗方案中，心理治疗的主要目的是帮助患者重新认识到他们所面临的心理社会因素与疾病之间的关系，并针对患者处理这些因素的能力进行训练，促进他们发展出成熟的应对机制。同时，医师需要帮助患者理解分离症状与神经系统功能的关联，并展示出缺乏神经系统结构损伤的证据，从而使患者认识到功能性训练可以有效促进症状的康复。此外，鼓励患者尝试尽可能恢复正常生活行为，给予必要的生活和心理支持。

治疗中的暗示疗法对分离性神经症状显示出良好的效果，包括觉醒时暗示（直接暗示）和催眠暗示两种方式。在进行觉醒时暗示时，医师首先应向患者清楚地说明检查结果，使用简洁、明确的语言解释患者的病情是一种可以通过治疗完全恢复的短暂性神经功能障碍，从而激发患者对治疗的期望和信心。此后，可以通过言语暗示配合适当的理疗、针刺或按摩以取得良好的治疗效果。对于有运动障碍和感觉障碍的患者，可以采用10%葡萄糖酸钙10mL静脉注射或感应电刺激患病部位，同时结合言语、按摩和被动运动，鼓励患者运用并不断改善的功能，随后通过言语强化，使患者相信失去的功能正在恢复，并将最终完全康复。

催眠暗示治疗开始前，先对患者进行催眠感受性检验。对于有一定催眠感受性的患者，可以使用语言催眠，在患者进入催眠状态下进行暗示治疗。如果患者对催眠的感受性较低，或医师缺乏语言催眠的经验，可以使用2.5%的硫喷妥钠或5%～10%的阿米妥钠0.5g溶于20mL注射用水中进行静脉缓慢注射，使患者进入半睡眠状态，再用觉醒时暗示的方法进行治疗。

对于伴随的其他症状，如失眠、抑郁、焦虑等，可以使用精神药物进行对症治疗。分离性神经症状障碍的病程受到持续的心理社会因素、患者的康复意愿、相关人员的态度和治疗效果等多种因素的影响。在急性期得到适当的治疗的患者通常病程短暂，预后良好；而治疗不及时或存在持续的心理社会因素的患者预后可能不佳。

第二节　分离性遗忘

一、概述

分离性遗忘是一种心理障碍，其主要特征是患者无法回忆重要的个人信息，这些信息通常与创伤性或应激性事件相关。分离性遗忘的内容广泛，有时甚至包括个体的身份信息。与正常的遗忘不同，分离性遗忘不能通过通常的遗忘机制来解释，也不是由精神活性物质或神经系统及其他疾病的直接生理作用导致的。

二、病因

1. 心理应激与创伤

分离性遗忘最典型的触发因素是心理应激或创伤事件。这些事件包括暴力、性侵犯、严重事故、战争经历、丧亲之痛或其他情感上极具冲击的事件。在这种情况下，记忆丧失被视为一种防御机制，个体通过"遗忘"那些痛苦的经历来保护自己免受持续的情绪痛苦。

2．心理防御机制

从心理分析的角度看，分离性遗忘可以被理解为一种防御机制，通过这种机制，个体将那些不愉快或威胁到自我完整性的记忆从意识中隔离出去。这种机制有时被称为"心理解离"，它帮助个体暂时逃避或缓解由于处理痛苦记忆而产生的心理压力。

3．认知处理功能的障碍

认知心理学家认为，分离性遗忘可能涉及记忆的编码和提取过程中的障碍。在极端应激或创伤的情况下，个体的认知处理功能可能会被暂时改变或受损，导致无法正常记录或回忆事件。记忆的存储不是简单地保存信息，而是一个动态的整合和重建过程，应激可以干扰这一过程。

4．神经生物学因素

虽然分离性遗忘的具体神经机制尚不完全清楚，但研究提示，与应激调节和情绪反应相关的脑区，如海马区和前额叶皮质，在这一障碍中可能发挥作用。海马区负责处理和存储记忆，而前额叶皮质则涉及情绪调节和决策制定。应激激素（如皮质醇）的高水平可能影响这些脑区的功能，进而影响记忆过程。

5．其他

从发展心理学的角度看，早期经历，尤其是儿童期的不安全依恋、情感忽视或虐待，可能会影响个体的应激反应和情绪调节能力，从而在成年后在面对极端应激时更容易采取解离的方式。这些早期经历可能改变个体对压力的生理和心理反应，使其在日后面对压力时更倾向于使用解离作为一种应对机制。

三、临床表现

1．无法回忆重要个人信息

患者对重要的个人信息和生活事件失去记忆，这些信息通常与个人身份、生活经历或创伤性事件相关。遗忘的内容通常是广泛而严重的，不仅限于某些细节，而是涉及整个事件或时间段。

2．遗忘类型

（1）局部性遗忘：仅对特定时间段或事件的记忆丧失。患者可能对创伤性事件发生期间的所有事情一无所知，但其他时间段的记忆正常。

（2）选择性遗忘：对特定事件的某些部分无法回忆，而其他部分的记忆完好无损。

（3）全局性遗忘：患者对自己的整个生活经历几乎完全遗忘，包括个人身份。这种情况较为罕见，但非常严重。患者可能不知道自己是谁、住在哪里，或家庭成员的身份。

（4）持续性遗忘：是指患者在事件发生后的某段时间内无法形成新的记忆，类似于短期记忆丧失。患者可能会记得发生在特定时间段之前的事情，但在那之后的记忆全部丧失。

3．发作和病程

（1）急性发作：分离性遗忘的发作通常是急性的，常在经历重大创伤或应激事件后突然发生。症状可能在几分钟内迅速出现，导致患者突然失去对某段时间或事件的记忆。

（2）持续时间：遗忘的持续时间不定，可以从数小时到数日、数周，甚至数年。部分患者可能在一段时间后逐渐恢复记忆，而有些患者可能长期无法恢复被遗忘的记忆。

（3）反复发作：分离性遗忘可能反复发作，每次发作都会导致新的记忆丧失。患者可能经历多个创伤性事件，每个事件都伴随着相应的记忆丧失。

4．伴随症状

（1）焦虑和抑郁：患者常伴有严重的焦虑和抑郁情绪，尤其是在意识到记忆丧失时。焦虑和抑郁可能源于对遗忘原因的困惑和对未来的担忧。

（2）情绪和行为变化：患者可能表现出情绪不稳定、易怒、恐惧、退缩等。行为变化可能包括回避可能引发记忆恢复的情境或人物。

（3）身体症状：有些患者可能表现出身体症状，如头痛、胃痛、疲劳等，这些症状可能与心理压力和创伤经历有关。

5．分离性漫游

分离性漫游是一种特殊形式的分离性遗忘，患者在遗忘期间会突然离开熟悉的环境，进行无意识的漫游。患者在漫游过程中通常表现得正常，但对自己的身份和过去完全失去记忆。

6．自我感知和身份认同问题

（1）身份困惑：患者可能对自己的身份感到困惑，难以确认自己的角色和地位。身份困惑常导致患者对自己的行为和决定缺乏信心。

（2）自我感知障碍：患者可能感觉自己与外界隔离，失去现实感（去现实感）或感觉自己不真实（去人格化）。

这些症状进一步加重患者的焦虑和不安。

四、辅助检查

1．神经心理评估

神经心理评估是分离性遗忘的重要辅助检查手段之一。这类评估通常包括一系列标准化的测试，旨在详细检查患者的记忆功能，特别是长期记忆、短期记忆、工作记忆和回忆能力。评估还可能包括对注意力、执行功能、语言能力和视觉空间能力的测试，以全面了解患者的认知状态。

2．影像学检查

（1）磁共振成像（MRI）：MRI能够提供大脑结构的详细图像，帮助医师排除因脑肿瘤、脑血管疾病或退行性疾病引起的记忆损失。

（2）CT扫描：可以快速有效地检测出脑内出血、肿瘤或其他异常情况，尤其适用于急诊情况下。

（3）PET扫描：通过检测大脑各部位的代谢活动，帮助医师识别功能障碍的区域，尽管对于分离性遗忘的诊断并不常规，但可用于更复杂的病例分析。

3．电生理检查

（1）脑电图（EEG）：主要用于排除癫痫或其他脑电活动异常。在某些分离性遗忘病例中，若存在癫痫性遗忘发作，EEG可能显示异常放电模式。

（2）事件相关电位（ERP）：是评估大脑对特定刺激反应的一种方法，可以帮助分析记忆编码和提取过程中的神经活动。

4．心理评估

（1）结构化临床访谈：用于诊断精神疾病，特别是区分其他类型的记忆障碍或精神病态。

（2）心理测试：包括明尼苏达多相人格问卷（MMPI-2）和贝克抑郁量表（BDI），这些工具可以帮助评估患者的心理状态，尤其是抑郁和焦虑，这两种情绪状态常与记忆问题相关。

5．实验性诊断方法

（1）功能性磁共振成像（fMRI）：虽然不是标准诊断工具，但fMRI在科研中被用来观察记忆任务期间大脑活动的变化，可能有助于了解分离性遗忘患者的大脑功能差异。

（2）认知和行为测试：通过模拟或控制的心理压力测试评估记忆受创伤影响的模式。

6．其他辅助检查

（1）血液和生化检测：用于排除可能影响记忆的内分泌疾病（如甲状腺功能异常）、营养不良（如维生素B_{12}缺乏）或代谢异常。

（2）睡眠研究：包括多导睡眠图，评估潜在的睡眠障碍，这些障碍可能影响记忆形成和回忆。

五、鉴别诊断

1．神经学性疾病

神经学性疾病，如阿尔茨海默病或其他类型的痴呆，是分离性遗忘需要鉴别的首要条件。这些疾病通常涉及逐渐的记忆丧失，并伴有其他认知功能的衰退，如判断力和语言能力的下降。通过神经心理评估、脑影像学检查如MRI和CT扫描可以帮助识别这些条件。

2．脑部损伤

脑部损伤，包括颅内出血、脑震荡或创伤后应激障碍（PTSD），也可以引起记忆丧失。脑部影像学检查和病史的详细评估（如是否有近期的头部撞击或事故）是鉴别诊断的关键。

3．癫痫

某些类型的癫痫，尤其是颞叶癫痫，可能导致短暂的记忆丧失，称为瞬态全面失忆。脑电图（EEG）和详细的临床病史可以帮助诊断癫痫相关的记忆问题。

4．精神病性障碍

精神病性障碍，如精神分裂症，有时也会表现为记忆障碍。这些情况下的记忆丧失通常与幻觉、妄想或思维混乱共存。心理评估和对症治疗可以帮助确定是否存在精神病性障碍。

5．重性抑郁障碍

抑郁症患者常常经历认知功能受损，特别是记忆和注意力减退。区分抑郁症和分离性遗忘主要依赖于病史的详细了解，评估患者是否存在显著的情绪低落、兴趣丧失等抑郁症状。

六、治疗

1．心理治疗

心理治疗是治疗分离性遗忘的主要和最有效的方法之一，具体包括以下几种方法。

（1）认知行为疗法（CBT）：帮助患者识别和改变导致心理问题的负面思维模式和行为。治疗者将教导患者如何通过更健康的方式处理创伤记忆，并学习新的应对策略来处理日常生活中的压力，从而减少解离症状。

（2）精神动力学治疗：探讨患者的内心冲突和潜意识思想，旨在理解解离症状背后的心理根源。治疗可能会深入探讨早期关系和经历如何影响当前的行为和情感。

（3）叙述治疗：通过重构和讲述个人的生命故事来帮助患者整合记忆。这种方式鼓励患者重新构建那些与创伤相关的记忆片段，恢复记忆的连贯性和意义。

（4）家庭治疗：可以帮助改善家庭成员之间的交流和解决潜在的冲突，为患者提供一个更支持的恢复环境。

（5）暴露治疗：在安全的治疗环境中，逐步和有控制地暴露于创伤记忆可以帮助患者减少对这些记忆的恐惧和焦虑，从而减轻解离症状。

2．药物治疗

尽管没有专门针对分离性遗忘的药物，但可以使用药物处理伴随症状（如焦虑、抑郁或睡眠障碍）。

（1）抗抑郁药：选择性5-HT再摄取抑制剂（SSRIs）等抗抑郁药可能被用来治疗与解离症状相关的抑郁情绪。

（2）抗焦虑药：在短期内，可以使用抗焦虑药物帮助管理与创伤相关的严重焦虑症状。

（3）睡眠药物：对于那些因解离症状而遭受睡眠障碍的患者，适量的睡眠药物可以改善睡眠质量。

3．支持性措施

（1）患者教育：对解离症状和治疗方法的教育可以帮助患者和家庭成员更好地理解病情，减少误解和恐惧。

（2）心理支持小组：参加由专业人士领导的支持小组可以提供共情和理解，帮助患者分享经验和学习别人的应对策略。

（3）生活方式调整：鼓励患者参与体育活动、保持健康饮食和良好的睡眠习惯，这些都有助于整体健康和心理状态的改善。

（4）瑜伽和冥想：这些放松技巧可以帮助患者减轻压力、改善注意力和情绪调节，对处理解离症状特别有益。

第三节　人格－现实解体障碍

一、概述

人格-现实解体障碍是一种分离性障碍，其核心特征是患者持续或反复体验到人格解体和（或）现实解体。人格解体是指患者感觉自我整体性出现分裂。例如，感到自己的思维、感受和身体之间存在隔阂，或者有种自己在旁观自己的异化感。现实解体则是指对周围环境的感知变得疏离，感觉所处的世界似乎是不真实的，有种被隔绝或模糊的感觉。这些症状通常让患者感到极度困扰，并且严重影响他们在个人生活、家庭、社交、学习和职业等各个方面的功能。

此障碍多见于青春期后期和成年早期，且女性发病率是男性的2～4倍。短暂的人格解体和现实解体体验在健康人群中也较为常见，调查显示普通人群中的年发生率约为19%。此外，人格-现实解体的症状还可能在其他情况下出现。例如，患有癫痫、偏头痛、使用大麻或LSD等精神活性物质、服用抗胆碱能药物、进行某些类型的冥想或深度催眠、在感觉剥夺的情况下、遭受轻到中度脑损伤，或者在经历生命威胁的事件后。这些情况都可能触发或加剧人格与现实的解体体验。

二、病因

1. 神经生理机制

（1）大脑功能异常：研究表明，患有人格-现实解体障碍的个体在大脑功能上存在异常，特别是涉及情感处理和自我感知的脑区，如前额叶皮质、岛叶和边缘系统。这些区域的异常活动可能导致个体感知自我和现实的分离。

（2）神经递质失衡：神经递质如5-HT、多巴胺和谷氨酸在调节情绪和认知功能中起重要作用。人格-现实解体障碍患者可能存在这些神经递质的失衡，导致情绪调节和现实感知的异常。

2. 遗传因素

尽管人格-现实解体障碍的遗传因素尚不完全明确，但有研究表明，该障碍在家庭中有一定的遗传倾向。具有家族精神疾病史的人群患此障碍的风险较高。

3. 创伤和应激

（1）童年创伤：童年时期经历过严重创伤（如虐待、忽视、家庭暴力等）的人更容易患上人格-现实解体障碍。创伤事件可能导致个体在应激状态下产生解离反应，以应对痛苦的记忆。

（2）急性应激事件：成年人经历的重大应激事件（如车祸、自然灾害、暴力事件等）也可能触发人格-现实解体体验。

（3）解离作为防御机制：解离反应被认为是一种应对极端痛苦和压力的防御机制。通过感知自我和现实的分离，个体能够暂时逃避痛苦的情感体验，从而保护自己免受心理伤害。

（4）认知扭曲：个体在面对严重压力时，可能出现认知扭曲，对自我和周围环境的感知发生变化，进而引发人格-现实解体体验。

4. 社会因素

（1）社会支持不足：缺乏社会支持和孤立感是人格-现实解体障碍的重要社会因素。社会支持不足的个体在面对生活压力时更容易产生解离反应。

（2）文化和环境影响：某些文化背景和环境因素可能增加个体发生人格-现实解体体验的风险。例如，在高压和高竞争的社会环境中，个体更容易感到压力和孤立，从而引发解离反应。

5. 重大生活变故

重大生活变故，如失去亲人、离婚、失业等重大生活变故也可能成为触发人格-现实解体障碍的因素。这些事件可能导致个体的情感和认知功能出现紊乱，进而产生解离体验。

6. 药物和物质使用

（1）精神活性物质：使用大麻、致幻剂（如LSD）、抗胆碱能药物等精神活性物质可以诱发或加重人格-现实解体症状。这些物质通过影响神经递质的平衡，改变个体对自我和现实的感知。

（2）药物不良反应：某些药物的不良反应也可能引发解离症状，特别是在高剂量或长期使用的情况下。

7. 冥想和深度催眠

某些类型的冥想、深度催眠状态和感觉剥夺也可能引发短暂的人格-现实解体体验。这些体验通常是暂时的，并随着活动的结束而消失。

三、临床表现

1．人格解体的表现

（1）身体感知的分离：患者可能会有身体部分感觉分离的体验。例如，患者说"我走路时感觉我的身体跟不上腿，就好像它们是分开的"。

（2）自我观察：患者感觉自己像是被分裂成两部分，一部分是观察者，另一部分是被观察的自我。他们可能会说"感觉有两个'我'，一个在看着，另一个在活着"。

（3）情感分离：患者可能感到与自己的情感隔离，无法真实感受到自己的情绪，或者觉得体验到的情感是不真实的。他们常用简单的语言来描述这种复杂的内心体验，如"我感觉自己已经死了"或"我感觉不到任何喜怒哀乐"。

2．现实解体的表现

（1）环境的不真实感：患者可能会觉得自己生活在一个不真实的世界中，好像自己从另一个维度观察周围环境。他们可能会说"我感觉自己生活在阴间，不明白为什么阴间会有太阳和汽车"。

（2）人际关系的疏远感：患者可能感到与其他人有隔阂，无法与人有效沟通，感觉"所有人看起来都是假的，但又跟真的一样"。他们描述自己的体验可能是"一切都感觉不真实，像是虚构的。"

这些症状不仅给患者带来极大的精神痛苦，还可能严重影响他们在社会、家庭和职业生活中的功能。对于这种情况，及时的诊断和治疗至关重要。

四、辅助检查

1．血液检查

（1）全血细胞计数（CBC）：用于排除感染、贫血等情况，这些可能会影响精神状态。

（2）电解质水平：检测钠、钾、钙等电解质水平，电解质紊乱可能引起神经系统症状。

（3）甲状腺功能测试：甲状腺功能异常，如甲状腺功能亢进症或甲状腺功能减退症，可能引起情绪和认知功能的变化。

2．肝肾功能检查

（1）肝功能检查：肝功能不良可能导致肝性脑病，表现为意识改变和认知功能下降。

（2）肾功能检查：肾功能不全可能导致尿毒症脑病，表现为精神症状和意识改变。

3．磁共振成像（MRI）

脑部MRI用于排除脑肿瘤、脑梗死、多发性硬化等中枢神经系统疾病，这些疾病可能引起类似DDD的症状。

4．计算机断层扫描（CT）

在无法进行MRI时使用，脑部CT可以帮助排除急性脑损伤、脑出血等情况。

5．脑电图（EEG）

EEG用于排除癫痫或其他异常脑电活动。癫痫尤其是颞叶癫痫，可能导致解体症状。

6．事件相关电位（ERP）

ERP用于评估认知功能和大脑反应，帮助了解患者的注意力、记忆和信息处理能力。

7．神经心理学测试

（1）认知评估：使用神经心理学测试（如MMSE、MoCA）评估患者的认知功能，包括记忆、注意力、语言能力和执行功能。

（2）情绪评估：使用标准化量表评估患者的情绪状态，如抑郁、焦虑和应激水平。例如，贝克抑郁量表（BDI）、广泛性焦虑量表（GAD-7）。

8．专门的解体评估量表

（1）解体体验量表（DES）：用于量化和评估患者的解体体验。DES是一种自评量表，包含多项与解体相关的体验，如时间感失常、情感麻木、自我分离等。

（2）Cambridge解体量表（CDS）：用于评估和量化解体症状的严重程度和频率。

9．心理动力学评估

（1）创伤史评估：评估患者的创伤史，包括童年创伤、虐待、重大生活事件等。创伤史往往是解体症状的重要诱因。

（2）应激源评估：识别当前生活中的应激源，如家庭问题、职业压力、社会关系等。

10．其他检查

（1）感觉剥夺测试：在受控环境下进行感觉剥夺测试，以观察患者在无外界刺激时的反应和症状。这有助于理解患者的感知和解体体验。

（2）多导睡眠图（PSG）：评估睡眠障碍，如睡眠呼吸暂停、失眠等。睡眠障碍可能导致或加重精神症状。

五、鉴别诊断

1．焦虑症和恐慌症

（1）特点：焦虑症和恐慌症患者常体验到强烈的焦虑和恐惧，这些情绪可以引发解体症状，如感觉自己与身体分离或感知环境不真实。恐慌发作时，患者可能出现急性、剧烈的焦虑，伴有心悸、出汗、颤抖、呼吸困难等症状。

（2）鉴别要点：解体症状在焦虑症和恐慌症中通常是伴随症状，主要在焦虑或恐慌发作期间出现，而不是持续存在。焦虑症和恐慌症的诊断依据是主要症状为焦虑和恐慌，而非持续的解体感。

2．抑郁症

（1）特点：抑郁症患者可能体验到情感麻木、自我感知改变和环境不真实感，这些体验与人格-现实解体障碍的症状相似。抑郁症的主要症状包括情绪低落、兴趣丧失、食欲和睡眠改变、疲劳、无价值感和自杀观念。

（2）鉴别要点：抑郁症的诊断依据是持续的情绪低落和其他抑郁症状，而非主要的解体症状。解体症状在抑郁症中通常是次要的，且伴随抑郁症状的缓解而改善。

3．精神分裂症和其他精神病性障碍

（1）特点：精神分裂症患者可能体验到分离感和环境不真实感，同时还可能有幻觉、妄想、思维混乱和行为异常等症状。

（2）鉴别要点：精神分裂症的诊断依据是存在持续的妄想、幻觉等精神病性症状，而不仅仅是解体症状。在精神分裂症中，解体症状通常与其他精神病性症状同时出现，而非单独存在。

4．创伤后应激障碍（PTSD）

（1）特点：PTSD患者经历严重创伤事件后，可能出现解离症状，包括人格解体和现实解体。PTSD的主要症状包括闪回、回避行为、表情麻木和过度警觉。

（2）鉴别要点：PTSD的诊断依据是有明确的创伤事件史及其后出现的症状，解体症状是其一部分表现。在PTSD中，解体症状通常在创伤回忆或应激反应期间出现，而非持续存在。

5. 癫痫

（1）特点：癫痫患者，尤其是颞叶癫痫，可能在发作期间体验到解体感、时间感丧失和环境不真实感。

（2）鉴别要点：癫痫的诊断依赖于脑电图（EEG）检查结果，以及发作时的特征性脑电活动。解体症状在癫痫中通常与发作直接相关，且伴有其他癫痫症状（如抽搐、意识丧失等）。

6. 药物滥用或戒断

（1）特点：使用精神活性物质如大麻、致幻剂（如LSD）、酒精或其他药物，或在戒断期可能引发解体症状。这些物质通过改变大脑化学物质平衡，引起解体感和环境不真实感。

（2）鉴别要点：解体症状在药物使用或戒断期间出现，并与物质使用密切相关。尿液或血液毒理学筛查可以帮助确定是否存在药物影响。

7. 分离性身份障碍（DID）

（1）特点：DID患者表现为两个或多个不同的身份状态，并可能有明显的记忆空白和解体症状。

（2）鉴别要点：DID的诊断依据是多重身份状态和严重的记忆缺失，而不仅仅是解体症状。解体症状在DID中是更广泛解离现象的一部分。

六、治疗

治疗人格-现实解体障碍确实面临诸多挑战，因为这种病症常常伴随着复杂的心理症状和显著的功能障碍。在治疗方案的选择上，通常需要综合考虑药物治疗与心理治疗的结合使用，以及生活方式的调整，以达到最佳治疗效果。

1. 药物治疗

对于药物治疗，选择性5-HT再摄取抑制剂（SSRIs），如氟西汀，已被发现对某些患者有效，特别是那些伴有抑郁或焦虑症状的患者。此外，心境稳定剂、第一代抗精神病药和第二代抗精神病药，以及抗惊厥药也可能对症状控制有帮助，尤其是在处理解体症状比较顽固的情况。药物的选择应根据患者的具体症状、耐受性以及反应情况来调整，有时需要尝试不同的药物或药物组合才能找到最有效的方案。

2. 心理治疗

心理治疗方面，精神分析治疗可以帮助患者探索和解决可能导致解体症状的潜在心理冲突。认知疗法和认知-行为疗法（CBT）则更侧重于改变患者的思维模式和行为反应，通过技能训练帮助患者识别和调整那些导致或加剧解体状态的认知和行为。催眠和支持性心理治疗也是治疗中的有力工具，前者通过引导患者进入放松状态来减轻症状，后者则提供情感支持和鼓励，帮助患者增强自我效能感和处理日常生活的压力。

3. 生活方式的调整

在日常生活中，采取应激控制策略、分散注意力的技巧，如发展兴趣爱好和参与社交活动，以及减少感官过载，都是非常有用的方法。放松训练和体育锻炼，如练瑜伽、冥想、进行有氧运动等，不仅能帮助改善身体健康，还能促进心理健康，通过增强身体意识和减少紧张感来直接对抗解体症状。

第四节　分离性身份障碍

一、概述

分离性身份障碍（DID）（以前称为多重人格障碍）是一种复杂的心理健康状况，其中患者表现出两个或更多的独立人格或身份。每个身份都具有独特的自我感知和与他人及周围世界的交互方式。在患者的日常生活中，这些不同的身份交替控制患者的行为和意识，导致显著的记忆丧失和对个人身份的混淆。此外，患者还可能经历其他分离性症状，如人格解体、现实解体和精神神游等。

分离性身份障碍在人群中的患病率约为2%，其中女性患者占多数。据研究显示，高达85%～97%的患者在儿童时期经历了严重的创伤事件，尤其是身体和性虐待最为常见。这些创伤经历与疾病的发展有着密切的关联。该疾病会严重影响患者在家庭、社交、教育、职业以及其他重要生活领域的功能。

二、病因

1．童年创伤

童年时期的创伤经历是DID最主要的致病因素之一。研究显示，绝大多数DID患者在童年时期经历了严重的创伤，如身体虐待、性虐待、情感虐待或忽视。这些创伤性事件通常在个体还未具备处理和应对这些经历的心理能力时发生，导致个体在心理上将这些痛苦的记忆和情感分离出去，以保护自己免受过度的痛苦。

2．解离作为防御机制

在面对极度痛苦和无法应对的创伤性事件时，解离被认为是一种心理防御机制。通过解离，个体可以将痛苦的记忆和情感隔离在意识之外，从而减少心理痛苦。解离机制在DID患者中表现为不同的身份，这些身份分别处理和承载不同的创伤性记忆和情感。

3．遗传易感性

虽然具体的遗传机制尚不完全明确，但一些研究表明，DID可能具有一定的遗传易感性。即使在同一家庭中，某些成员可能更容易在面对创伤性事件时发展出分离性身份障碍。

4．神经生物学因素

DID患者的大脑结构和功能与正常人有所不同。例如，一些研究发现，DID患者的海马体和杏仁核（与情感和记忆处理相关的脑区）体积较小。此外，功能性磁共振成像（fMRI）研究显示，DID患者在不同身份之间切换时，大脑活动模式发生显著变化。

5．家庭环境

家庭环境对DID的发生有重要影响。DID患者往往来自充满冲突、缺乏情感支持和安全感的家庭环境。在这种环境中，孩子更容易经历创伤性事件且缺乏足够的支持和保护，从而增加发展分离性身份障碍的风险。

6．缺乏社会支持

缺乏社会支持也是DID的重要风险因素。社会支持不足的个体在面对创伤性事件时更容易感到孤立无助，从而增加心理解离的可能性。强大的社会支持系统可以在一定程度上缓解创伤带来的心理压力，减少DID的发生概率。

7．人格特质

某些人格特质也可能增加个体患DID的风险。例如，高度易感性、对压力的高反应性和倾向于回避应对策略的个体，更容易在面对创伤性事件时发展出分离性身份障碍。

8．文化因素

文化背景在DID的表现和诊断中起着重要作用。不同文化对解离症状的理解和解释可能有所不同，这影响了DID的临床表现和识别。例如，在某些文化中，解离性症状可能被解释为精神附体或宗教现象，而在其他文化中则被视为心理障碍。

9．媒体影响

媒体对分离性身份障碍的描绘和报道也可能对DID的认知和表现产生影响。过度夸大的媒体报道可能导致某些个体在无意识中模仿这些症状，从而使得分离性身份障碍的诊断变得更加复杂。

10．创伤后应激障碍（PTSD）

PTSD与DID常常共病，两者之间存在高度重叠。PTSD患者经历创伤后可能出现解离症状，而这些解离症状在某些个体中可能发展为DID。

三、临床表现

1．记忆分离

患者经历记忆的片段缺失，这并非普通的遗忘，因为当切换到另一个身份时，他们可能能够回忆起之前在其他身份中的记忆。这种记忆的不完整性会导致在一种身份状态下，受到另一身份的记忆片段干扰，使患者感到困惑和不安。

2．身份变化

患者在不同的时间会表现出两种或以上的独立人格特征和行为，这些人格彼此之间独立，无交集，并且会交替控制患者的行为。这导致患者在不同时间呈现出截然不同的精神和行为特点。

3．伴随症状

（1）抑郁症状：大多数DID患者也符合抑郁症的诊断标准，常伴有持续的低落心境。

（2）情绪波动：患者可能经历快速和频繁的情绪变化，这些通常是由过去的创伤和当前的分离症状引起的，与双相障碍的情绪波动不同。

（3）创伤后应激障碍（PTSD）：部分患者可能表现出PTSD的症状，如焦虑、睡眠障碍、烦躁或心境障碍。

（4）强迫症状：DID患者中常见强迫性人格特征。例如，反复检查，以防止有人进入房间，或者进行强迫性洗涤以消除虐待的感觉，以及重复计数或默念以分散注意力，减轻焦虑。

4．儿童与青少年症状

在儿童和青少年中，DID的表现可能与成人类似，但他们的行为可能缺乏连续性，不容易被直接识别。他们可能表现出与生动的想象或虚构伴侣的互动，这些虚构的伴侣有时通过幻听影响孩子的行为。在处理儿童案例时，通常需要依靠教师和家庭成员的观察来确认这些行为特征。

四、辅助检查

1. 心理评估和临床评估

（1）结构临床面试：是评估DID患者的主要方法之一。在面对面的会诊中，医师会详细了解患者的症状、病史、心理状态和日常生活功能。医师可能会询问患者是否经历过创伤性事件，以及是否有不同的身份或人格状态。

（2）心理评估工具：可以帮助医师评估患者的心理症状和功能。常用的心理评估工具包括：①精神病史检查，医师会询问患者的精神病史，包括家族史、个人史和社会史等。②结构临床面试，详细了解患者的症状、病史、心理状态和日常生活功能。③测验量表，如Dissociative Experiences Scale（DES）、Minnesota Multiphasic Personality Inventory（MMPI）等，用于评估患者的解离症状和心理特征。

（3）观察和记录：医师还会观察患者的行为和言行举止，以及不同身份之间的转换和交流方式。医师可能会记录患者的解离症状发作频率、持续时间和严重程度，以便评估病情和制定治疗方案。

2. 生物学检查

尽管DID的诊断主要依靠临床症状和心理评估，但生物学检查可以帮助排除其他可能的心理障碍或疾病，同时评估患者的生理状况。常用的生物学检查包括以下几种。

（1）神经影像学检查：如脑部磁共振成像（MRI）或计算机断层扫描（CT）可以评估患者的脑部结构和功能。尽管DID患者的脑部结构和功能通常与正常人相似，但这些检查有助于排除其他可能导致解离症状的器质性病变。

（2）神经生理学检查：如脑电图（EEG）和脑功能检查可以评估患者的脑电活动和神经功能。这些检查通常用于排除癫痫等神经系统疾病。

（3）实验室检查：如血液和尿液检查可以评估患者的生化指标和代谢状态。虽然这些检查通常不能直接用于诊断DID，但它们可以帮助排除其他可能的生理疾病。

五、鉴别诊断

1. 边缘型人格障碍（BPD）

边缘型人格障碍患者常表现出情绪不稳定、恐惧被抛弃及强烈的人际关系问题。虽然BPD患者也可能经历身份感的不稳定和短暂的解离现象，但他们不会表现出DID中的完全分离的多重身份或有系统的替代人格。

2. 精神分裂症

精神分裂症是一种严重的精神障碍，以幻听、妄想、思维紊乱和情感平淡为特征。虽然精神分裂症患者可能有听到不同声音的经历，这可能与DID中的不同人格"说话"相混淆，但精神分裂症患者的这些声音通常不形成独立的、完整的人格。

3. 抑郁症

重度抑郁障碍患者可能在极端情况下经历解离症状，如感觉与世界或自己的身体断开。然而，抑郁症患者不会显示出DID中的人格切换，其解离症状通常与严重的情绪低落、能量丧失和兴趣减退相关联。

4. 创伤后应激障碍（PTSD）

PTSD是一种创伤和应激相关障碍，常见症状包括闪回、避免创伤相关刺激和高度警觉。

PTSD患者可能体验到与DID相似的解离症状，如感觉与自己的身体或情感疏远。但与DID不同，PTSD患者的解离通常与特定创伤事件直接相关，而不伴随多重身份的出现。

5．其他解离障碍

包括解离性遗忘、人格解体障碍和现实解体障碍。这些疾病的解离症状可能与DID相似，但缺乏DID的多重人格特征。例如，解离性遗忘涉及记忆的显著丧失，而人格解体和现实解体障碍则表现为对自我或周围世界的疏离感。

6．强迫症（OCD）

OCD患者可能表现出强迫行为和思维，这些症状可能会被误解为不同人格下的行为。然而，OCD的强迫行为通常是患者试图通过重复行为或心理活动来减轻焦虑的结果，而不是不同人格的表现。

六、治疗

1．认知治疗

对于DID患者，认知治疗可以帮助他们逐步识别并整合不同的身份。这个过程需要缓慢进行，以避免过快的变化引起患者的不安或烦躁。长期的认知干预旨在提高患者的症状管理能力和生活功能，帮助他们更好地认识自身的多重身份并实现整合。

2．催眠治疗

在进行催眠治疗前，医师会向患者详细介绍DID和催眠的相关知识，并确保患者对可能出现的心理冲突有充分的理解。催眠治疗中，患者在放松的精神状态下探讨其消极的生活经历，有助于减轻如闪回、分离性幻觉及其他相关症状，打破隔离情感和记忆的心理障碍。

3．家庭治疗

家庭治疗对于稳定DID患者的家庭环境非常重要，可以帮助家庭成员理解和适应患者的症状，增强家庭支持系统。通过对家庭成员的集体教育和支持，可以提高他们应对患者分离性身份的能力，改善患者的社会功能和家庭互动。

4．药物治疗

抗抑郁药，如SSRIs/SNRIs和MAO抑制剂，可以帮助缓解DID患者的抑郁症状和情绪波动。β受体阻滞剂、抗惊厥药和苯二氮䓬类药物可减少患者的侵入性症状和焦虑。盐酸哌唑嗪等肾上腺素能拮抗剂可能有助于减轻PTSD患者的噩梦。卡马西平对一些表现出攻击行为的患者可能有效，而对于有强迫症状的患者，抗抑郁药也表现出良好的效果。

5．非典型抗精神病药物

非典型抗精神病药物，如利培酮、喹硫平、齐拉西酮和奥氮平，对于处理DID患者的过度焦虑和侵入性症状可能更为有效，且具有较好的耐受性。

6．电击疗法

对于难治性心境障碍的DID患者，改良的电击治疗（mECT）可能是一个有效的选择，特别是在其他治疗方法无效时。它有助于改善心境障碍，且不会加剧分离性记忆障碍。

第十二章 躯体忧虑障碍及疑病障碍

第一节 躯体忧虑障碍

一、概述

躯体忧虑障碍（SSD）是一种心理健康状况，主要特征是患者对持续的躯体症状感到极度关注和不适，这种关注通常会导致显著的情感困扰和日常功能的损害。患者可能经历反复的就医行为，寻求对其症状的解释和治疗，但即使多次医学检查也难以找到充分的器质性基础来解释这些症状。

躯体忧虑障碍的主要特点包括过度担心身体健康，以及这种担心对患者生活的深远影响。患者可能会经历多种躯体症状，如疼痛、疲劳、胃肠不适等，这些症状随时间推移可能变化或转移。重要的是，这种关注通常是不成比例的，即使是医师提供的反复保证和医学检查结果也无法缓解患者的焦虑。

二、病因

1. 遗传因素

研究表明，躯体忧虑障碍具有一定的遗传倾向。家族中有焦虑症或抑郁症病史的人更容易患上躯体忧虑障碍。这表明，遗传基因可能在躯体忧虑障碍的发生中起重要作用。

2. 神经生理因素

神经递质系统的异常，如5-羟色胺（5-HT）、去甲肾上腺素和多巴胺等的失衡，可能与躯体忧虑障碍有关。这些神经递质在调节情绪、焦虑和痛觉感受方面发挥关键作用。

3. 大脑结构和功能

研究发现，患有躯体忧虑障碍的人的大脑某些区域，如前扣带回皮质和岛叶，可能表现出功能异常。这些区域与疼痛感知和情绪调节有关，功能异常可能导致对身体感觉的过度关注和夸大。

4. 认知偏差

躯体忧虑障碍患者常常具有认知扭曲，如灾难化思维，倾向于将普通的身体感觉视为严重疾病的迹象。这种思维模式使他们对身体症状产生强烈的恐惧和焦虑。

5. 情感处理

许多患者难以适当地处理情感，他们可能倾向于将情绪困扰转化为身体症状。这种情感-躯体转换是一个关键的心理机制，使得患者更关注身体的感觉而不是情感上的困扰。

6. 过度关注和身体监测

患者常常过度关注身体变化，频繁地检查身体症状。这种过度的身体监测会加剧焦虑，并形成一个恶性循环，使得身体症状更加明显和持久。

7. 早期生活经历

童年时期的创伤经历，如虐待、忽视或家庭暴力等，可能增加成年后患上躯体忧虑障碍的风险。这些经历会对个体的情感调节和压力应对能力产生长期的负面影响。

8．缺乏家庭和社会支持

缺乏社会支持和良好的家庭环境可能使个体更容易出现躯体忧虑障碍。家庭成员如果本身对健康问题过度担忧，可能会在无意中强化患者对躯体症状的关注。

9．文化因素

不同文化对身体和疾病的态度也会影响躯体忧虑障碍的表现方式。在一些文化中，表达情绪和心理困扰可能被视为不被接受的行为，因此个体可能更倾向于通过身体症状来表达心理困扰。

三、临床表现

1．躯体忧虑障碍的共同临床特征

（1）症状复杂且多样：患者的临床表现通常复杂，症状多变，如疼痛、疲劳、胃肠不适等，但经过彻底的医学检查，通常找不到充分的器质性病变来解释这些症状。

（2）反复就医和治疗无效：由于患者往往难以接受心理因素的影响，他们可能会不惜一切代价反复就医，尝试不同的治疗方法。患者对治疗的反应通常较差，对症状的变化敏感，治疗依从性低，这可能导致与医师的关系紧张。

（3）诊断名称多样且含糊：患者常在非精神科科室反复就诊，由于非精神科医师可能对心理问题的识别不足，使用的诊断名称各不相同，如功能性胃肠病、肠易激综合征等，这种状况可能会加剧患者的疾病感。

（4）病前和病后的应激问题：患者在病前可能已面临多种心理压力，如人际关系困难，病后的社会支持不足和理解缺乏会进一步加剧病情，形成恶性循环。

2．躯体忧虑障碍的系统表现

躯体忧虑障碍可涉及多个身体系统，表现为以下几个方面。

（1）呼吸循环系统：症状包括心悸、胸闷、心跳加速、呼吸困难等。

（2）消化系统：常见症状有腹痛、腹泻、胀气、反胃等。

（3）肌肉骨骼系统：患者可能经历肢体疼痛、肌肉酸痛、关节痛等。

（4）衰弱症状：如注意力不集中、记忆力下降、慢性疲劳、头痛等。

（5）其他：包括出汗、震颤、尿频、排尿困难等症状。

3．分类

根据症状涉及的系统数量，躯体忧虑障碍可分为单器官型和多器官型。单器官型涉及一个系统的3个或更多症状，或两个系统的3个症状；多器官型则涉及三个或四个系统的3个以上症状。

四、辅助检查

1．实验室检查

（1）血液检查：可以帮助排除感染、贫血、糖尿病、甲状腺功能异常等可能引起躯体症状的疾病。常规血液检查包括全血细胞计数（CBC）、电解质水平、肝功能、肾功能和血糖水平等。

（2）尿液分析：可以检测尿路感染、肾疾病和糖尿病等。通过分析尿液中的细胞、化学物质和物理性质，可以提供有关身体健康状况的重要信息。

（3）内分泌功能检查：内分泌系统的异常，如甲状腺功能亢进或减退、肾上腺功能紊乱等，可能引起多种躯体症状。检查甲状腺激素水平（如TSH、T_3、T_4）、皮质醇等内分泌激素有助于排除这些疾病。

2．影像学检查

（1）X线检查：可用于评估骨骼和关节的健康状况，排除骨折、关节炎等引起的疼痛或不适。

（2）超声检查：是一种无创的影像学检查方法，适用于评估腹部器官（如肝、胆囊、胰腺、肾等）、甲状腺、心脏和生殖器官等。超声可以帮助排除肿瘤、结石、囊肿等病变。

（3）CT扫描：提供详细的身体内部结构图像，适用于评估内脏器官、骨骼和血管等。CT可以帮助排除肿瘤、出血、炎症等病变。

（4）MRI：是一种高分辨率的影像学检查，特别适用于评估软组织、神经系统和血管等。MRI对检测脑部、脊髓、关节和腹腔器官的异常非常有用。

3．心理评估

（1）心理问卷和量表：心理评估常用的工具包括患者健康问卷-15项躯体症状量表（PHQ-15）、症状自评量表（SCL-90）、医院焦虑和抑郁量表（HADS）等。这些问卷和量表可以帮助评估患者的焦虑、抑郁和其他心理症状的严重程度。

（2）临床访谈：临床心理学家或精神科医师通过面对面的访谈评估患者的心理状态。访谈内容包括病史、生活事件、情绪状态、应对方式和社会支持等。详细的访谈有助于了解患者的心理健康状况和应对策略。

4．专科检查

（1）神经科检查：如果患者有神经系统症状，如头痛、头晕、肢体麻木等，神经科检查是必要的。检查项目包括神经系统体检、电生理检查（如脑电图、肌电图）等，以排除神经系统疾病。

（2）心理生理学检查：一些患者可能需要进行心理生理学检查，如多导睡眠图（PSG）以评估睡眠障碍，或心率变异性（HRV）分析以评估自主神经功能。心理生理学检查有助于了解心理状态对生理功能的影响。

五、鉴别诊断

1．慢性疾病

慢性疾病，如糖尿病、甲状腺疾病、心脏病和慢性肾病等，可能引起多种躯体症状。这些疾病需要通过详细的病史、体格检查和实验室检查来排除。

2．神经系统疾病

神经系统疾病，如多发性硬化症、癫痫和中风等，可能表现为头痛、头晕、麻木和其他神经症状。神经科检查和影像学检查，如MRI和CT扫描，可以帮助排除这些疾病。

3．感染性疾病

一些慢性或复发性感染，如结核病、莱姆病和艾滋病等，可能引起持续的全身症状。血液检查、尿液分析和其他实验室检测是排除这些感染的重要手段。

4．广泛性焦虑障碍（GAD）

GAD患者常常表现出广泛的焦虑和多种躯体症状，如肌肉紧张、疲劳和睡眠问题。然而，GAD的焦虑症状更为明显且广泛，而躯体忧虑障碍的症状集中在身体不适和疼痛上。

5. 抑郁症

抑郁症患者常常有身体症状，如食欲改变、体重变化和睡眠问题。然而，抑郁症的核心症状是持续的情绪低落和兴趣丧失，而躯体忧虑障碍的核心症状是对身体症状的过度关注和担忧。

6. 躯体化障碍

躯体化障碍与躯体忧虑障碍相似，患者有多种未能解释的躯体症状。然而，躯体化障碍患者的症状更为多样且长期存在，通常从青年时期开始，而躯体忧虑障碍的症状可能集中在某些特定的身体部位。

7. 转化障碍

转化障碍患者表现出无法解释的神经系统症状，如瘫痪、失语或失明等。这些症状通常与心理压力有关，但缺乏生物学基础。神经科检查和心理评估可以帮助区分转化障碍和躯体忧虑障碍。

8. 虚假性障碍

虚假性障碍患者故意制造或夸大身体或心理症状以获得医疗关注。与躯体忧虑障碍不同的是，这些症状是故意捏造的，病史和行为观察可以帮助区分这两种障碍。

9. 功能性胃肠病（FGIDs）

如肠易激综合征（IBS）和功能性消化不良等，可能表现为腹痛、腹胀和其他胃肠道症状。与躯体忧虑障碍不同的是，FGIDs通常与胃肠道功能失调有关，通过消化科检查可以帮助区分。

10. 功能性神经症状

如非癫痫性发作和功能性运动障碍等，表现为神经系统症状，但缺乏明确的神经病理基础。详细的神经系统评估和影像学检查是排除这些疾病的重要手段。

11. 疲劳综合征（CFS）

CFS患者表现为持续性疲劳和多种身体不适，但没有明确的生物学病因。CFS的症状与躯体忧虑障碍相似，但其诊断标准和病程特点有所不同。

六、治疗

1. 治疗目标

减少或缓解身体症状。减轻由心理社会应激引起的影响。改善日常生活中的功能损害。减少对医疗资源的不合理使用。

2. 治疗原则

在处理躯体症状和精神障碍时采取谨慎的诊断和治疗策略。对伴随疾病提供适当的治疗。治疗任务应分阶段制定，以符合患者的具体需要。

3. 治疗方法

（1）心理治疗：心理治疗是治疗躯体忧虑障碍的核心，主要目的是帮助患者正确理解其疾病状况，调整对症状的认知和反应，从而减轻心理压力和缓解身体症状。

（2）支持性心理治疗：旨在重建患者的自信，给予鼓励，增强患者的自信心使其配合治疗。

（3）认知行为治疗（CBT）：通过帮助患者识别和修改不合逻辑或扭曲的思考模式，减少症状，特别是通过功能性分析，识别特定刺激和反应之间的关系，是治疗成功的关键。

（4）药物治疗：配合心理治疗使用，主要针对患者的情绪症状如抑郁和焦虑。抗焦虑药和抗抑郁药（如SSRI和SNRI）常用于治疗。对于慢性疼痛患者，可使用SNRI和三环类抗抑郁药。在必要时，对于存在偏执倾向或其他复杂症状的患者，可谨慎使用小剂量的非典型抗精神病药物，如喹硫平或奥氮平。

（5）物理治疗：如频谱治疗和按摩，这些方法可以辅助缓解身体症状。

（6）中医中药：提供一种替代或补充治疗方式，对某些患者可能有效。

第二节　疑病障碍

一、概述

疑病障碍是一种以对患有一个或多个严重躯体疾病的持久恐惧或信念为特征的心理疾病。这种不断的担忧通常源于对普通的身体症状或体征的错误解释。尽管接受了多次医疗检查，且检查结果均为阴性，医师的解释或保证也无法消除他们的担心，患者仍然坚持自己的病痛观念。

疑病障碍的患者通常表现出类似强迫症的就医行为，基于对自身健康状况的过度关注和深信自己已患病的想法，他们反复求医。即使在多次获得治疗或得知自己身体健康后，仍持续寻求新的医疗意见。这种行为在一定程度上与强迫症患者的行为相似，尤其是那些因健康相关的强迫观念而频繁就医的患者。

疾病的发病往往是缓慢的，病程持久；但在某些情况下，如在重大生活事件或显著的身体健康问题的触发下，也可能亚急性发病。关于疑病障碍的发病率，研究表明在综合医院的门诊中每100名患者中约有0.2名疑病障碍患者，精神卫生机构的门诊患者中为0.9名，而住院患者中为1.1名。在男性和女性中，该病的发生率没有显著差异。

二、病因

1. 遗传因素

研究表明，疑病障碍具有一定的家族遗传倾向。患有焦虑障碍、抑郁症或其他精神障碍的家庭成员，疑病障碍的发生率较高。这表明，遗传基因可能在疑病障碍的发生中起到一定作用。

2. 神经生理因素

神经递质系统的异常，如5-羟色胺（5-HT）、去甲肾上腺素和多巴胺等的失衡，可能与疑病障碍有关。这些神经递质在调节情绪、焦虑和痛觉感受方面发挥关键作用。研究发现，疑病障碍患者的神经递质水平和正常人相比存在显著差异。

3. 大脑结构和功能

研究发现，疑病障碍患者的大脑某些区域，如前扣带回皮质和岛叶，可能表现出功能异常。这些区域与疼痛感知、情绪调节和对身体信号的处理有关，功能异常可能导致对身体感觉的过度关注和夸大。

4. 认知偏差

疑病障碍患者常常具有认知扭曲，如灾难化思维，倾向于将普通的身体感觉视为严重疾病的迹象。这种思维模式使他们对身体症状的敏感度和反应强度增加，形成恶性循环。

5. 个性特征

个性特征，如高水平的神经质、完美主义和自我关注，可能增加疑病障碍的风险。这些个性特征使患者更易于产生健康焦虑和对身体症状的过度关注。

6. 早期经历重大疾病

早期经历重大疾病或观察到他人经历严重疾病，可能导致对健康的过度担忧和焦虑。此外，儿童时期受到过度保护或健康焦虑的教育环境，也可能增加成年后患疑病障碍的风险。

7. 社会环境

社会环境和文化背景对疑病障碍的形成有重要影响。在某些文化中，疾病和健康问题被高度关注，可能导致个体对身体症状的过度解读和焦虑。此外，现代社会对健康的高要求和媒体对疾病信息的广泛传播，也可能增加疑病障碍的发生率。

8. 缺乏社会支持

缺乏社会支持或家庭支持不足，可能使个体更容易陷入对健康的过度担忧中。缺乏亲友的关心和支持，可能使患者在面对健康问题时感到孤立无援，增加焦虑和恐惧感。

9. 压力和生活事件

生活中的重大压力事件，如亲人去世、离婚、失业等，可能成为疑病障碍的诱发因素。这些事件可能加剧个体对自身健康的担忧，诱发或加重疑病障碍的症状。

10. 回避行为

疑病障碍患者常常通过回避医疗检查和治疗来减轻焦虑，然而这种行为往往适得其反，加剧了对疾病的恐惧和担忧。此外，频繁的医师咨询和反复检查也可能强化患者对疾病的关注，形成恶性循环。

11. 过度搜索健康信息

患者常常通过互联网或其他途径搜索健康信息，试图找到自己症状的解释。这种行为往往导致信息过载和对疾病的错误理解，进一步加剧焦虑。

三、临床表现

1. 疑病障碍的核心症状

疑病障碍的临床表现呈现为一系列连续的症状，从轻度的过度关注身体感觉到极端的疑病妄想。轻度表现可能仅仅是对健康的普通关注，而在严重情况下，患者可能会感到极度的恐慌，担心患有致命疾病。这种恐惧常伴随明显的抑郁和焦虑症状。

患者常因不信任医师的诊断而反复更换医师，频繁地进行各种医学检查，以求得病情的确认。他们往往带着之前的检查结果到处寻求第二意见，详细而持久地描述自己的健康问题。即使多次医学检查结果均为阴性，也无法减轻他们的担忧。相反，这种反复的检查往往加剧了他们的焦虑和疑虑，甚至怀疑医师的能力和诊断。

2. 常见症状

疑病障碍患者的症状可涉及多个身体系统和器官，尤其是胸部、腹部、头部和颈部。他们可能会经历如头痛、胸痛、腹痛及腰背痛等疼痛症状，以及头晕、眩晕、夜间心悸、咽喉不适、恶心、胀气或食欲下降等。患者对身体的过分关注可能表现在对心跳、脉搏、排便或饮食习惯的细致观察。

3. 影响生活

这种持续的健康焦虑严重影响患者的日常生活，限制了他们的活动，妨碍了工作、学习和社交活动，有时甚至导致更严重的社会功能障碍。

四、辅助检查

1. 血液检查

血液检查是诊断过程中常用的基本手段，旨在排除感染、贫血、甲状腺功能异常等可能引起身体症状的疾病。常规血液检查项目包括全血细胞计数（CBC）、电解质水平、肝功能、肾功能和血糖水平等。

2. 尿液分析

尿液分析用于检测尿路感染、肾疾病和糖尿病等可能导致身体症状的疾病。通过分析尿液中的细胞、化学物质和物理性质，可以提供有关身体健康状况的重要信息。

3. 内分泌功能检查

内分泌系统的异常，如甲状腺功能亢进或减退、肾上腺功能紊乱等，可能引起多种身体症状。检查甲状腺激素水平（如TSH、T_3、T_4）、皮质醇等内分泌激素有助于排除这些疾病。

4. 感染性疾病筛查

对于怀疑有慢性感染或复发性感染的患者，可能需要进行特定的感染性疾病筛查，如结核病、莱姆病和艾滋病等。血液检测和其他实验室检测可以帮助排除这些感染的可能性。

5. X线检查

X线检查用于评估骨骼和关节的健康状况，排除骨折、关节炎等引起的疼痛或不适。尽管疑病障碍的核心问题在于过度担忧，但通过影像学检查排除潜在的器质性病变是必要的。

6. 超声检查

超声检查是一种无创的影像学检查方法，适用于评估腹部器官（如肝、胆囊、胰腺、肾等）、甲状腺、心脏和生殖器官等。超声可以帮助排除肿瘤、结石、囊肿等病变。

7. CT扫描

CT扫描可提供详细的身体内部结构图像，适用于评估内脏器官、骨骼和血管等。CT可以帮助排除肿瘤、出血、炎症等病变，确保身体健康。

8. MRI

MRI是一种高分辨率的影像学检查，特别适用于评估软组织、神经系统和血管等。MRI对检测脑部、脊髓、关节和腹腔器官的异常非常有用，帮助排除疑病障碍患者的身体症状是否由器质性病变引起。

9. 心理评估

（1）心理问卷和量表：心理评估常用的工具包括健康焦虑量表（Health Anxiety Inventory，HAI）、症状自评量表（SCL-90）、医院焦虑和抑郁量表（HADS）等。这些问卷和量表可以帮助评估患者的焦虑、抑郁和其他心理症状的严重程度，了解其对健康的担忧和焦虑水平。

（2）临床访谈：临床心理学家或精神科医师通过面对面的访谈评估患者的心理状态。访谈内容包括病史、生活事件、情绪状态、应对方式和社会支持等。详细的访谈有助于了解患者的心理健康状况和应对策略，明确诊断疑病障碍。

（3）认知功能评估：有时需要进行认知功能评估，了解患者的认知偏差和灾难化思维。

这类评估可以通过特定的心理测试和任务来完成，帮助确定患者对身体症状的认知模式和反应方式。

10. 专科检查

（1）神经科检查：如果患者有神经系统症状，如头痛、头晕、肢体麻木等，神经科检查是必要的。检查项目包括神经系统体检、电生理检查（如脑电图、肌电图）等，以排除神经系统疾病。

（2）心理生理学检查：一些患者可能需要进行心理生理学检查，如多导睡眠图（PSG）以评估睡眠障碍，或心率变异性（HRV）分析，以评估自主神经功能。心理生理学检查有助于了解心理状态对生理功能的影响，帮助排除由于生理异常引起的症状。

11. 行为和社会评估

（1）行为评估：包括观察患者的日常活动、症状表现和应对策略。了解患者如何应对和管理身体症状，有助于制定更有效的治疗方案。行为评估通常通过观察、访谈和自我报告问卷完成。

（2）社会支持评估：评估患者的社会支持系统，包括家庭、朋友和社区支持等。社会支持评估有助于了解患者的社会互动和支持网络，确定是否存在影响其健康焦虑的社会因素。

五、鉴别诊断

1. 神经系统疾病

神经系统疾病，如多发性硬化、癫痫和卒中等，可能表现为头痛、头晕、麻木和其他神经症状。神经科检查和影像学检查，如MRI和CT扫描，可以帮助排除这些疾病。例如，多发性硬化患者可能会有反复发作的神经症状，而疑病障碍患者的症状通常更为广泛和持续。

2. 感染性疾病

一些慢性或复发性感染，如结核病、莱姆病和艾滋病等，可能引起持续的全身症状。血液检查、尿液分析和其他实验室检查是排除这些感染的重要手段。例如，莱姆病可能引起关节疼痛和疲劳，而这些症状也可能出现在疑病障碍患者身上。

3. 广泛性焦虑障碍（GAD）

GAD患者常常表现出广泛的焦虑和多种身体症状，如肌肉紧张、疲劳和睡眠问题。然而，GAD的焦虑症状更为明显且广泛，而疑病障碍的焦虑主要集中在健康和疾病上。通过详细的心理评估和量表，可以区分这两种障碍。

4. 抑郁症

抑郁症患者常常有身体症状，如食欲改变、体重变化和睡眠问题。然而，抑郁症的核心症状是持续的情绪低落和兴趣丧失，而疑病障碍的核心症状是对身体症状的过度关注和担忧。抑郁症的鉴别诊断可以通过临床访谈和心理量表（如PHQ-9）来完成。

5. 躯体化障碍

躯体化障碍与疑病障碍相似，患者有多种未能解释的身体症状。然而，躯体化障碍患者的症状更为多样且长期存在，通常从青年时期开始，而疑病障碍的症状可能集中在某些特定的身体部位。通过详细的病史采集和临床评估可以区分这两种障碍。

6. 转化障碍

转化障碍患者表现出无法解释的神经系统症状，如瘫痪、失语或失明等。这些症状通常与心理压力有关，但缺乏生物学基础。神经科检查和心理评估可以帮助区分转化障碍和疑病障碍。例如，转化障碍的症状通常在特定的心理压力下突然出现，而疑病障碍的症状更为持续和广泛。

7．虚假性障碍

虚假性障碍患者故意制造或夸大身体或心理症状，以获得医疗关注。与疑病障碍不同的是，这些症状是故意捏造的，病史和行为观察可以帮助区分这两种障碍。例如，虚假性障碍患者可能会表现出对医学知识的过度了解，并且症状在不同的医疗环境中有所变化。

六、治疗

1．心理治疗的目标与方法

心理治疗的主要目标是帮助患者理解疾病的性质，消除或减轻由心理因素引起的影响，以及纠正患者对疾病的误解。心理治疗主要采用以下三种方法。

（1）认知行为治疗（CBT）：专注于识别和改变那些负面和不合逻辑的思维模式，这些模式往往加剧了患者的疑病行为。通过功能性分析，帮助患者理解特定的刺激（如身体感觉）和其反应（如恐惧或就医行为）之间的关系，从而逐步减少不恰当的医疗行为和检查行为。教育患者识别和挑战那些导致症状放大的认知偏见，如"灾难化"。

（2）支持性心理治疗：旨在建立治疗关系，支持患者应对日常生活的挑战，提高自我效能感，减少因疾病感到的孤立和痛苦。

2．药物治疗

抗焦虑药物和抗抑郁药物（如SSRIs和SNRIs）可用于治疗疑病障碍中常见的焦虑和抑郁症状。对于展现出偏执倾向的患者，小剂量的非典型抗精神病药物，如喹硫平或奥氮平，可能有助于减轻病态的健康焦虑。

3．疑病障碍治疗中的注意事项

在治疗过程中，医师应避免不良的医源性影响，如频繁的无效检查，这可能加剧患者的焦虑和疑病行为。重要的是不断地与患者沟通，建立信任，并透明地解释检查结果和治疗计划，以减少患者的不必要担忧。

第十三章 应激相关障碍

第一节 创伤后应激障碍

一、概述

创伤后应激障碍（PTSD）是一种心理健康状况，通常由经历过极端威胁性或灾难性的事件所触发，这些事件可能包括战争、严重事故、自然灾害、性侵或目睹他人遭受严重伤害。这种障碍最初用于描述经历过战争的退伍军人、战俘和集中营幸存者的心理后果，而今已广泛应用于描述经历各种创伤事件的人群。

对于经历过此类事件的大多数人来说，感受到极度的恐惧、紧张、无助是常见的反应。PTSD的患病率因人群而异，终生患病率在1%～14%，而在面对高风险情境的群体中，如灾难幸存者或重大事故的受害者，这一比率可高达3%～58%。此外，研究表明女性患此病的可能性是男性的两倍。

从临床角度看，PTSD往往伴随其他精神障碍的高共病率，常见的包括抑郁症、酒精依赖或滥用，以及恐怖症等。这种高共病率指出，治疗PTSD时需要考虑到可能伴发的其他心理健康问题，以便提供全面的治疗方案。

二、病因

1. 遗传因素

研究表明，PTSD具有一定的遗传倾向。家庭中有精神疾病病史的人更容易患上PTSD。遗传基因可能在应对压力和创伤的生理反应中起到重要作用。基因研究发现，与应激反应相关的基因变异，如5-羟色胺转运蛋白基因（*5-HTTLPR*）和脑源性神经营养因子（BDNF）相关基因，可能影响个体对创伤事件的易感性。

2. 神经生理因素

神经递质系统的异常，如去甲肾上腺素、5-羟色胺和多巴胺等的失衡，与PTSD的发生密切相关。这些神经递质在调节情绪、焦虑和应激反应中发挥关键作用。研究发现，PTSD患者的去甲肾上腺素水平升高，可能导致过度警觉和强烈的应激反应。

3. 大脑结构和功能

PTSD患者的大脑结构和功能可能发生变化。研究表明，海马体积减少、前额皮质功能异常和杏仁核活动增加与PTSD的症状有关。海马体在记忆和情绪调节中起重要作用，其体积减少可能与记忆障碍和情绪调节困难有关。前额皮质功能异常可能影响情绪控制和决策能力，而杏仁核活动增加可能导致过度的恐惧和应激反应。

4. 认知因素

创伤事件对个体认知过程的影响是PTSD发生的重要因素。创伤后，个体可能发展出负面的认知模式，如灾难化思维和无助感。这些认知扭曲使个体对未来事件的恐惧增加，无法适应正常的生活。

5. 个性特征

某些个性特征，如高水平的神经质、焦虑和完美主义，可能增加PTSD的风险。高神经质个体更容易对压力和创伤事件产生强烈的情绪反应，难以从创伤中恢复。

6. 早期生活经历

早期生活经历对PTSD的发生有重要影响。童年期经历虐待、忽视或其他形式的创伤，可能使个体在成年后更易患上PTSD。这些早期创伤经历可能导致个体的应激反应系统异常，增加其对创伤事件的敏感性。

7. 社会支持

社会支持系统在PTSD的发生和恢复过程中起着重要作用。强大的社会支持，如家庭、朋友和社区的支持，能够减轻创伤事件的负面影响，帮助个体恢复。然而，缺乏社会支持或遭受孤立可能加重PTSD症状。

8. 文化背景

文化背景对PTSD的发生和表现方式有重要影响。在某些文化中，创伤事件可能被视为耻辱或禁忌，导致个体难以寻求帮助和支持。此外，不同文化对创伤和应激反应的认知和处理方式也存在差异，影响PTSD的诊断和治疗。

9. 社会经济地位

低社会经济地位与PTSD的高发病率相关。经济困难、失业和贫困等压力源可能加剧创伤事件的影响，增加PTSD的风险。此外，低社会经济地位的个体可能缺乏获得心理治疗和支持的资源，延迟恢复过程。

10. 创伤事件

创伤事件，如暴力、自然灾害或严重事故，对PTSD的发生有显著影响。暴力事件（如性侵犯、战争经历）通常比自然灾害（如地震、洪水）更容易引发PTSD。暴力事件常常伴随着强烈的恐惧、无助感和失控感，增加PTSD的风险。

三、临床表现

1. 侵入性症状

患者可能经历创伤性事件的频繁、突然的闪回，这些闪回通常清晰且情感强烈，仿佛患者重新置身于创伤事件之中。

患者也可能有与创伤密切相关的恶梦，常从中惊醒，并持续体验着与梦境相关的强烈情感。

当面对与创伤事件相关的线索时，如特定的日期、地点或与事件相似的情景，患者会出现显著的心理和生理反应。

2. 持续性回避

患者会刻意回避与创伤相关的记忆、思维或感受，以及可能触发痛苦回忆的人、地点或活动。

3. 认知和情绪的负性改变

创伤后，患者可能无法回忆起创伤事件的关键细节，对事件的原因或后果持有持续的认知扭曲，如过度自责或对他人怀有不信任感。

患者可能持续体验负面情绪，对日常活动失去兴趣，感到与他人疏远，并且难以体验到正面情绪。

4. 警觉性增高

患者可能表现为过度警觉和惊跳反应，注意力集中困难，易怒或愤怒爆发，甚至有自我伤害的行为。睡眠障碍也是常见症状，如难以入睡或维持睡眠。

四、辅助检查

1. 临床访谈

临床访谈是诊断PTSD的核心方法之一。心理健康专业人员通过详细的访谈了解患者的创伤经历、症状表现、病史和家庭背景。访谈内容包括创伤事件的具体细节、患者的情绪反应、应对策略和社会支持情况。临床访谈可以帮助医师全面了解患者的心理状态和症状严重程度。

2. 标准化问卷和量表

为了评估PTSD的症状和严重程度，临床医师通常会使用一些标准化的问卷和量表。

（1）PTSD检查表（PCL-5）：是一个自我报告量表，用于评估过去1个月内PTSD的症状。患者根据症状的频率和强度进行评分，帮助医师了解症状的严重程度。

（2）创伤后应激障碍诊断量表（CAPS-5）：是一个结构化的临床访谈工具，被认为是PTSD诊断的金标准。它评估PTSD的四个症状群，包括侵入性症状、回避行为、负面情绪变化和过度警觉。

（3）创伤筛查问卷（TSQ）：是一种简短的筛查工具，用于快速识别可能患有PTSD的个体。它包括一些关于创伤事件和相关症状的问题。

3. 功能性评估

功能性评估旨在了解PTSD对患者日常生活、工作和社交功能的影响。临床医师可能会使用一些工具，如全球评估功能量表（GAF），来评估患者的总体功能水平。这些评估有助于制定个性化的治疗计划。

4. 血液检查

血液检查主要用于排除其他可能引起类似PTSD症状的身体疾病，如甲状腺功能异常、贫血、感染等。常规血液检查项目包括全血细胞计数（CBC）、甲状腺功能测试、肝肾功能测试等。

5. 尿液分析

尿液分析用于检测是否存在感染、肾问题或物质滥用等。这些问题可能导致或加重PTSD的症状。尿液分析包括尿常规检查和毒物筛查等。

6. 激素水平测定

应激反应与体内的激素水平密切相关。研究表明，PTSD患者的皮质醇水平可能异常。通过测定皮质醇和其他应激相关激素（如去甲肾上腺素）的水平，可以更好地了解患者的应激反应机制。

7. MRI

MRI可以提供大脑结构的详细图像，用于评估是否存在影响大脑功能的器质性病变。研究表明，PTSD患者的海马体积可能减少，前额皮质和杏仁核的功能可能异常。MRI有助于排除其他神经系统疾病，并为研究PTSD的神经生物学机制提供数据。

8. fMRI

fMRI用于评估大脑活动模式，通过检测大脑不同区域的血流变化来了解其功能。fMRI

可以揭示PTSD患者在处理情绪、记忆和应激反应时的脑功能异常，帮助确定症状的神经生理基础。

9. PET

PET扫描通过检测放射性示踪剂在大脑中的分布，提供大脑代谢和神经递质活动的信息。PET扫描可以帮助研究PTSD患者的神经递质系统，如去甲肾上腺素、5-羟色胺和多巴胺系统的功能变化。

10. 脑电图（EEG）

EEG用于记录大脑的电活动模式，可以帮助评估PTSD患者的脑功能状态。PTSD患者可能表现出特定的脑电活动模式，如α波减少和β波增加，提示大脑的觉醒水平和应激反应异常。

11. 事件相关电位（ERP）

ERP是一种基于EEG的技术，通过记录大脑对特定刺激的电活动反应来评估信息处理过程。ERP研究表明，PTSD患者在处理创伤相关信息时可能表现出异常的神经反应，提示信息处理和注意控制的缺陷。

五、鉴别诊断

1. 急性应激障碍（ASD）

（1）特征：ASD和PTSD的症状相似，但ASD的症状在创伤事件发生后立即出现，并在1个月内消退。如果症状持续超过1个月，诊断可能需要更改为PTSD。

（2）鉴别要点：ASD的症状持续时间不超过1个月，而PTSD的症状持续超过1个月。ASD通常在创伤事件发生后的前3日至1个月内诊断，而PTSD的诊断通常在症状持续1个月以上后进行。

2. 广泛性焦虑障碍（GAD）

（1）特征：GAD患者表现为广泛的、持续的焦虑和担忧，涉及生活中的各种问题，而不仅仅是创伤事件。症状包括易激惹、肌肉紧张、疲劳、睡眠问题等。

（2）鉴别要点：GAD患者的焦虑内容广泛，而PTSD患者的焦虑主要与创伤事件相关。PTSD患者的症状往往由与创伤事件相关的触发因素引发，而GAD患者的焦虑则更为普遍和持续。

3. 抑郁症（MDD）

（1）特征：抑郁症患者表现为持续的情绪低落、兴趣丧失、自我评价降低、疲劳和自杀观念等。尽管PTSD患者也可能出现抑郁症状，但PTSD的核心症状是与创伤相关的应激反应。

（2）鉴别要点：抑郁症患者的情绪低落是持续的，而PTSD患者的情绪变化通常与创伤回忆或触发因素相关。PTSD的核心症状包括重现创伤事件和过度警觉，而抑郁症则主要表现为情绪低落和兴趣丧失。

4. 恐慌障碍

（1）特征：恐慌障碍患者经历反复的、突发的恐慌发作，表现为强烈的害怕和身体症状，如心悸、出汗、呼吸困难等。虽然PTSD患者也可能经历类似的恐慌发作，但其通常与创伤事件的回忆或触发因素有关。

（2）鉴别要点：恐慌障碍患者的发作通常是无预警的，而PTSD患者的恐慌发作常由创伤相关的触发因素引发。PTSD患者的恐慌发作通常伴随创伤回忆和情境回避行为，而恐慌障碍患者则主要表现为对发作的害怕和回避行为。

5．强迫症（OCD）

（1）特征：OCD患者表现为反复的、侵入性的强迫观念和（或）强迫行为。虽然PTSD患者也可能有侵入性的创伤回忆，但这些回忆通常与特定的创伤事件相关。

（2）鉴别要点：OCD患者的强迫观念通常是不合逻辑的、与创伤无关的，而PTSD患者的侵入性回忆直接与创伤事件相关。OCD患者的强迫行为旨在减轻强迫观念带来的焦虑，而PTSD患者的回避行为则是为了避免创伤相关的触发因素。

6．躯体化障碍

（1）特征：躯体化障碍患者表现为多种身体症状，但没有充分的医学解释。PTSD患者也可能出现身体不适，但这些症状通常与创伤事件相关的心理应激反应有关。

（2）鉴别要点：PTSD患者的身体症状通常与创伤回忆或触发因素有关，而躯体化障碍患者的症状则广泛而不特定。PTSD患者的症状通常在经历创伤事件后出现，而躯体化障碍患者的症状可能长期存在，且与特定事件无关。

7．边缘型人格障碍（BPD）

（1）特征：BPD患者表现为情绪不稳定、人际关系紧张、冲动行为和强烈的抛弃感。PTSD患者也可能表现出情绪不稳定和人际关系问题，但这些通常与创伤事件有关。

（2）鉴别要点：BPD的情绪不稳定和行为问题是长期的、贯穿生活的，而PTSD患者的症状通常与特定创伤事件相关。BPD患者的症状模式包括反复的自我伤害行为和冲动行为，而PTSD患者的症状主要集中在创伤相关的应激反应上。

8．解离性障碍

（1）特征：解离性障碍患者表现为解离症状，如记忆丧失、身份混乱、现实感丧失等。PTSD患者也可能出现解离症状，但这些症状通常与创伤事件有关。

（2）鉴别要点：解离性障碍患者的症状可能不涉及创伤事件，而PTSD患者的解离症状通常是创伤回忆的一部分。PTSD患者的解离症状通常由创伤相关的触发因素引发，而解离性障碍患者的解离症状可能无明显触发因素。

9．心理应激反应

（1）特征：心理应激反应患者在经历重大生活变化或应激事件后，出现情绪和行为症状。这些症状通常在应激事件后短期内出现，并在事件解决后逐渐消退。

（2）鉴别要点：心理应激反应的症状通常在应激事件后6个月内消退，而PTSD的症状可能持续多年。心理应激反应的症状通常较轻，而PTSD的症状更为严重且广泛。

六、治疗

1．药物治疗

PTSD的药物治疗主要旨在缓解与症状相关的心理压力和共患疾病。目前尚无特定药物能完全根治PTSD，但抗抑郁药和抗焦虑药物可显著改善患者的症状。尤其是选择性5-羟色胺再摄取抑制剂（SSRIs）如氟西汀、帕罗西汀和舍曲林，已被广泛认为是PTSD的首选药物，因其能有效改善睡眠障碍、抑郁焦虑症状以及侵入性和回避症状。此外，选择性5-羟色胺和去甲肾上腺素再摄取抑制剂（SNRIs）也显示出良好的疗效。对于并发惊恐障碍且无物质滥用史的患者，苯二氮䓬类药物可谨慎使用。新型非苯二氮䓬类抗焦虑药如丁螺环酮和坦度螺酮能够改善PTSD的核心症状而不会引起过度镇静或肌肉松弛。对于症状包括高警觉度和分离症状的患者，可使用抗肾上腺素能药物，而心境稳定剂则有助于控制攻击性和激惹行为。

2. 心理治疗

心理治疗是治疗PTSD的重要组成部分，能够有效帮助患者处理与创伤相关的心理反应。心理治疗的初期通常采用危机干预技术，提供支持，帮助患者接受和理解创伤及其影响，并鼓励他们表达相关的负面情绪。在治疗的后期，特别是对于慢性和迟发性PTSD患者，获取广泛的社会和心理支持变得尤为重要。

（1）认知行为治疗（CBT）：通过教育、焦虑管理训练、认知重建以及想象和现实暴露等手段，帮助患者克服与创伤相关的病理性信念和行为。暴露疗法尤其重要，它使患者在安全的环境中重现并处理创伤记忆，以减少相关的焦虑和回避行为。

（2）眼动脱敏再处理（EMDR）：通过让患者在想象创伤场景的同时进行眼动，有助于减轻因创伤记忆引起的情绪负担。该方法的有效性可能与在治疗过程中给予患者的正向反馈和心理支持有关。

（3）团体心理治疗：团体治疗提供了一个平台，让患者能与经历类似创伤的人分享和交流，这不仅可以帮助他们更好地理解自己的情绪，还能通过团体支持增强自尊和自信。

第二节　适应障碍

一、概述

适应障碍是指在明显的生活改变或环境变化时产生的、短期的和轻度的烦恼状态和情绪失调，常有一定程度的行为变化等，但并不出现精神病性症状。典型的生活事件包括居丧、离婚、失业或变换岗位、迁居、转学、患重病、经济危机、退休等，发病往往与生活事件的严重程度、个体心理素质、心理应对方式等有关。

二、病因

1. 遗传易感性

研究表明，适应障碍具有一定的遗传基础。家庭中有精神疾病史的人更容易在应对生活应激事件时发展出适应障碍。这表明基因可能在个体对应激的反应中起到重要作用。

2. 神经生理机制

应激反应涉及复杂的神经生理机制，包括下丘脑-垂体-肾上腺轴（HPA轴）的激活。应激事件会导致HPA轴释放皮质醇等应激激素，影响大脑的情绪调节和认知功能。适应障碍患者可能在应激激素水平或应激反应系统的敏感性上存在异常。

3. 个性特征

某些个性特征，如高水平的神经质、焦虑倾向和低自尊，可能增加适应障碍的风险。高神经质个体更容易对生活中的变化产生强烈的情绪反应，难以适应新的环境和挑战。

4. 早期经历

童年期经历的逆境，如虐待、忽视、家庭不和等，可能导致个体在成年后应对应激事件时更易出现适应障碍。这些早期经历可能削弱个体的应对能力，使其在面对新应激源时更加脆弱。

5．社会支持

社会支持系统在适应障碍的预防和恢复过程中起着关键作用。强大的社会支持，如家庭、朋友和社区的支持，能够提供情感上的慰藉和实际的帮助，减轻应激事件的负面影响。缺乏社会支持或遭受社会孤立可能增加适应障碍的风险。

6．生活事件

适应障碍通常由重大生活事件或变化引发，如失业、离婚、亲人去世、搬迁等。这些事件打破了个体的日常生活模式，带来情绪上的冲击和适应的挑战。事件的严重性、突然性和个体对事件的控制感都会影响适应障碍的发生。

7．文化背景

文化背景对适应障碍的发生有重要影响。在某些文化中，生活变化和应激事件可能被视为耻辱或禁忌，导致个体难以寻求帮助和支持。此外，不同文化对应对策略和情绪表达的认知和处理方式也存在差异，影响适应障碍的表现和处理方式。

8．社会经济地位

低社会经济地位与适应障碍的高发病率相关。经济困难、失业和贫困等压力源可能加剧生活事件的影响，增加适应障碍的风险。社会经济地位较低的个体可能缺乏应对生活变化的资源和能力，使其更容易在面对应激事件时感到不堪重负。

9．工作环境

工作环境中的压力和变化，如工作负荷增加、人际关系紧张、职业不安全感等，也可能导致适应障碍的发生。工作中的应激事件如果得不到有效应对，可能影响个体的情绪和行为，导致适应困难。

三、临床表现

应激后适应障碍通常在经历重大生活应激事件后1～3个月内发病，临床症状表现多样化，包括情绪低落、焦虑、感到难以应对当前生活或对未来无法进行规划。常见的身体症状包括失眠、头痛、腹部不适、胸闷和心悸等，这些症状往往与应激有关，且可能导致社会功能和工作能力的下降。部分患者可能出现暴力行为，而儿童可能表现出尿床和吸吮手指等行为。

在成人中，情绪症状较为常见，尤其是抑郁症状，表现为情绪低落、对日常活动失去兴趣、自我指责、绝望和无助，这些通常伴随睡眠障碍、食欲变化和体重减轻。行为表现可能包括焦虑和紧张不安，担心和恐惧，神经过敏，心慌、呼吸急促和窒息感等症状。青少年可能以品行障碍为主，表现为逃学、斗殴、盗窃、说谎、物质滥用、离家出走和不安全的性行为。儿童的适应障碍则主要体现在退行性行为（如尿床、吸吮手指），以及表现出无明显原因的躯体症状。

四、辅助检查

1．临床访谈

临床访谈是诊断适应障碍的核心方法之一。心理健康专业人员通过详细的访谈了解患者的应激事件、症状表现、病史和家庭背景。访谈内容包括以下几个方面：

（1）应激事件的具体细节：了解患者经历应激事件的性质、持续时间和影响程度。

（2）症状表现：评估情绪变化（如焦虑、抑郁、愤怒）、行为变化（如社交退缩、冲动行为），以及症状对日常生活的影响。

（3）家庭和社会支持：评估患者的社会支持系统，包括家庭、朋友和社区资源。

2．标准化问卷和量表

为了评估适应障碍的症状和严重程度，临床医师通常会使用一些标准化的问卷和量表。比如以下几种。

（1）贝克抑郁量表（BDI）：用于评估抑郁症状的严重程度。适应障碍患者可能会表现出抑郁症状，BDI可以帮助量化这些症状。

（2）焦虑自评量表（SAS）：用于评估焦虑症状的严重程度。适应障碍患者常常伴有显著的焦虑，SAS可以帮助确定其焦虑水平。

（3）全球评估功能量表（GAF）：用于评估患者的总体功能水平，包括心理、社会和职业功能。

3．血液检查

血液检查主要用于排除其他可能引起类似适应障碍症状的身体疾病，如甲状腺功能异常、贫血、感染等。常规血液检查项目如下。

（1）全血细胞计数（CBC）：评估血液中的红细胞、白细胞和血小板水平。

（2）甲状腺功能测试：评估甲状腺激素水平，以排除甲状腺功能亢进或甲状腺功能减退。

（3）肝肾功能测试：评估肝和肾的功能状态。

4．尿液分析

尿液分析用于检测是否存在感染、肾问题或物质滥用等。这些问题可能导致或加重适应障碍的症状。尿液分析包括尿常规检查和毒物筛查等。

5．磁共振成像（MRI）

MRI用于排除中枢神经系统的器质性病变，如脑肿瘤、脑血管病变等。尽管适应障碍通常没有明显的神经系统异常，但MRI可以帮助排除其他潜在的神经病理。

6．CT扫描

CT扫描也用于评估大脑结构，排除可能引起情绪和行为变化的脑部病变。CT扫描特别适用于排除急性脑损伤或脑出血。

7．脑电图（EEG）检查

EEG用于记录大脑的电活动模式，可以帮助评估是否存在癫痫或其他神经系统异常，这些异常可能引起情绪和行为变化。

8．心率变异性（HRV）测量

心率随时间的变异性，用于评估自主神经系统的功能。研究表明，适应障碍患者的HRV可能降低，提示交感神经活动增强和副交感神经活动减弱。HRV可以作为评估应激反应和情绪调节能力的指标。

9．皮肤电反应（GSR）

GSR测量皮肤导电性的变化，反映自主神经系统的活动水平。适应障碍患者在面对应激源时，可能表现出过度的皮肤电反应，提示高水平的生理唤醒和应激反应。

10．心理-社会功能评估

评估适应障碍对患者日常生活、工作和社交功能的影响。临床医师可能会使用工具如全球评估功能量表（GAF），来评估患者的总体功能水平。这些评估有助于制定个性化的治疗计划。

11．生活质量评估

评估患者的生活质量，包括身体健康、心理健康、社会关系和环境等方面。常用的工具包括生活质量问卷（SF-36）和世界卫生组织生活质量评估（WHOQOL）。

五、鉴别诊断

1．抑郁症（MDD）

（1）特征：抑郁症患者表现为持续的情绪低落、兴趣丧失、疲劳、睡眠障碍、食欲改变、自责感和自杀观念等症状。症状通常持续至少2周，并显著影响日常功能。

（2）鉴别要点：抑郁症的症状持续时间较长，且症状较为严重和广泛。而适应障碍的症状通常在应激事件发生后3个月内出现，且与具体应激事件相关。抑郁症的核心症状是情绪低落和兴趣丧失，而适应障碍的情绪变化可能更为多样，包括焦虑、愤怒等。

2．广泛性焦虑障碍（GAD）

（1）特征：GAD患者表现为广泛的、持续的焦虑和担忧，涉及生活中的各种问题，伴随肌肉紧张、疲劳、易激惹和睡眠问题。

（2）鉴别要点：GAD患者的焦虑内容广泛，持续时间较长，而适应障碍的焦虑通常与具体的应激事件直接相关，且症状在应激事件消除后可能缓解。GAD的焦虑和担忧是泛化的，而适应障碍的情绪和行为变化则更具针对性。

3．急性应激障碍（ASD）

（1）特征：ASD患者在经历创伤事件后出现类似于PTSD的症状，包括侵入性回忆、回避行为、负性情绪和解离症状，症状在事件后3日至1个月出现。

（2）鉴别要点：ASD的症状持续时间为3日到1个月，而适应障碍的症状可以持续更长时间，但通常在应激事件发生后3个月内出现。ASD的症状更为剧烈，包括解离症状，而适应障碍的症状则较为轻微和多样化。

4．创伤后应激障碍（PTSD）

（1）特征：PTSD患者在经历创伤事件后出现持续的侵入性回忆、回避行为、负性情绪和过度警觉，症状持续超过1个月。

（2）鉴别要点：PTSD与严重的创伤事件直接相关，症状持续超过1个月，而适应障碍可以由较小的生活事件引发，症状通常在事件后短期内出现。PTSD的核心症状包括创伤重现和过度警觉，而适应障碍的症状则更为多样。

5．躯体症状障碍（SSD）

（1）特征：SSD患者表现为过度关注和担忧身体症状，尽管这些症状可能并没有明确的医学解释。患者通常对健康和疾病有持续的担忧。

（2）鉴别要点：SSD的症状主要集中在身体不适和健康担忧上，而适应障碍的情绪和行为变化更为广泛。SSD患者的焦虑主要围绕身体症状和健康问题，而适应障碍的焦虑则与具体的应激事件直接相关。

6．边缘型人格障碍（BPD）

（1）特征：BPD患者表现为情绪不稳定、人际关系紧张、冲动行为和强烈的抛弃感。情绪波动剧烈，常伴随自我伤害行为和自杀企图。

（2）鉴别要点：BPD的情绪和行为变化是长期的和稳定的，而适应障碍的症状则是对特定应激事件的反应。BPD患者的人际关系问题和情绪波动贯穿其生活，而适应障碍的情绪和行为变化则通常与应激事件相关。

六、治疗

1．药物治疗

尽管药物治疗通常不会改变人格结构，但在处理异常应激反应、情绪波动和短暂精神病症状时，适量的药物使用仍然有其价值。苯二氮䓬类药物常用于处理焦虑和激动状态，特别适用于减少回避型人格障碍患者在人际交往中的焦虑。低剂量的抗精神病药，如氟哌啶醇和利培酮，可以有效控制愤怒、敌意以及短暂的精神病发作，同时对于表演型人格障碍患者的现实感丧失和幻想症状也有帮助。5-HT能抗抑郁药物可改善抑郁症状和焦虑情绪，减轻对拒绝的敏感性。抗癫痫药物适用于控制冲动行为，尤其是在反社会型人格障碍患者的脑电图显示异常时，也有助于改善边缘型人格障碍患者的总体功能。β受体阻滞剂，如阿替洛尔，能够缓解在恐惧状态下的自主神经系统过度活跃症状。然而，不建议长期或常规使用这些药物，因为它们的长期效果仍不确定。

2．心理治疗

人格障碍患者通常不主动寻求医疗帮助，而是在与环境或社会发生冲突，体验到痛苦或情绪、睡眠问题时才被动就医。通过与医师的深入接触，建立稳定的治疗关系，帮助患者意识到自身的个性缺陷，鼓励并引导他们改变行为模式，对任何积极的变化给予肯定和加强。治疗手段包括分析性治疗、认知治疗、行为治疗和家庭治疗等，可以通过个别治疗或小组治疗方式进行。这些治疗旨在帮助患者建立更健康的行为模式，纠正不良习惯。

3．教育和训练

对于特别是表现出反社会行为的人格障碍患者，工读学校或劳动教养机构的收容有助于其行为矫正。这些机构提供的结构化环境和纪律训练能对患者的行为模式产生正面影响，促进其社会适应能力的提高。

第十四章　进食与排泄障碍

第一节　神经性厌食

一、概述

神经性厌食是指有意节制饮食，导致体重明显低于正常标准的一种进食障碍。1868年首次由英国医师 William Gull 正式命名。其核心的心理特征是特有的关于体型和体重的超价观念。患者对自己的体像有歪曲的认识，即使体重过低，仍认为自己过胖，并常采取过度运动、引吐、导泻等方法来减轻体重。

二、病因

1．生物因素

（1）遗传易感性：研究表明，神经性厌食具有较强的遗传基础。家族中有进食障碍、抑郁症或其他精神疾病史的人更容易患上神经性厌食。这表明基因可能在疾病的发生中起到重要作用。具体基因的研究发现，与食欲调节和体重控制相关的基因，如与 5-羟色胺（5-HT）和脑源性神经营养因子（BDNF）相关的基因，可能影响神经性厌食的易感性。

（2）神经生理机制：神经性厌食患者的神经递质系统可能存在异常，尤其是 5-羟色胺和多巴胺系统。5-羟色胺在调节情绪、焦虑和食欲方面发挥重要作用，而多巴胺则与奖励和动机系统相关。神经递质系统的异常可能导致患者对食物的厌恶和对身体形象的扭曲认知。此外，研究发现神经性厌食患者的下丘脑-垂体-肾上腺轴（HPA轴）功能异常，这一系统在应激反应和体重调节中起重要作用。

（3）脑结构和功能：神经影像学研究表明，神经性厌食患者的大脑结构和功能可能发生变化。例如，研究发现患者的前额叶皮质、岛叶和杏仁核的体积可能减少，这些区域与情绪调节、冲动控制和对食物的反应有关。功能性磁共振成像（fMRI）研究发现，神经性厌食患者在面对食物刺激时，大脑的反应与正常人群不同。

2．心理因素

（1）个性特征：某些个性特征可能增加患神经性厌食的风险。例如，完美主义、强烈的自我控制需求和高水平的焦虑倾向等个性特征在神经性厌食患者中较为常见。完美主义使患者对自己的体重和体形有不切实际的高要求，而自我控制需求和焦虑倾向则可能促使他们通过限制饮食来应对内心的压力和不安。

（2）认知扭曲：神经性厌食患者常常存在认知扭曲，即对体重和体形的过度关注和扭曲认知。他们可能认为自己即使非常瘦仍然不够瘦，或者对体重增加有强烈的恐惧感。这种认知扭曲使他们难以客观地评价自己的身体状况，并导致不健康的饮食行为。

（3）情绪调节困难：神经性厌食患者通常难以有效调节情绪。他们可能通过控制饮食和体重来应对负面情绪和压力，认为这样可以获得某种控制感和安全感。然而，这种方式实际上可能加剧情绪问题，形成恶性循环。

3．社会因素

（1）社会文化压力：现代社会对瘦的体形有着高度的追求，媒体和广告不断宣传纤瘦身材的审美标准。这种社会文化压力使许多人，尤其是年轻女性，对自己的体重和体形产生不满，增加了患神经性厌食的风险。

（2）家庭环境：在神经性厌食的发生中也起着重要作用。过度控制或过度保护的家庭氛围，缺乏情感支持和沟通，家庭成员之间的紧张关系等，都可能增加个体的心理压力，使其更容易通过控制饮食来寻求某种程度的控制感和安全感。

（3）重大生活事件：经历重大生活事件，如失去亲人、遭受虐待、学业压力或人际关系问题，可能成为神经性厌食的诱发因素。这些事件带来的心理压力和情绪困扰，可能促使个体发展出不健康的饮食行为作为应对机制。

4．环境因素

（1）学业和职业压力：青少年和年轻人在面临学业和职业压力时，可能会通过控制饮食和体重来寻求控制感。这种压力在竞争激烈的环境中尤为显著，可能导致饮食行为的异常。

（2）体育和表演艺术：在一些需要保持特定体形的领域，如舞蹈、体操、跑步和模特等，个体可能面临更大的压力，导致神经性厌食的发生率较高。

三、临床表现

1．能量摄入限制

患者通常主动减少食物摄入，导致体重明显低于健康标准。常见的体重下降超过正常平均体重的15%，或体重指数（BMI）低于17.5。

2．体重增加的恐惧

即便体重已远低于正常值，患者仍恐惧体重增加和变胖。为了进一步减轻体重，患者可能采取过度运动、自我催吐、滥用泻药等极端措施。

3．体像障碍

患者对自身的体型有着扭曲的看法，即使身体极为消瘦，仍认为自己过于肥胖。

4．神经内分泌功能改变

在女性患者中，可能表现为闭经；男性则可能出现性功能减退。青春期前发病的患者可能出现第二性征发育延迟。

5．营养不良和代谢紊乱

患者由于长期限制饮食，常表现出营养不良和代谢紊乱，如皮肤干燥、苍白、毛发稀疏和脱落、低血压、低体温、心跳缓慢、贫血、水肿及低血糖等。严重的电解质紊乱，尤其是低钾血症，可能导致更严重的健康问题。

6．精神症状

患者常伴有抑郁、焦虑和强迫症状，情绪不稳、易激惹，社交活动减少。部分患者可能表现出自杀倾向。

四、辅助检查

1．血液检查

血液检查用于评估患者的营养状态和排除其他潜在的医疗问题。常规血液检查项目如下。

（1）全血细胞计数（CBC）：评估是否存在贫血、感染或其他血液系统异常。

（2）电解质水平：检查钾、钠、钙、镁等电解质的水平，因为神经性厌食患者常因呕吐、腹泻或使用利尿剂导致电解质紊乱。

（3）肝功能和肾功能测试：评估肝和肾的功能，因为长期营养不良可能对这些器官造成损害。

（4）血糖水平：检查低血糖的风险，因为神经性厌食患者可能摄入极少的食物，导致血糖水平过低。

（5）甲状腺功能测试：评估甲状腺激素水平，排除甲状腺功能异常引起的体重变化。

2．尿液分析

尿液分析用于评估肾功能和检测是否存在感染或物质滥用。尿液检查可以提供关于肾健康和身体水合状态的重要信息。

3．激素水平测定

神经性厌食可能导致激素水平的变化。常见的激素测试如下。

（1）性激素：检查雌激素和睾酮水平，女性患者可能出现闭经（停经），男性患者可能出现性欲下降。

（2）应激激素：测定皮质醇水平，因为长期的身体应激状态可能导致皮质醇升高。

4．骨密度测试（DEXA扫描）

神经性厌食患者由于长期的营养不良和低体重，容易出现骨质疏松或骨密度降低。双能X线吸收测定（DEXA扫描）用于评估骨密度，帮助诊断骨质疏松和预防骨折风险。

5．心电图（ECG）

由于电解质紊乱和严重的营养不良，神经性厌食患者可能出现心律失常。心电图用于评估心脏的电活动，检测是否存在异常的心率或心律问题。

6．胸部X线检查

严重的营养不良可能导致心脏和其他器官的变化。胸部X线检查可以帮助评估心脏的大小和形状，排除心包积液或其他胸部病变。

7．心理评估

（1）标准化问卷和量表：心理评估是诊断神经性厌食的重要组成部分，常用的工具如下。

① 饮食态度测试（EAT-26）：用于评估饮食态度和行为的问卷，帮助识别饮食障碍的风险。

② 饮食障碍问卷（EDQ）：用于评估与饮食障碍相关的认知和行为。

③ 医院焦虑和抑郁量表（HADS）：评估焦虑和抑郁症状，因为神经性厌食患者常伴有这些情绪问题。

（2）临床访谈：心理健康专业人员通过详细的临床访谈了解患者的病史、家庭背景、应对机制和社会支持情况。访谈内容包括以下方面。

① 病史采集：了解饮食行为、体重变化、运动习惯和其他相关行为的历史。

② 心理评估：评估患者的自尊、自我形象、完美主义倾向和应对策略。

③ 家庭和社会背景：了解家庭动态、社会支持和人际关系情况，这些因素可能对疾病的发生和发展起到重要作用。

8．其他检查

（1）营养评估：营养师通过详细的饮食史和身体测量评估患者的营养状态，包括体重、身高、体重指数（BMI）和皮褶厚度等。营养评估有助于制定个性化的营养治疗计划，帮助患者恢复健康体重。

（2）内分泌评估：由于神经性厌食可能导致内分泌系统的紊乱，内分泌学家可能会进行详细的内分泌评估，包括垂体激素、性激素和其他相关激素的检测。

五、鉴别诊断

1．神经性贪食

（1）特征：神经性贪食患者表现为反复发作的暴食行为，随后伴有不适当的代偿行为（如呕吐、过度运动、滥用泻药）以防止体重增加。与神经性厌食不同，神经性贪食患者通常维持在正常体重或超重范围内。

（2）鉴别要点：神经性厌食患者通常体重严重偏低，而神经性贪食患者通常体重正常或超重。神经性厌食患者主要通过极端的饮食限制控制体重，而神经性贪食患者则表现为暴食和代偿行为的循环。

2．避食限制性进食障碍（ARFID）

（1）特征：ARFID患者表现为对某些食物的极度厌恶或对食物摄入的限制，导致营养不足和体重下降，但这些行为并非出于对体重或体形的担忧。

（2）鉴别要点：ARFID患者对食物的厌恶或限制通常源于对食物的感官特性（如味道、质地）的反应，或对进食后不适的担忧，而非对体重或体形的担忧。ARFID患者缺乏神经性厌食中常见的体重和体形扭曲认知。

3．抑郁症（MDD）

（1）特征：抑郁症患者表现为持续的情绪低落、兴趣丧失、疲劳和自杀观念。抑郁症可能伴随体重下降和食欲减退，但这些症状是情绪低落的一部分。

（2）鉴别要点：抑郁症中的体重下降通常是情绪低落的结果，而神经性厌食中的体重下降是由于对体重增加的强烈恐惧和饮食限制。抑郁症患者通常不会表现出对体重和体形的扭曲认知，而神经性厌食患者则会。

4．甲状腺功能亢进

（1）特征：甲状腺功能亢进患者表现为代谢率增加，导致体重下降、心悸、出汗过多、焦虑和乏力等症状。

（2）鉴别要点：甲状腺功能亢进导致的体重下降是由新陈代谢加速引起的，而神经性厌食的体重下降是由于饮食限制和极端减肥行为。血液检查显示甲状腺激素（如T_3、T_4）水平升高，TSH水平降低，这有助于排除神经性厌食。

5．消化系统疾病（如克罗恩病、溃疡性结肠炎）

（1）特征：这些疾病表现为腹痛、腹泻、体重下降和营养不良。患者可能因肠道炎症导致吸收不良和食欲减退。

（2）鉴别要点：消化系统疾病通常伴有明显的消化道症状（如腹痛、腹泻），而神经性厌食患者主要表现为饮食限制和体重控制行为。内镜检查、粪便分析和影像学检查可以帮助诊断消化系统疾病，排除神经性厌食。

6．糖尿病（尤其是1型糖尿病）

（1）特征：未被诊断或未得到良好控制的1型糖尿病患者可能表现为体重下降、多饮、多尿和疲劳等症状。

（2）鉴别要点：糖尿病导致的体重下降是由于胰岛素缺乏和代谢紊乱，而神经性厌食的体重下降是由于饮食限制。血糖水平和糖化血红蛋白（HbA_1c）测试有助于诊断糖尿病，排除神经性厌食。

7．结核病

（1）特征：结核病患者表现为慢性咳嗽、盗汗、发热和体重下降。

（2）鉴别要点：结核病通常伴有呼吸道症状（如咳嗽、痰血）和全身症状（如发热、盗汗），而神经性厌食主要表现为饮食限制和体重控制行为。胸部X线检查、痰液检查和结核菌素皮试（PPD）有助于诊断结核病，排除神经性厌食。

六、治疗

1．躯体治疗

神经性厌食症患者由于严重的食物摄入限制，常表现出营养不良和电解质紊乱。治疗的首要目标是纠正这些营养缺乏状态和水电解质平衡问题，确保患者摄入足够的能量，以支持基本生命功能。治疗包括制定合理的饮食计划，逐步增加食物摄入量，恢复正常体重和健康状况。

2．心理治疗

心理治疗在治疗神经性厌食症中扮演关键角色，包括以下四种形式。

（1）心理健康教育：通过教育患者了解厌食症的危害和治疗的必要性，帮助患者建立治疗的动机，增强治疗的依从性。

（2）支持性心理治疗：通过倾听、指导、鼓励和安慰帮助患者正视病情，建立战胜疾病的信心，同时加强医患之间的信任关系。

（3）认知行为治疗：主要通过改变患者对体型和体重的不良认知，如纠正对自身体型的扭曲看法，采用阳性强化策略鼓励患者达到治疗目标。

（4）家庭治疗：改变患者家庭中的不健康交流模式，解决家庭内部的紧张和冲突，优化患者的治疗环境。

3．药物治疗

虽然药物治疗不是厌食症的首选治疗方法，但在一些患者中可用于改善患者的抑郁、焦虑和强迫症状。常用的药物包括以下两类。

（1）抗抑郁药：如选择性5-羟色胺再摄取抑制剂（SSRIs）舍曲林和氟西汀，可以改善患者的情绪和行为。

（2）抗精神病药：小剂量的奥氮平或舒必利，用于管理严重的心理症状或行为问题。

第二节 神经性贪食

一、概述

神经性贪食是指具有反复发作的不可抗拒的摄食欲望，多食或暴食行为，进食后又因担心发胖而采用各种方法减轻体重的一种进食障碍。此病可与神经性厌食交替出现，两者可能具有相似的病理心理机制。多数患者的贪食症状是神经性厌食症状的延续，发病年龄较神经性厌食晚。

二、病因

1. 生物因素

（1）遗传易感性：研究表明，神经性贪食具有一定的遗传基础。家族中有进食障碍、抑郁症或其他精神疾病史的人更容易患上神经性贪食。这表明基因可能在疾病的发生中起到重要作用。双生子研究发现，单卵双胞胎中的一人患神经性贪食时，另一人患病的概率显著增加，这支持了遗传易感性的观点。

（2）神经递质异常：神经性贪食患者的神经递质系统可能存在异常，特别是5-羟色胺（5-HT）和多巴胺系统。5-羟色胺在调节情绪、焦虑和食欲方面发挥重要作用。研究发现，神经性贪食患者的5-羟色胺水平和正常人群相比可能存在差异，这可能导致情绪不稳定和对食物的强烈渴望。多巴胺系统与奖励和动机有关，异常的多巴胺活动可能导致暴食行为。

（3）大脑结构和功能：神经影像学研究表明，神经性贪食患者的大脑结构和功能可能发生变化。例如，研究发现患者的前额叶皮质和边缘系统（包括杏仁核和伏隔核）可能表现出功能异常。这些区域与情绪调节、冲动控制和奖励系统有关，功能异常可能导致暴食和代偿行为的发生。

2. 心理因素

（1）个性特征：某些个性特征可能增加患神经性贪食症的风险。例如，完美主义、冲动性和情绪不稳定等个性特征在神经性贪食患者中较为常见。完美主义使患者对自己的体重和体形有不切实际的高要求，冲动性则可能导致暴食行为，情绪不稳定使他们难以有效调节情绪，从而通过暴食和代偿行为来应对情绪波动。

（2）认知扭曲：神经性贪食症患者常常存在认知扭曲，即对体重和体形的过度关注和扭曲认知。他们可能认为自己的体形不够完美，对体重增加有强烈的恐惧感。这种认知扭曲使他们难以客观地评价自己的身体状况，并导致不健康的饮食行为。

（3）情绪调节困难：神经性贪食症患者通常难以有效调节情绪。暴食行为和代偿行为常被用作应对负面情绪和压力的手段。这种方式在短期内可能带来暂时的情绪缓解，但长期来看会加剧情绪问题，形成恶性循环。

3. 社会因素

（1）社会文化压力：现代社会对瘦的体形有着高度的追求，媒体和广告不断宣传纤瘦身材的审美标准。这种社会文化压力使许多人，尤其是年轻女性，对自己的体重和体形产生不满，增加了患神经性贪食的风险。社交媒体的兴起也加剧了这一问题，许多人在社交平台上受到同辈的影响，对自己的外貌和体重要求更加苛刻。

（2）家庭环境：在神经性贪食的发生中也起着重要作用。过度控制或过度保护的家庭氛围，缺乏情感支持和沟通，家庭成员之间的紧张关系等，都可能增加个体的心理压力，使其更容易通过暴食和代偿行为来寻求某种程度的控制感和安全感。此外，家庭成员中有进食障碍史或对饮食和体重过度关注，也可能增加个体患病的风险。

（3）生活事件：经历重大生活事件，如失去亲人、遭受虐待、学业压力或人际关系问题，可能成为神经性贪食的诱发因素。这些事件带来的心理压力和情绪困扰，可能促使个体发展出不健康的饮食行为作为应对机制。

4．环境因素

（1）学业和职业压力：青少年和年轻人在面临学业和职业压力时，可能会通过暴食和代偿行为来应对情绪波动和压力。这种压力在竞争激烈的环境中尤为显著，可能导致饮食行为的异常。

（2）体育和表演艺术：在一些需要保持特定体形的领域，如舞蹈、体操、跑步和模特等，个体可能面临更大的压力，导致神经性贪食的发生率较高。这些领域对体重和体形有严格要求，个体为了满足这些要求，可能发展为不健康的饮食行为。

三、临床表现

患者经历重复的暴食发作，表现为不可抑制的强烈进食冲动，并进食至极度腹胀。这些个体通常对自身的体重和体型感到过度担忧，并怀有增重的恐惧。在这些暴食期间，为了防止体重上升，他们经常采取不恰当的补偿性行为，如自我诱发呕吐、滥用泻药、断续禁食或服用厌食药物。这些行为往往秘密进行，并可能伴随其他偷窃或欺诈行为。

这种暴食及其随后的补偿性行为如果长期持续，可能导致严重的健康后果。这包括水电解质平衡紊乱，如低钾血症和低钠血症、代谢性碱中毒或酸中毒、心律失常、胃肠道损伤等。此外，患者常常伴有抑郁情绪。

四、辅助检查

1．血液检查

血液检查用于评估患者的营养状态和排除其他潜在的健康问题。常规血液检查项目如下。

（1）全血细胞计数（CBC）：评估是否存在贫血、感染或其他血液系统异常。长期的营养不良和反复的呕吐可能导致贫血。

（2）电解质水平：检查钾、钠、氯化物、钙、镁等电解质的水平。由于催吐和滥用泻药，神经性贪食症患者常有电解质紊乱，特别是低钾血症。

（3）肝功能和肾功能测试：评估肝和肾的功能，因为营养不良和电解质紊乱可能对这些器官造成损害。

（4）血糖水平：评估血糖水平，长期的饮食紊乱可能影响葡萄糖代谢。

2．尿液分析

尿液分析用于检测肾功能、电解质紊乱和物质滥用。尿液检查可以提供关于肾健康和身体水合状态的重要信息。

3．激素水平测定

神经性贪食可能导致内分泌系统的变化。常见的激素测试如下。

（1）甲状腺功能测试：测定甲状腺激素水平，以排除甲状腺功能异常。

（2）性激素：检查雌激素和睾酮水平，长期的饮食紊乱可能导致性激素水平异常。

4．胸部X线检查

胸部X线检查用于评估心脏和肺部的健康状况。长期催吐可能导致心脏问题，如心脏扩大或心包积液，X线检查有助于检测这些并发症。

5．骨密度测试（DEXA扫描）

由于长期的营养不良和低体重，神经性贪食患者容易出现骨质疏松或骨密度降低。双能X线吸收测定（DEXA扫描）用于评估骨密度，帮助诊断骨质疏松和预防骨折风险。

6．心电图（ECG）

由于电解质紊乱和严重的营养不良，神经性贪食症患者可能出现心律失常。心电图用于评估心脏的电活动，检测是否存在异常的心率或心律问题。

7．心理评估

（1）标准化问卷和量表：心理评估是诊断神经性贪食症的重要组成部分，常用的工具如下。

① 饮食态度测试（EAT-26）：用于评估饮食态度和行为的问卷，帮助识别饮食障碍的风险。

② 饮食障碍问卷（EDQ）：用于评估与饮食障碍相关的认知和行为。

③ 医院焦虑和抑郁量表（HADS）：评估焦虑和抑郁症状，因为神经性贪食患者常伴有这些情绪问题。

（2）临床访谈：心理健康专业人员通过详细的临床访谈了解患者的病史、家庭背景、应对机制和社会支持情况。访谈内容包括如下几个方面。

① 病史采集：了解饮食行为、体重变化、运动习惯和其他相关行为的历史。

② 心理评估：评估患者的自尊、自我形象、完美主义倾向和应对策略。

③ 家庭和社会背景：了解家庭动态、社会支持和人际关系情况，这些因素可能对疾病的发生和发展起到重要作用。

8．其他检查

（1）营养评估：营养师通过详细的饮食史和身体测量评估患者的营养状态，包括体重、身高、体重指数（BMI）和皮褶厚度等。营养评估有助于制定个性化的营养治疗计划，帮助患者恢复健康体重。

（2）内分泌评估：由于神经性贪食可能导致内分泌系统的紊乱，内分泌学家可能会进行详细的内分泌评估，包括垂体激素、性激素和其他相关激素的检测。

五、鉴别诊断

1．神经性厌食（AN）

（1）特征：神经性厌食患者表现为极端的体重减少、对体重增加的强烈恐惧，以及对身体形象的扭曲认知。患者通常通过限制饮食来控制体重。

（2）鉴别要点：神经性厌食患者通常体重严重偏低，而神经性贪食患者通常体重正常或稍低，甚至超重。神经性厌食患者主要通过极端的饮食限制控制体重，而神经性贪食患者则表现为暴食和代偿行为的循环。

2．避食/限制性食物摄入障碍（ARFID）

（1）特征：ARFID患者表现为对某些食物的极度厌恶或对食物摄入的限制，导致营养不足和体重下降，但这些行为并非出于对体重或体形的担忧。

（2）鉴别要点：ARFID患者对食物的厌恶或限制通常源于对食物的感官特性（如味道、质地）的反应，或对进食后不适的担忧，而非对体重或体形的担忧。ARFID患者缺乏神经性贪食中常见的暴食和代偿行为。

3．抑郁症（MDD）

（1）特征：抑郁症患者表现为持续的情绪低落、兴趣丧失、疲劳和自杀观念。抑郁症可能伴随体重变化和食欲紊乱。

（2）鉴别要点：抑郁症中的体重变化通常是情绪低落的结果，而神经性贪食的暴食和代偿行为是由体重和体形的担忧驱动的。抑郁症患者的食欲和饮食行为变化通常较为被动，而神经性贪食患者的暴食和代偿行为则具有明确的动机和模式。

4．躯体症状障碍（SSD）

（1）特征：SSD患者表现为过度关注和担忧身体症状，尽管这些症状可能没有明确的医学解释。患者通常对健康和疾病有持续的担忧。

（2）鉴别要点：SSD的症状主要集中在身体不适和健康担忧上，而神经性贪食症的症状则围绕饮食行为和体重控制。SSD患者的焦虑主要围绕身体症状和健康问题，而神经性贪食症患者的焦虑则集中在体重和体形上。

5．边缘型人格障碍（BPD）

（1）特征：BPD患者表现为情绪不稳定、人际关系紧张、冲动行为和强烈的抛弃感。BPD患者可能表现出饮食紊乱行为。

（2）鉴别要点：BPD患者的情绪和行为变化是长期的和稳定的，而神经性贪食症的症状则主要围绕饮食行为和体重控制。BPD患者的情绪和行为变化常由人际关系中的压力和冲突触发，而神经性贪食症患者的暴食行为通常与情绪波动和压力有关。

6．甲状腺功能亢进症

（1）特征：甲状腺功能亢进症患者表现为代谢率增加，导致体重下降、心悸、出汗过多、焦虑和乏力等症状。

（2）鉴别要点：甲状腺功能亢进症导致的体重下降是由于新陈代谢加速引起的，而神经性贪食的体重变化是由于暴食和代偿行为的循环。血液检查显示甲状腺激素（如T_3、T_4）水平升高，TSH水平降低，这有助于排除神经性贪食。

六、治疗

治疗主要目标是改善营养状况，控制过度进食行为，打破不健康的行为循环，并促使建立正常的饮食习惯。

1．心理治疗

心理治疗通过运用认知治疗、行为治疗和生物反馈疗法等方法，帮助患者纠正对自身体型的错误看法和对体重的过度关注，同时培养健康、有计划的饮食习惯。治疗过程需持续且系统，同时向患者家属提供必要的指导，以支持治疗进程。在适当情况下，还可以包括家庭治疗，以改善家庭动态和支持环境。

2．药物治疗

药物治疗通常包括使用各种抗抑郁药，如选择性5-羟色胺再摄取抑制剂和三环类抗抑郁药。特别是氟西汀，已被证实对那些暴食行为伴随情绪障碍的患者特别有效。

3．躯体支持治疗

根据患者可能出现的各种并发症，进行相应的对症治疗，以解决由不当饮食行为引起的身体问题。

第三节　暴食障碍

一、概述

暴食障碍（BED）是一种被正式诊断的进食障碍，特征为周期性的、无法控制的暴食行为。患者在相对短的时间内（通常在2小时之内）会摄入大量食物，远超一般人在同样时间内的食量。在这些暴食发作期间，患者常常感觉到他们无法控制自己的饮食行为。

不同于厌食症或者贪食症的是，暴食障碍患者通常不会采取任何代偿性行为，如自我诱导呕吐、滥用泻药或者过度运动来抵消过量摄入的食物。这种缺乏代偿行为是暴食障碍的一个明显特征。

虽然暴食障碍在1992年首次被报道，但直到2013年美国精神疾病诊断标准的第5版（DSM-5）发布时，它才被正式确认为一个独立的诊断单位。这一较晚的识别和分类意味着公众和医疗界对此病的认识相对较少。

二、病因

暴食障碍的具体病因尚未完全明了，但研究显示，遗传、社会文化因素、个人行为、心理健康状况及家庭情况等因素均可能与发病有关。此外，情绪问题如抑郁、焦虑或压力也可能触发或加剧暴食行为。

暴食障碍不仅对个人的身体健康产生负面影响，如体重增加和肥胖，还可能引发各种相关健康问题，包括但不限于高血压、心脏病、2型糖尿病、睡眠障碍（如睡眠呼吸暂停）及各种消化系统问题。心理和情绪上的影响也很显著，患者可能经历极大的内疚、羞愧和自我厌恶感，这些感受可能导致社交回避和严重的心理压力。

三、临床表现

1. 反复发作性暴食

暴食行为与神经性贪食的暴食行为基本一致，有不可抗拒的摄食欲望，进食比正常情况快，一次进食大量食物，进食量远远超过正常，因进食过多觉得尴尬，常常独自进食。与神经性贪食不同的是患者没有为了抵消暴食引起的体重增加，而采取引吐、导泻、过度运动等不适当的方法来代偿。

2. 失控感

暴食发作时感觉到对进食不能控制，停不下来，对吃什么、吃多少都难以控制。是青少年期的主要表现。

3. 躯体症状

暴食障碍患者中肥胖的比例较高，美国的研究数据是38.9%。可表现为高血压、高甘油三酯血症、空腹血糖升高及代谢综合征。

4. 精神症状

30%～80%暴食障碍患者会出现焦虑、抑郁症状，27.5%的患者会出现自杀观念。此外，还会合并赌博障碍、多动注意缺陷障碍、物质滥用等表现。

四、辅助检查

1. 血液检查

血液检查用于评估患者的营养状态、排除其他潜在的健康问题，并监测与暴食行为相关的代谢紊乱。常规血液检查项目如下。

（1）全血细胞计数（CBC）：评估是否存在贫血、感染或其他血液系统异常。

（2）电解质水平：检查钾、钠、钙、镁等电解质的水平，因为暴食行为可能导致电解质紊乱。

（3）肝功能和肾功能测试：评估肝和肾的功能，长期的不健康饮食可能对这些器官造成损害。

（4）血糖水平：检查空腹血糖和糖化血红蛋白（HbA$_1$c），评估是否存在糖尿病或胰岛素抵抗。

（5）血脂水平：包括胆固醇、低密度脂蛋白（LDL）、高密度脂蛋白（HDL）和甘油三酯，以评估心血管疾病的风险。

2．尿液分析

尿液分析用于评估肾功能、电解质平衡和排除潜在的糖尿病。尿液检查可以提供关于肾健康和身体水合状态的重要信息。

3．激素水平测定

（1）甲状腺功能测试：测定甲状腺激素水平，以排除甲状腺功能异常。

（2）性激素：检查雌激素和睾酮水平，暴食障碍可能影响性激素的平衡。

4．超声检查

超声检查用于评估腹部器官的健康状况，包括肝、胆囊、胰腺和肾。长期的暴食行为可能导致脂肪肝、胆囊疾病和胰腺疾病。

5．心电图（ECG）

心电图用于评估心脏的电活动，检测是否存在异常的心率或心律问题。暴食障碍患者可能存在心血管风险，尤其是在伴随肥胖的情况下。

6．骨密度测试（DEXA扫描）

暴食障碍患者可能由于不均衡的饮食习惯而影响骨密度，骨密度测试用于评估骨质疏松或骨密度降低的风险。

7．心理评估

（1）标准化问卷和量表：心理评估是诊断暴食障碍的重要组成部分，常用的工具包括以下几种。

① 饮食态度测试（EAT-26）：用于评估饮食态度和行为的问卷，帮助识别饮食障碍的风险。

② 饮食障碍问卷（EDQ）：专门用于评估与饮食障碍相关的认知和行为。

③ 暴食量表（BES）：评估暴食行为的严重程度和频率。

④ 医院焦虑和抑郁量表（HADS）：评估焦虑和抑郁症状，因为暴食障碍患者常伴有这些情绪问题。

（2）临床访谈：心理健康专业人员通过详细的临床访谈了解患者的病史、家庭背景、应对机制和社会支持情况。访谈内容包括以下几个方面。

① 病史采集：了解暴食行为、体重变化、运动习惯和其他相关行为的历史。

② 心理评估：评估患者的自尊、自我形象、完美主义倾向和应对策略。

③ 家庭和社会背景：了解家庭动态、社会支持和人际关系情况，这些因素可能对疾病的发生和发展起到重要作用。

五、鉴别诊断

1．神经性贪食（BN）

（1）特征：神经性贪食患者也表现为反复的暴食行为，但伴随有不适当的代偿行为，如催吐、过度运动、滥用泻药等，以防止体重增加。

（2）鉴别要点：暴食障碍患者不进行常规的代偿行为，而神经性贪食患者有明确的代偿行为。神经性贪食患者的体重波动较大，而暴食障碍患者通常为超重或肥胖，但体重相对稳定。

2．情绪性进食

（1）特征：情绪性进食是指个体在情绪压力下进食过多食物，以缓解负面情绪。

（2）鉴别要点：情绪性进食的进食行为主要由情绪驱动，通常在压力或情绪波动时出现，而暴食障碍的暴食行为不仅限于情绪压力，还包括控制力缺失的暴食。情绪性进食者在平时可能有正常的饮食习惯，而暴食障碍患者的暴食行为更频繁和持久。

3．反刍障碍

（1）特征：反刍障碍患者表现为反复的食物反流和再咀嚼，通常在进食后不久发生。反流的食物可能被再次咀嚼、吞咽或吐出。

（2）鉴别要点：反刍障碍的核心症状是反复的反流和再咀嚼，而暴食障碍的核心症状是暴食行为。反刍障碍患者并不表现出对食物摄入的缺乏控制，而暴食障碍患者则在暴食期间失去对食物摄入的控制。

4．夜食症（NES）

（1）特征：夜食症患者在夜间摄入大量食物，通常伴有失眠和晨起时的厌食。

（2）鉴别要点：夜食症的进食行为主要发生在夜间，而暴食障碍的暴食行为可以在任何时间发生。夜食症患者的进食模式与睡眠问题密切相关，而暴食障碍患者的进食行为不一定与睡眠问题相关。

5．抑郁症（MDD）

（1）特征：抑郁症患者表现为持续的情绪低落、兴趣丧失、疲劳和自杀观念。抑郁症可能伴随食欲和体重的显著变化。

（2）鉴别要点：抑郁症的体重变化通常是情绪低落的结果，而暴食障碍的体重增加是由于反复的暴食行为。抑郁症患者可能表现为食欲减退或增加，但暴食行为并不如暴食障碍患者那样频繁和强烈。

6．躯体症状障碍（SSD）

（1）特征：SSD患者表现为过度关注和担忧身体症状，尽管这些症状可能没有明确的医学解释。患者通常对健康和疾病有持续的担忧。

（2）鉴别要点：SSD的症状主要集中在身体不适和健康担忧上，而暴食障碍的症状则围绕暴食行为和随之而来的情绪困扰。SSD患者的饮食行为变化通常与身体症状有关，而暴食障碍患者的饮食行为变化主要与暴食行为有关。

7．边缘型人格障碍（BPD）

（1）特征：BPD患者表现为情绪不稳定、人际关系紧张、冲动行为和强烈的抛弃感。BPD患者可能表现出饮食紊乱行为。

（2）鉴别要点：BPD患者的情绪波动和冲动行为是长期的和广泛的，而暴食障碍的暴食行为主要围绕饮食行为。BPD患者的冲动行为可能包括暴食，但通常还伴有其他形式的冲动行为（如自伤、药物滥用），而暴食障碍主要表现为暴食行为。

六、治疗

治疗暴食障碍通常需要一个多学科的方法，包括心理治疗、营养咨询和药物治疗。心理治疗，尤其是认知行为治疗（CBT），已被证实对于改善暴食行为和处理潜在的情绪问题特别有效。营养咨询可以帮助患者发展健康的饮食习惯，重建与食物的健康关系。在某些情况下，特别是当伴有情绪障碍时，抗抑郁药物等药物治疗也可能被推荐使用。

通过综合治疗和支持，许多患者能够有效地控制症状，改善生活质量。然而，重要的是提高对暴食障碍的认识和理解，以便早期识别和治疗，从而避免长期的健康问题。

第四节　异食癖

一、概述

异食癖为一种进食障碍，指儿童持续性地（超过1个月时间）进食非营养性、非食用性物质（如泥土、颜料、头发、肥皂、树叶等）。这些异食行为与患儿的发育水平不相称，不符合其所处的文化背景，且并非其他精神障碍所致。一般随着年龄的增长可自发缓解，偶尔可持续到青春期，甚至成年。

异食癖多发生于婴幼儿，随着年龄增长发病率逐渐降低，年龄大的儿童和少年少见。关于异食癖的流行病学研究较少，有调查显示2～3岁的婴幼儿中有15%出现异食行为。

二、病因

异食癖的确切病因尚未完全明了，但研究表明，多种因素可能共同作用导致这种行为，包括心理学、生物学、社会环境及文化因素等。

1．心理因素

异食癖常与心理健康问题有关，如焦虑症、抑郁症和强迫症。这些心理状态可能使个体产生吃非食物物质的冲动，作为一种应对压力或焦虑的方式。此外，异食癖也可能与童年时期的创伤或忽视有关。在一些情况下，儿童可能因为感到被忽视或缺乏安全感，而通过吃非食物物品来吸引注意力或作为求助的一种方式。

2．生物因素

一些研究指出，营养缺乏，如铁质和锌的缺乏，可能与异食癖的发展有关。营养不良的个体可能会本能地寻找其他物质来补充营养。然而，目前对于营养缺乏是导致异食癖的原因还是结果的看法仍存在争议。

3．环境因素

环境因素也可能促使异食癖的发展。在某些文化或家庭中，特定的非食物物品摄入可能被视为一种传统或习惯性行为。例如，某些文化背景下可能有食用泥土的传统，这种行为虽然在大多数文化中被视为异常，但在某些地方可能被接受。

4．发展因素

在儿童发展过程中，探索环境常常涉及口腔探索，这是儿童正常发展的一部分。大多数儿童会在成长过程中逐渐放弃这种行为，但对于那些发展迟缓或有智力障碍的儿童，这种行为可能会持续更长时间。

三、临床表现

1．摄入非食物物质

摄入非食物物质是异食癖的核心特征。患者反复摄入非营养物质超过1个月，这些物质通常包括：土壤或泥土、纸张、头发、布料、塑料、胶水、沙子、石头、粉笔、木头、金属、玻璃等。这种行为通常不是偶然的，而是反复且有规律的。

2．无法控制的摄入欲望

异食癖患者往往无法抗拒摄入特定物质的冲动。即使是在家庭成员或医疗专业人员的干预下，患者也可能难以停止这种行为。

3．身体健康问题

摄入的物质通常是不可消化的，这可能导致多种身体问题，包括：消化系统阻塞；胃肠道穿孔或撕裂；慢性便秘或腹泻；营养不良；感染，如寄生虫感染（特别是摄入土壤时）；中毒（如铅中毒，尤其是在摄入涂有铅基油漆的物体时）；牙齿损伤。

4．心理 - 社会功能影响

异食癖可能与患者的心理状态密切相关。许多患者可能同时患有焦虑症、抑郁症、注意力缺陷超活动障碍（ADHD）或自闭症谱系障碍等。这种行为可能加剧患者的社会功能障碍，如因摄入非正常物品而遭到社会排斥或感到羞耻。

5．隐蔽性

患者可能因为害怕受到评判或因为意识到自己的行为不被社会接受而在私密环境中进行摄入行为。这种隐蔽性可能导致病情在很长一段时间内不被注意，直到出现严重的医疗问题。

四、辅助检查

1．血液检测

（1）全血细胞计数（CBC）：检查贫血或感染的迹象。异食癖患者可能由于缺铁或维生素缺乏而出现贫血。

（2）电解质检测：评估钠、钾、钙和其他电解质水平，这对于那些摄入非食物物质（如泥土或洗洁精）可能影响电解质平衡的患者尤为重要。

（3）肝功能和肾功能检测：检查是否有任何由摄入非食物物质引起的肝或肾损伤。

（4）铅和其他重金属水平测试：由于某些非食物物质（如油漆碎片）可能含有铅或其他有害物质，重金属测试对于评估潜在中毒非常重要。

2．粪便检查

对于食用土壤或可能被污染的物质的个体，寄生虫检查可以识别因此行为而引入的寄生虫感染。

3．X线检查

胸部X线检查和腹部X线检查可用于检查异物、肠梗阻或穿孔的迹象。这对于评估因食用不可消化物（如金属、玻璃）而可能引起的内部损伤尤其重要。

4．超声检查

腹部超声可以评估腹部器官，检查异物、梗阻或其他由摄入非食物物质引起的异常。

5．CT扫描或MRI

在复杂的情况下，CT扫描或MRI可以更详细地查看肠道异物、组织损伤或肠梗阻情况。

6．心理评估

心理评估对于诊断和理解异食癖背后的心理因素至关重要。通过详细的心理访谈，可以评估患者的心理状态，包括焦虑、抑郁或其他心理健康问题，这些都可能与异食癖行为相关。心理评估还可以帮助识别潜在的认知功能障碍或发展迟缓，这些情况常见于有异食癖的个体。

7．营养评估

由注册营养师进行的营养评估可以帮助确定患者是否存在任何营养缺乏，如铁、锌或其他微量元素的缺乏，这可能是异食癖行为的一个驱动因素。此外，营养评估还可以制定适当的饮食计划，以改善患者的整体营养状态和健康。

五、鉴别诊断

1．营养缺乏

异食癖可能是由特定的营养缺乏驱动的，尤其是铁缺乏和锌缺乏。这些营养缺乏状态可能导致个体产生非食物物质的摄入冲动。

（1）铁缺乏：研究表明，铁缺乏与泥土摄入（地食癖）有关。铁缺乏的诊断需要通过血液检测，检查血红蛋白水平、红细胞计数和血清铁水平。

（2）锌缺乏：可能与异食癖有关，尤其是在儿童中。通过血清锌水平的检测可以帮助确认是否存在锌缺乏。

2．发展和行为障碍

异食癖常见于有智力障碍或发展障碍的儿童，如自闭症谱系障碍（ASD）和注意力缺陷/多动障碍（ADHD）。

（1）自闭症谱系障碍：ASD儿童可能表现出对非食物物品的特殊兴趣或固定行为。诊断ASD需要综合行为评估和可能的心理测试。

（2）注意力缺陷/多动障碍：ADHD儿童可能因冲动控制问题而摄入非食物物品。ADHD的诊断依赖于详细的行为评估和心理测试。

3．精神疾病

精神疾病中的行为可能与异食癖相似，尤其是在有严重心理症状的情况下。

（1）精神分裂症：在极少数情况下，精神分裂症患者可能因妄想或幻觉而摄入非食物物品。诊断依赖于心理评估和症状的详细分析。

（2）重度抑郁症：抑郁症患者偶尔可能因极端的忧郁情绪而表现出非典型的饮食行为。诊断需要心理评估和可能的心理咨询。

六、治疗

1．心理治疗方法

心理健康教育：教育患者和他们的家庭关于异食癖的性质和潜在的健康风险，这有助于患者和家庭了解治疗的必要性，并促进患者遵循治疗计划。

2．行为治疗

行为治疗方法旨在直接改变患者的行为模式，以下是几种常见的行为治疗技术。

（1）厌恶疗法：这种方法通过将异食行为与不愉快的体验（如轻微电刺激、不愉快的声音或催吐药物）配对，来减少异食行为的出现。此方法旨在通过条件反射使患者对摄入非食物物质产生自然的厌恶感。

（2）阳性强化法：通过奖励非异食行为来增强患者的正常饮食习惯。例如，如果患者能够避免异食行为一定时间，他们可以获得奖励或特权。

（3）行为塑造法：通过逐步引导和奖励接近目标行为的行为，来帮助患者发展健康的饮食习惯。

（4）矫枉过正法：这种方法涉及教育患者在感觉到摄入非食物物质的冲动时，有意识地选择健康的食物选项。

3．并发症的治疗

（1）贫血：如果异食癖导致铁缺乏性贫血，治疗包括铁补充治疗和饮食调整，增加富含铁的食物摄入。

（2）寄生虫感染：对于通过摄入污染土壤等引起的寄生虫感染，需要使用抗寄生虫药物。这通常涉及口服药物，如阿苯达唑。

（3）铅中毒：摄入含铅物质（如旧漆料）可引起铅中毒，治疗可能包括使用螯合剂，如依地酸钠（EDTA），以帮助从体内移除铅。

（4）肠梗阻：如果异食癖引起物理性肠梗阻，可能需要外科干预以去除阻塞。

第五节　排泄障碍

一、概述

排泄障碍多指遗尿症和遗粪症，是儿童期的常见非器质性问题。遗尿症主要表现为5岁及以上儿童反复出现无法自控的排尿，这种情况既可能在白天发生，也常在夜间出现，而夜间情况更为常见。遗粪症则涉及4岁及以上儿童在不被社会文化背景所接受的地方反复随意或非随意地排便，这通常发生在白天。

随着年龄的增长，这些症状的发生率逐渐下降。遗尿症的高发年龄在5岁，此时的患病率可达到16%。到了7岁，患病率下降到10%，而到了9岁则进一步降至5%。成年后，0.5%～2%的人仍可能持续有遗尿的情况。相比之下，遗粪症在10岁儿童中的患病率最高，大约为5.4%，而在10～16岁这一比例下降到2%，成年后持续出现遗粪症的情况则相对罕见。

二、病因

排泄障碍是儿童期常见的问题，涉及复杂的生物学、心理学和社会因素。了解这些障碍的病因对于制定有效的治疗计划至关重要。

（一）遗尿症的病因

1．生物因素

（1）遗传：研究表明遗尿症在家族中有较高的发生率，存在明显的遗传倾向。具体遗传机制可能涉及对抗利尿激素的反应等因素。

（2）激素影响：抗利尿激素（尤其是夜间分泌的激素）在遗尿儿童中可能存在调节异常，导致夜间尿量过多。

（3）膀胱容量：部分儿童的膀胱功能未能适当发育，膀胱容量小于同龄儿童，这可能导致无法在夜间持续控制尿液。

（4）睡眠障碍：一些患儿在深度睡眠中难以唤醒，因此无法响应膀胱的满溢信号。

2．心理因素

情绪波动或心理压力可能加剧或触发遗尿，特别是在经历生活变化（如家庭动荡、学校压力等）的儿童中更为常见。

3．饮水和排尿习惯

晚间饮水过多、白天忽视排尿冲动等都可能影响夜间的排尿控制。

（二）遗粪症的病因

1．生物医学因素

（1）便秘和排便困难：长期便秘可能是遗粪症最常见的病因。积聚在结肠的硬便可能导致肠道梗阻，使新的粪便难以正常通过，部分液态或半固态粪便可能在不自觉中泄漏出来。

（2）肠道功能障碍：包括消化吸收问题和肠道蠕动异常。

2．心理社会因素

（1）情绪压力：情绪问题、焦虑或心理创伤等可以影响儿童的排便控制能力，尤其是在需要应对家庭或学校的压力时。

（2）家庭环境：家庭环境的不稳定性、家庭成员之间的关系问题也可能影响儿童的心理健康和行为表现，间接导致排便问题。

3．厕所训练

过早或过晚的厕所训练都可能导致排便控制问题，特别是如果厕所训练方法不当或孩子经历了负面的训练经历。

三、临床表现

（一）遗尿症

1．类型

（1）原发性遗尿症：指从未达到过夜间持续的干燥状态。

（2）继发性遗尿症：指儿童在之前有过至少6个月的干燥期，后又开始出现遗尿。

2．时间

（1）夜间遗尿：最常见形式，通常发生在夜间睡眠期间。

（2）白天遗尿：较少见，可能与情绪压力、尿路感染或过度活跃膀胱有关。

3．频率和模式

（1）偶发性：间或发生，可能与特定情况如睡眠环境变化有关。

（2）规律性：每周至少2次，持续数月或更长时间。

4．相关症状

（1）尿急：在白天可能表现为尿急。

（2）尿频：每天排尿次数异常增多。

（3）排尿困难：排尿时出现间断性或尿流弱等问题。

（二）遗粪症

1．便秘和肠道问题

（1）慢性便秘：长时间没有排便或排便困难。

（2）肠道梗阻：硬便堆积导致部分梗阻，可能导致肠道梗阻症状。

（3）排便时疼痛：硬便导致排便时疼痛，儿童可能因此而抗拒排便。

2．大便失禁

硬便堵塞肠道时，新的液态或半固态粪便可能绕过阻塞物泄漏出来。

3．社会和情绪影响

（1）行为和情绪问题：由于遗粪的社会影响，儿童可能表现出行为问题或情绪困扰。

（2）社交障碍：遗粪可能导致儿童在同伴中受到排斥或嘲笑。

四、辅助检查

1．实验室检查

实验室检查是诊断排泄障碍的基础。通过血液、尿液和粪便的分析，可以初步了解患者的身体状况和排泄功能。

（1）血常规检查：通过血液检查，可以评估是否存在贫血、感染或其他全身性疾病。某些情况下，排泄障碍可能是由这些疾病引起的。

（2）生化检查：包括肝功能、肾功能、电解质等项目，旨在评估身体各器官的功能是否正常。例如，低钾血症可能导致便秘，而肝功能异常可能影响消化系统的正常运作。

（3）甲状腺功能检查：甲状腺功能减退症是导致便秘的常见原因之一，因此评估甲状腺功能是必要的。

（4）粪便常规检查：通过粪便常规检查，可以检测是否存在寄生虫感染、炎症或出血。隐血试验也是粪便检查的一部分，用于排除消化道出血的可能性。

2．影像学检查

影像学检查能够直观地显示消化系统的结构和功能，从而帮助确定排泄障碍的具体原因。

（1）腹部X线检查：可以显示肠道内的气体和粪便的分布情况，帮助判断是否存在肠梗阻或其他异常。

（2）腹部超声检查：是一种无创的影像学方法，通过声波反射生成图像，用于评估肠道、肝、胆囊和胰腺的状态。超声检查可以发现肿瘤、囊肿、胆结石等病变。

（3）CT扫描：可以提供更为详细的腹部结构图像，是评估复杂病例的重要手段。CT扫描可以帮助发现肿瘤、炎症、梗阻等病变。

（4）核磁共振成像（MRI）：是一种高分辨率的影像学检查方法，特别适用于软组织的评估。MRI可以帮助发现肠道结构异常、肿瘤和炎症等。

3．功能性检查

功能性检查是评估排泄障碍的核心，可以直接测量和评估肠道的运动和功能状态。

（1）肛门直肠测压：是一种评估肛门和直肠功能的检查，通过测量肛门括约肌的压力和直肠的感觉功能，判断是否存在功能性排泄障碍，如出口梗阻性便秘。

（2）排粪造影：是一种动态X线检查，通过观察患者排便时肛门直肠的形态和功能，评估排便过程中的异常。

（3）结肠运输试验：是一种评估结肠蠕动功能的检查方法，通常采用标记物法，即让患者口服含有标记物的胶囊，然后通过X线检查或CT跟踪标记物在肠道内的移动情况，评估结肠的运动速度和功能。

（4）内镜检查：包括结肠镜检查和上消化道内镜检查，内镜检查可以直接观察肠道内的情况，发现炎症、溃疡、息肉和肿瘤等病变。同时，内镜检查还可以进行活检，获取组织样本进行病理学分析。

4．其他辅助检查

（1）排便日记和饮食记录：让患者记录每日的排便情况和饮食情况，可以帮助医师了解患者的生活习惯和排便模式，从而为诊断提供重要信息。

（2）心理评估：心理因素如压力、焦虑和抑郁也可能导致或加重排泄障碍。因此，必要时进行心理评估和心理治疗。

（3）膳食纤维测试：评估患者饮食中的纤维摄入量，通过增加膳食纤维，很多排泄障碍患者可以得到改善。

（4）生理电阻抗测试：通过测量肠道电阻抗变化，可以评估肠道内容物的流动情况，帮助判断是否存在功能性肠道障碍。

五、鉴别诊断

（一）遗尿症的鉴别诊断

以下是五种需要在鉴别诊断中考虑的情况。

1．尿路感染（UTI）

（1）症状：尿急、尿频、排尿疼痛、尿中带血。

（2）诊断：尿液分析和尿培养。

2．糖尿病

（1）类型：1型糖尿病和2型糖尿病。

（2）症状：过度饮水、频繁尿尿、夜间尿床、体重下降。

（3）诊断：血糖水平测试、糖化血红蛋白（HbA_1c）。

3．神经源性膀胱

（1）症状：排尿困难、尿频、尿急、尿痛、尿失禁。

（2）诊断：膀胱功能测试，如膀胱超声、尿流率测试、残余尿量测定。

4．发育性延迟

（1）症状：智力发育或生理功能发展滞后。

（2）诊断：全面的发展评估。

5．情绪和行为问题

（1）症状：焦虑、抑郁、行为问题可能与夜间遗尿相关。

（2）诊断：心理评估。

（二）遗粪症的鉴别诊断

1．便秘

（1）症状：排便困难、不规律的大便习惯、硬便或疼痛性排便。

（2）诊断：腹部X线检查、腹部触诊。

2．肠道疾病

（1）类型：克罗恩病、溃疡性结肠炎。

（2）症状：腹痛、不规则大便、可能伴有血便。

（3）诊断：结肠镜检查、影像学检查、生物标志物检测。

3．发育或智力障碍

（1）症状：整体发展延迟可能影响排便控制能力。

（2）诊断：发展评估、智力评测。

4．情绪或心理问题

（1）症状：孩子可能因为压力、焦虑或其他心理问题而出现排便控制问题。

（2）诊断：心理评估、行为观察。

六、治疗

1．生活方式的调整

生活方式的调整是排泄障碍治疗的基础。许多排泄障碍患者通过改变饮食和生活习惯可以得到明显改善。

（1）饮食调整：增加膳食纤维的摄入，如全谷物、蔬菜、水果和豆类，有助于软化大便，增加大便体积，促进肠蠕动。保持充足的水分摄入也很重要，每日至少饮用1.5～2L水。

（2）规律排便习惯：培养定时排便的习惯，最好在早餐后，因为此时结肠蠕动最为活跃。避免抑制排便欲望，及时排便可以预防便秘的发生。

（3）增加运动：适度的体育锻炼可以促进肠蠕动，帮助维持正常的排便功能。建议每日进行30分钟的中等强度运动，如快走、慢跑或游泳。

2．药物治疗

药物治疗是排泄障碍的重要手段，适用于生活方式调整效果不佳的患者。药物种类多样，根据具体病因选择适当的药物。

（1）泻药：主要用于治疗便秘，根据作用机制分为容积性泻药、渗透性泻药、刺激性泻药和润滑性泻药。

（2）容积性泻药：如甲基纤维素、聚乙二醇，通过增加大便体积，刺激肠蠕动。

（3）渗透性泻药：如乳果糖、硫酸镁，通过增加肠道内渗透压，促进水分进入肠腔，软化大便。

（4）刺激性泻药：如比沙可啶、番泻叶，通过刺激肠壁，增加蠕动，但长期使用可能引起依赖性。

（5）润滑性泻药：如液体石蜡，通过润滑肠道，减少大便与肠壁的摩擦，便于排出。

（6）促动力药物：如多潘立酮、莫沙必利，通过促进胃肠道平滑肌的运动，增强肠蠕动，适用于动力不足性便秘。

（7）抗生素和益生菌：在某些情况下，肠道菌群失调可能导致排泄障碍，使用抗生素和益生菌可以恢复肠道微生态平衡，改善排便功能。

（8）肠道功能调节剂：如普鲁卡因胺、洛哌丁胺，适用于腹泻型排泄障碍患者，通过调节肠道运动和分泌功能，缓解症状。

3．物理治疗

物理治疗是通过非药物手段改善排泄功能，常用于辅助治疗。

（1）生物反馈治疗：通过生物反馈仪器，帮助患者感知和控制肛门直肠肌肉的活动，改善肛门直肠协调不良，适用于出口梗阻性便秘患者。

（2）肠道按摩：通过手法按摩腹部，促进肠蠕动，有助于缓解便秘。按摩时应顺时针方向进行，以符合结肠的自然蠕动方向。

（3）电刺激疗法：通过低频电流刺激肛门直肠肌肉，增强其收缩力和协调性，适用于顽固性便秘患者。

4．手术治疗

对于一些严重的排泄障碍病例，尤其是经过药物和物理治疗无效者，手术治疗可能是必要的。

（1）肛门直肠手术：包括肛裂修补术、痔切除术、直肠前突修补术等，适用于因肛门直肠病变引起的排泄障碍。

（2）结肠切除术：对于顽固性慢性便秘患者，尤其是慢传输型便秘，结肠切除术可以有效改善症状。手术方式包括部分结肠切除和全结肠切除，根据病变范围和严重程度选择。

（3）直肠脱垂修复术：对于直肠脱垂引起的排泄障碍，通过手术将脱垂的直肠固定在正常位置，可以显著改善排便功能。

5．心理治疗

心理因素在排泄障碍的发生和发展中起重要作用，因此心理治疗也是综合治疗的一部分。

（1）心理咨询：通过与心理咨询师交流，帮助患者认识和调节情绪，缓解压力和焦虑，改善心理状态。

（2）认知行为疗法（CBT）：通过认知行为疗法，改变患者的负面思维和行为模式，培养健康的生活习惯和排便习惯。

（3）放松训练：包括深呼吸、冥想、练瑜伽等，通过放松训练减轻精神压力，促进消化系统的正常功能。

6．综合治疗方案

排泄障碍的治疗应根据具体病因和患者个体情况制定综合治疗方案。通常需要多种治疗方法的联合应用，以达到最佳治疗效果。

（1）个体化治疗方案：根据患者的具体症状、病因和健康状况，制定个体化的治疗方案，综合考虑生活方式调整、药物治疗、物理治疗和心理治疗。

（2）定期随访：治疗过程中，医师应与患者保持密切联系，定期随访，评估治疗效果，及时调整治疗方案，确保患者得到持续有效的治疗。

（3）健康教育：向患者和家属进行健康教育，提供关于饮食、运动、心理调节等方面的指导，帮助患者建立健康的生活方式，提高生活质量。

第十五章 睡眠-觉醒障碍

第一节 失眠障碍

一、概述

失眠障碍是以频繁而持续的入睡困难或睡眠维持困难并导致睡眠满意度不足为特征的睡眠障碍，常影响日间社会功能，为临床最常见的睡眠障碍。由于失眠定义、诊断标准、调查方法和调查人群各异，失眠患病率差异很大。依据不同的评估标准，失眠症状或失眠障碍的发病率在4%～50%之间。长期严重失眠常给患者的躯体、心理、生活、工作等带来负面影响，甚至会导致恶性意外事故的发生。

二、病因

1. 心理社会因素

心理社会压力是失眠的常见原因之一。生活和工作中的压力、人际关系的紧张、严重的生活事件（如失业、亲人去世、婚姻问题）都可引发或加重失眠症状。这些压力事件触发焦虑和压力反应，干扰了正常的睡眠模式。

2. 环境因素

环境对睡眠的影响非常显著。不适当的光照、噪声污染、极端的温度（过热或过冷）、空气质量差、居住条件拥挤或不适宜都可能阻碍良好的睡眠。此外，频繁的环境变化，如旅行或搬家，也会打乱正常的睡眠环境，导致失眠。

3. 生理因素

生理状况如饥饿、饮食过量、身体疲劳，或在睡前过度的性兴奋，均可影响睡眠。身体的不适感也是导致难以入睡或夜间醒来的原因。

4. 精神疾病因素

精神健康问题，尤其是焦虑和抑郁障碍，是常见的失眠诱因。焦虑可能使大脑过度活跃，难以放松，而抑郁可能导致早醒或睡眠节律混乱。

5. 药物与食物因素

摄入含咖啡因或其他兴奋剂的饮料和食物（如茶、咖啡、巧克力）、药物（如甲状腺激素、某些抗抑郁药、皮质激素、中枢兴奋剂），或药物戒断（如安眠药、抗焦虑药）均可干扰睡眠。这些物质可能刺激中枢神经系统，阻碍正常的睡眠周期。

6. 睡眠节律变化因素

夜班工作或频繁的工作班次变动会严重扰乱人的生物钟，这是造成睡眠障碍的重要原因。人体的生物节律对光暗周期非常敏感，班次变动影响了这一自然节律，导致睡眠问题。

7. 躯体疾病因素

躯体健康问题，如呼吸道疾病、心血管疾病、慢性疼痛、胃肠道问题等，都可能引起失眠。这些疾病可能直接影响睡眠，例如，通过引起疼痛、呼吸困难或需要频繁上厕所。

8．生活行为因素

不良的生活习惯，如日间过度休息、睡前过度运动、晚上抽烟或饮酒，均可影响睡眠。这些行为可能使人在睡前过于兴奋或不舒服，难以入睡或维持睡眠。

三、临床表现

1．失眠症状

（1）入睡困难：是指在有适宜的环境和充足的时间下，个体难以迅速入睡。对不同年龄段而言，入睡时间的临床重要性存在差异。例如，儿童和青少年若超过20分钟仍未入睡则具有临床意义，而中老年人则是超过30分钟。

（2）睡眠维持困难：包括多次觉醒、睡眠浅（缺少深层睡眠）、夜醒后难以再入睡、早醒及总体睡眠时间减少。早醒是指比平常起床时间提前30分钟以上，需要根据个体的常规就寝时间来判断。

这些失眠症状中，入睡困难最为常见，其次是睡眠维持困难，如睡眠表浅和早醒。这些问题有时可以独立存在，但通常会同时出现，并可能相互转变。

2．觉醒期症状

失眠不仅仅影响夜间的睡眠，也引发白天的多种非特异性症状，这些症状反映了日间的功能受损：疲劳或全身不适；日间嗜睡；焦虑和不安；注意力分散和记忆问题；社交、家庭责任、工作或学习能力降低。

失眠的担忧和对后果的过度焦虑常常形成一个恶性循环：失眠引发担忧，担忧导致焦虑，焦虑再次加剧失眠，从而形成难以打破的循环。

3．临床类型

根据国际睡眠障碍分类，失眠障碍可以分为以下两种类型。

（1）慢性失眠障碍（CID）：指患者每周至少有3次失眠和日间功能受损的情况，持续时间至少为3个月。

（2）短期失眠障碍（STID）：指失眠和日间功能受损的时间少于3个月，没有具体的频率要求。很多STID的症状可能随时间自行缓解，但部分患者可能逐渐发展为CID。

四、辅助检查

1．病史采集与问诊

病史采集是诊断失眠障碍的重要步骤。医师会详细询问患者的睡眠问题，包括以下几个方面。

（1）睡眠模式和习惯：了解患者的入睡时间、起床时间、夜间觉醒次数、夜间觉醒时间和午睡情况。

（2）失眠症状：包括入睡困难、睡眠维持困难、早醒等具体表现。

（3）日间功能受损：如疲劳、注意力不集中、记忆力减退、情绪低落等。

（4）生活方式和环境：饮食、运动、工作压力、家庭环境、睡眠环境等因素。

（5）心理状况：焦虑、抑郁等心理问题的存在。

（6）既往病史：其他慢性疾病、药物使用情况和睡眠史。

2．睡眠日记和量表

睡眠日记和量表是记录和评估患者睡眠情况的有效工具。

（1）睡眠日记：患者记录每日的睡眠情况，包括入睡时间、醒来次数、起床时间、睡眠质量等，通常记录1～2周，有助于医师了解患者的睡眠模式。

（2）量表评估：常用的睡眠量表包括匹兹堡睡眠质量指数（PSQI）、失眠严重程度指数（ISI）等，用于量化失眠症状的严重程度和对日常生活的影响。

3．实验室检查

实验室检查可以帮助排除一些可能导致失眠的生理因素。

（1）血液检查：评估甲状腺功能、肝功能、肾功能、电解质水平等，排除可能引起失眠的内科疾病。

（2）尿液检查：检测药物、毒品等物质，排除因药物或毒品引起的失眠。

4．脑部CT或MRI

脑部CT或MRI用于排除脑部肿瘤、脑血管疾病等可能导致睡眠障碍的结构性病变。

5．多导睡眠图（PSG）

多导睡眠图是评估睡眠障碍的金标准，通过记录多项生理参数，详细分析睡眠结构和呼吸情况。

（1）脑电图（EEG）：记录大脑的电活动，分析睡眠阶段和睡眠质量。

（2）眼动图（EOG）：记录眼球运动，区分快速眼动（REM）睡眠和非快速眼动（NREM）睡眠。

（3）肌电图（EMG）：记录肌肉活动，评估睡眠中的肌肉张力变化。

（4）心电图（ECG）：记录心脏活动，监测心率和心律变化。

（5）呼吸监测：记录呼吸模式，检测睡眠呼吸暂停综合征等呼吸问题。

（6）血氧饱和度监测：监测血氧水平，评估呼吸功能。

6．便携式监测设备

对于无法进行多导睡眠图检查的患者，可以使用便携式睡眠监测仪在家中进行睡眠监测。

便携式睡眠监测仪：记录基础的睡眠参数，如呼吸、心率和血氧饱和度，用于筛查睡眠呼吸暂停等常见睡眠障碍。

7．心理评估

心理评估是诊断失眠障碍的重要组成部分，尤其是当心理因素是主要病因时。

（1）心理量表：使用焦虑自评量表（SAS）、抑郁自评量表（SDS）等工具，评估患者的心理状态。

（2）心理咨询：通过与心理医师的面对面交流，深入了解患者的心理问题，制定个性化的治疗方案。

五、鉴别诊断

1．睡眠呼吸暂停综合征

睡眠呼吸暂停综合征是一种常见的睡眠障碍，其特征是睡眠中呼吸暂停或显著减少，通常会引起夜间频繁觉醒和日间嗜睡。患者可能会报告夜间睡眠质量差，但失眠的直接原因可能是呼吸相关的问题。

2．睡眠相位延迟综合征

睡眠相位延迟综合征涉及睡眠-觉醒节律的改变，患者往往晚上难以入睡和早上难以醒来。他们的主要失眠症状实际上是由于其生物钟与社会或工作时间不同步所致。

3．心理生理性失眠

心理生理性失眠是由于过度关注和担心睡眠问题而导致的失眠，患者在床上花费大量时间担忧睡眠，这种担忧反过来又加剧了睡眠难题。

4．精神疾病相关失眠

许多精神疾病如抑郁症、焦虑症、双相障碍和精神分裂症等都伴随有失眠症状。在这些情况下，失眠可能是这些疾病症状的一部分，治疗基础疾病往往可以改善睡眠问题。

5．神经退行性疾病

神经退行性疾病（如阿尔茨海默病和帕金森病等）神经退行性疾病常伴有睡眠障碍。在这些病例中，失眠可能与大脑结构的改变和神经递质的失衡有关。

6．药物诱导性失眠

多种药物，如抗抑郁药、高血压药、兴奋剂、皮质激素和一些非处方药物等，都可能导致失眠。详细的药物史收集对于鉴别这类失眠至关重要。

7．慢性疼痛

慢性疼痛如关节炎、慢性背痛或神经痛等状况通常影响睡眠，因疼痛而觉醒是这些患者常见的问题。

六、治疗

1．认知行为疗法（CBT-I）

认知行为疗法是治疗失眠的首选非药物治疗方法，被证实能有效改善长期的失眠症状。CBT-I 通常包括以下几个组成部分。

（1）认知疗法：帮助患者识别和改变负面的思维模式和信念，这些思维和信念可能对睡眠产生负面影响。

（2）行为疗法：包括睡眠限制（限制患者在床上的时间，以提高睡眠效率）、刺激控制（改变患者的睡眠习惯，确保床铺只用于睡觉和性活动）、放松训练（如渐进式肌肉放松、深呼吸等）。

（3）睡眠卫生教育：教育患者改进睡眠环境和行为，如保持适宜的卧室环境、避免午睡、适当的饮食和运动等。

2．药物治疗

虽然药物治疗可以快速缓解失眠症状，但通常建议只在非药物治疗无效时短期使用。常用的失眠治疗药物包括以下几类。

（1）苯二氮䓬类药物（如扎来普隆、劳拉西泮）：可以减少入睡时间和夜醒次数，但可能有依赖性和不良反应。

（2）非苯二氮䓬类睡眠药（如佐匹克隆、艾司唑仑）：作用机制类似于苯二氮䓬类，但可能有较低的依赖风险。

（3）抗抑郁药：某些低剂量的抗抑郁药（如曲唑酮、米氮平）可以用于治疗失眠，特别是伴有抑郁症状的患者。

（4）促进睡眠的新药：如瑞马唑仑，瑞马唑仑是一种较新的药物，用于治疗难以维持睡眠的患者。

3．替代疗法

一些替代疗法也可能对改善失眠有帮助，但使用时需要谨慎。

（1）褪黑激素补充剂：对于体内褪黑激素水平低的患者，尤其是老年人，补充褪黑激素可能有助于调整睡眠周期。

（2）草药和补充剂：包括草药如茯苓、人参和一些非处方的补充剂（如纤维素等），可能帮助一些患者。

（3）精油和芳香疗法：如薰衣草油，被认为可以促进身体放松和改善睡眠质。

4．生活方式和环境调整

生活方式的调整对于管理失眠至关重要，包括优化睡眠环境和日常行为。

（1）优化睡眠环境：确保睡眠环境安静、舒适和温度适宜。使用遮光窗帘、舒适的床垫和枕头，以及减少噪声和光线的干扰。

（2）规律的睡眠时间：建立规律的睡眠和起床时间，即使在周末也尽量保持一致，帮助调节体内生物钟。

（3）避免刺激物质：限制或避免晚上摄入咖啡因和酒精，这些物质可能干扰睡眠。

（4）晚餐应适量：避免睡前过饱，同时避免睡前饥饿。轻松的小食可以帮助，但避免油腻或重口味的食物。

（5）适当的晚间活动：避免睡前进行剧烈运动，选择如瑜伽或温和的拉伸运动可以帮助身体放松。

（6）减少日间小睡：如果白天小睡影响了夜间的睡眠，应考虑减少或避免日间小睡。

（7）放松技巧：实践放松技术，如深呼吸、冥想、渐进式肌肉放松或正念冥想等，可在睡前进行，帮助缓解紧张和焦虑，促进入睡。

5．心理支持和教育

提供心理支持和教育也是治疗失眠的重要组成部分。

（1）心理咨询：对于那些因心理或情感问题而失眠的患者，通过心理咨询帮助他们解决这些问题，可以显著改善睡眠。

（2）睡眠教育：教育患者了解睡眠的基本知识，包括睡眠的各个阶段、影响睡眠的因素以及良好的睡眠卫生习惯。

（3）行为改变：通过教育和行为改变策略，帮助患者识别和修改那些可能导致失眠的不良习惯和行为。

第二节　嗜睡障碍

一、概述

嗜睡障碍是以日间过度思睡及睡眠发作为主要特征的睡眠障碍，包括发作性睡病、特发性睡眠增多、Kleine-Levin综合征、疾病相关过度思睡、药物或物质滥用所致过度思睡、睡眠不足综合征等。

二、病因

1．发作性睡病

发作性睡病是一种慢性神经系统障碍，其特征是不可控制的白天睡眠发作。其主要病因如下。

（1）遗传因素：研究发现，发作性睡病具有显著的遗传倾向。某些基因（如*HLA-DQB1*06:02*）与该病的易感性密切相关，这些基因可能影响免疫系统，从而引发疾病。

（2）神经生物学因素：发作性睡病与下丘脑中的催眠素（又称为下丘脑素或orexin）神经元的丧失有关。催眠素是一种调节睡眠-觉醒周期的重要神经递质，其缺乏导致睡眠和觉醒的调节失常。

（3）自身免疫机制：越来越多的证据表明，发作性睡病可能是一种自身免疫疾病。在某些情况下，感染或其他环境因素可能触发免疫系统攻击并破坏催眠素神经元。

2．特发性嗜睡症

特发性嗜睡症是一种以持续性日间过度嗜睡为特征的疾病，其确切病因尚不明确，但可能涉及以下因素。

（1）神经生物学因素：特发性嗜睡症患者可能存在中枢神经系统的功能异常，影响了睡眠调节机制。然而，与发作性睡病不同的是，特发性嗜睡症患者的催眠素水平通常正常。

（2）遗传因素：特发性嗜睡症也显示出一定的家族聚集性，提示遗传因素可能在其发病中起一定作用。

3．Kleine-Levin综合征

Kleine-Levin综合征是一种罕见的嗜睡障碍，主要影响青少年，表现为周期性的极度嗜睡和行为改变。其病因可能包括以下。

（1）神经生物学因素：该综合征可能与下丘脑功能障碍有关，下丘脑是调节睡眠、饮食和性行为的关键区域。

（2）感染和免疫因素：一些患者在发病前经历过感染，提示感染可能作为触发因素，导致免疫系统攻击中枢神经系统的某些部分。

4．疾病相关过度嗜睡

某些疾病，如帕金森病、阿尔茨海默病、脑外伤等，可能导致过度嗜睡。其病因通常与这些疾病对大脑功能的影响有关。

（1）神经变性：帕金森病和阿尔茨海默病等神经变性疾病会损害大脑的睡眠调节区域，导致嗜睡。

（2）脑外伤：可能破坏中枢神经系统的睡眠调节机制，导致过度嗜睡。

5．药物或物质滥用所致过度嗜睡

某些药物（如镇静剂、抗抑郁药）和物质（如酒精）的滥用或戒断可导致过度嗜睡。

（1）药物不良反应：许多药物具有镇静作用，长期使用可导致白天嗜睡。

（2）物质戒断：戒断酒精或其他中枢神经系统抑制剂可能导致反弹性嗜睡。

6．睡眠不足综合征

睡眠不足综合征是长期睡眠时间不足导致的过度嗜睡。其主要病因如下。

（1）生活方式因素：现代生活中的高压力、长工作时间和不规律的作息时间常导致睡眠不足。

（2）环境因素：夜班工作、频繁的时差变化和不良的睡眠环境都会影响睡眠质量，导致日间过度嗜睡。

三、临床表现

1．发作性睡病

发作性睡病的临床表现主要包括以下四个方面。

（1）白天过度嗜睡（EDS）：是发作性睡病的核心症状。患者即使在充足的夜间睡眠后，白天仍会感到极度困倦，难以保持清醒，并可能在不适当的时间和场合（如工作中或驾驶时）突然入睡。

（2）猝倒：这是指突然失去肌肉张力，通常由强烈的情绪（如笑、愤怒、惊讶等）引发。猝倒可能表现为轻微的肌无力或完全的倒地。

（3）睡眠瘫痪：患者在入睡或醒来时短暂无法移动或说话，尽管意识清醒。睡眠瘫痪通常持续数秒到数分钟。

（4）入睡前幻觉：患者在入睡时可能经历生动且通常是令人恐惧的幻觉。

2．特发性嗜睡症

（1）持续性日间过度嗜睡：患者在日间经常感到困倦，即使有充足的夜间睡眠时间。他们可能需要长时间的小睡，但这些小睡通常不能使其清醒或恢复精力。

（2）夜间睡眠时间延长：患者可能需要超过正常的夜间睡眠时间（如10小时以上），但仍感到困倦。

（3）晨起困难：患者可能很难从睡眠中醒来，晨起时感觉极度困倦和迷糊。

3．Kleine-Levin综合征

Kleine-Levin综合征是一种周期性嗜睡障碍，其临床表现如下。

（1）周期性过度嗜睡：患者在发作期内可能每日睡眠18 ～ 20小时，发作期通常持续数日到数周。

（2）行为和认知改变：在嗜睡发作期，患者可能表现出行为异常、认知障碍、情绪不稳定和食欲增加，甚至有时出现暴食行为。

（3）性行为改变：一些患者在发作期可能表现出性欲亢进或不适当的性行为。

4．疾病相关过度嗜睡

某些疾病，如帕金森病、阿尔茨海默病、脑外伤等，可能导致过度嗜睡。其临床表现与原发疾病的症状相关。

（1）过度嗜睡：白天极度困倦和频繁的小睡需求。

（2）原发疾病的症状：如帕金森病的运动症状、阿尔茨海默病的认知障碍等。

5．药物或物质滥用所致过度嗜睡

某些药物和物质（如镇静剂、抗抑郁药、酒精）可能导致过度嗜睡。其临床表现如下。

（1）白天嗜睡：由于药物的不良反应或戒断症状，患者在白天感到困倦。

（2）其他相关症状：如药物使用的其他不良反应（如镇静作用、注意力不集中等）。

6．睡眠不足综合征

睡眠不足综合征是由于长期睡眠时间不足导致的过度嗜睡。其临床表现如下。

（1）日间嗜睡：患者在白天感到极度困倦，需要频繁小睡。

（2）睡眠剥夺的症状：如易怒、注意力不集中、记忆力下降等。

四、辅助检查

1．多导睡眠图（PSG）

多导睡眠图是一种全面的睡眠评估工具，可以记录睡眠的多个方面，包括脑电活动（EEG）、眼球运动（EOG）、肌电活动（EMG）、心电图（ECG）、呼吸流量、胸腹呼吸运动、血氧饱和度（SpO_2）以及腿部运动等。PSG通常在睡眠中心进行整夜的监测，用于识别各种睡眠障碍，如睡眠呼吸暂停综合征、不宁腿综合征、周期性肢体运动障碍等。

主要用途：评估睡眠结构和质量；识别和诊断共存的睡眠障碍；监测夜间呼吸和氧饱和度变化。

2．多次睡眠潜伏期测试（MSLT）

MSLT用于测量患者在白天的睡眠潜伏期（从躺下到入睡所需的时间）和白天的睡眠倾向。测试通常在一个晚上的多导睡眠图之后进行，以确保前一晚的睡眠充足。

主要用途：①评估日间嗜睡程度；②诊断发作性睡病，发作性睡病患者通常在MSLT测试中表现出短的睡眠潜伏期和快速眼动（REM）睡眠的快速入睡；③区分其他嗜睡障碍，如特发性嗜睡症。

3．维持清醒测试（MWT）

MWT评估患者在白天维持清醒的能力，测试通常在患者坐着或躺着的安静、昏暗的环境中进行，要求患者尽量保持清醒。MWT可以帮助评估治疗效果，特别是对于职业要求高的患者（如驾驶员）。

主要用途：评估患者在治疗后或特定情境下的清醒维持能力；帮助确定患者是否适合从事需要高度警觉的工作。

4．影像学检查

脑部影像学检查（如MRI和CT扫描）可以用于排除可能引起嗜睡的结构性脑病变，如脑肿瘤、脑卒中或脑部结构异常。

主要用途：排除结构性脑病变；评估神经退行性疾病的相关改变。

5．实验室检查

实验室检查包括血液检测和其他生化检测，用于评估是否存在可能导致嗜睡的代谢或内分泌异常。

主要用途：甲状腺功能测试评估甲状腺功能减退症（如血清TSH和游离T_4水平）。血糖水平排除糖尿病及其相关的并发症。电解质和肾功能测试：评估电解质紊乱和肾功能异常。

6．心理评估

心理评估通过标准化问卷和临床访谈，帮助识别可能与嗜睡相关的心理或精神问题，如抑郁、焦虑等。

主要用途：评估潜在的心理障碍；识别情绪障碍对嗜睡的影响；指导综合治疗计划。

7．神经心理测试

神经心理测试评估认知功能，包括记忆、注意力、执行功能等。嗜睡障碍可能影响这些认知功能，因此通过测试可以了解嗜睡对日常生活和工作的影响。

主要用途：评估认知功能损害；帮助制定个性化的治疗和管理计划。

五、鉴别诊断

1．睡眠呼吸暂停综合征

（1）特征：反复的呼吸暂停和低通气事件，通常伴有打鼾和夜间窒息感。

（2）症状：白天过度嗜睡、晨起头痛、夜间多次觉醒、注意力不集中。

（3）诊断：通过多导睡眠图（PSG）检测到的呼吸暂停事件。

2．不宁腿综合征（RLS）

（1）特征：在休息时特别是晚上出现腿部不适感，迫使患者活动腿部，以缓解症状。

（2）症状：入睡困难、夜间觉醒频繁、日间疲劳和嗜睡。

（3）诊断：根据患者自述症状和临床评估。

3．周期性肢体运动障碍（PLMD）

（1）特征：夜间睡眠时出现周期性的肢体（通常是腿部）运动。

（2）症状：夜间觉醒、白天嗜睡。

（3）诊断：通过多导睡眠图（PSG）检测到的周期性肢体运动事件。

4．抑郁症和其他精神疾病

（1）特征：抑郁症患者可能表现出持续的情绪低落、兴趣丧失、自我价值感降低。

（2）症状：入睡困难或早醒、白天过度嗜睡、疲劳、注意力不集中。

（3）诊断：通过精神状态评估和标准化的抑郁症筛查问卷（如PHQ-9）。

5．药物或物质滥用

（1）特征：某些药物（如镇静剂、抗抑郁药、抗精神病药）或物质（如酒精）的使用可能导致嗜睡。

（2）症状：白天嗜睡、疲劳、注意力不集中、其他与药物相关的不良反应。

（3）诊断：详细的药物和物质使用史、临床评估。

6．慢性疲劳综合征（CFS）

（1）特征：无法通过休息缓解的严重疲劳，持续至少6个月。

（2）症状：日间嗜睡、疲劳、肌肉和关节疼痛、记忆和注意力问题。

（3）诊断：基于排除其他疾病后的临床评估，结合患者的症状。

7．神经退行性疾病

（1）特征：如帕金森病、阿尔茨海默病等，这些疾病会影响中枢神经系统的功能。

（2）症状：运动障碍、认知功能下降、日间嗜睡。

（3）诊断：通过神经学评估和影像学检查。

8．甲状腺功能减退

（1）特征：甲状腺激素分泌不足。

（2）症状：疲劳、体重增加、寒冷不耐受、皮肤干燥、白天嗜睡。

（3）诊断：血清TSH和甲状腺激素水平检测。

9．失眠症

（1）特征：入睡困难、维持睡眠困难或早醒。

（2）症状：日间疲劳和嗜睡、注意力不集中、情绪不稳定。

（3）诊断：根据患者的睡眠史和睡眠日记。

10．其他睡眠相关疾病

（1）昼夜节律睡眠障碍：如睡眠相位延迟综合征和倒班工作综合征。

（2）症状：睡眠时间安排与社会要求不符，导致日间嗜睡。

（3）诊断：通过详细的睡眠史、睡眠日记和多导睡眠图（PSG）。

六、治疗

（一）发作性睡病

1．一般治疗

（1）保持规律的夜间睡眠：确保有充足的夜间睡眠时间。

（2）计划白天小睡：合理安排白天的小睡时间，如午睡，有助于减少日间嗜睡。

（3）职业选择：避免从事需要高度警觉的工作，如驾驶、高空作业或水下作业。

（4）心理干预：及时有效地处理心理症状，提供必要的心理支持和治疗。

2．药物治疗

针对日间过度嗜睡，可选择使用以下药物。

（1）莫达非尼：通常从小剂量开始，50～100mg/d，每4～5日增加50mg，直至最适剂量200～400mg/d。

（2）咖啡因：可以作为辅助药物使用。

（3）苯丙胺和哌甲酯：这些兴奋剂有助于保持日间清醒。

（4）匹莫林：也是一种有效的治疗选择。

针对发作性猝倒，可选择以下药物：①丙米嗪、氯米帕明、地昔帕明，这些三环类抗抑郁药物在低于抗抑郁剂量下即可有效控制猝倒。②SSRIs和SNRIs，如氟西汀和帕罗西汀，尽管其效果稍弱于三环类抗抑郁药物，但在某些情况下仍然有效。

（5）γ-羟丁酸钠（GHB）：被证明对改善白天嗜睡和猝倒均有显著疗效。通常在入睡前服用，起始剂量为3～4.5g，数周内递增至6～9g。停药时通常不会导致猝倒反跳，但需注意其可能的药物依赖性。

（二）特发性睡眠增多

1．一般治疗

（1）注意睡眠卫生：保持健康的睡眠习惯和生活方式。

（2）限制卧床时间：避免过度卧床，保持适度的活动量。

2．药物治疗

由于特发性睡眠增多的病因尚不明确，治疗主要是对症处理。延长夜间睡眠时间通常无效，白天小睡也不能显著改善清醒状态。

（1）中枢神经兴奋剂：如哌甲酯或其缓释片、莫达非尼（通常为一线治疗药物），用于帮助患者保持日间清醒。

（2）抗抑郁药：如果怀疑患者同时患有抑郁症，应首选抗抑郁药进行治疗。

第三节　睡眠－觉醒节律障碍

一、概述

睡眠-觉醒节律障碍是指由于内源性睡眠时钟的结构或功能调节紊乱，或者由于与外部环境（如光照和黑暗的时间安排）不一致，或与个体所需的学习、工作和社会活动时间不匹配而引起的睡眠-觉醒紊乱。发病原因可能包括遗传因素、环境因素、个体生活节律失常以及心理社会压力等多方面的影响。

二、病因

1．遗传因素

遗传因素在睡眠-觉醒节律障碍中起着重要作用。研究表明，生物钟基因（如PER、

CRY、CLOCK 和 BMAL1 基因）在调节个体的昼夜节律中发挥关键作用。基因突变或多态性可能导致昼夜节律的异常。

（1）家族性高级睡眠相位综合征（FASPS）：这种障碍是由生物钟基因突变引起的，患者的睡眠时间显著提前，通常在傍晚早早入睡，凌晨过早醒来。

（2）家族性延迟睡眠相位综合征（DSPS）：基因突变可能导致个体的睡眠时间显著延迟，导致入睡困难和早晨起床困难。

2．环境因素

环境因素对生物钟的调节有重要影响。

（1）光照：光是最强的外部时间线索，通过影响松果体分泌的褪黑激素来调节生物钟。暴露在自然光或人工光下的时间和强度会影响睡眠-觉醒节律。长期暴露于不规则光照环境（如夜班工作）可能导致节律紊乱。

（2）时区变化：跨时区旅行（如乘飞机长时间飞行）会导致生物钟与当地时间不一致，产生时差综合征。身体需要时间重新调整，以适应新时区。

（3）工作安排：倒班工作或不规律的工作时间会干扰正常的睡眠-觉醒节律，导致生物钟紊乱。

3．生物钟机制

（1）生物钟位于下丘脑的视交叉上核（SCN），是调节昼夜节律的核心结构。SCN通过接收外部光信号和内源性生物钟基因的相互作用来调节睡眠-觉醒周期。

（2）褪黑激素：由松果体分泌，主要在夜间分泌，帮助调节睡眠。任何影响褪黑激素分泌或作用的因素都可能导致睡眠-觉醒节律障碍。

4．心理社会因素

心理社会因素对睡眠-觉醒节律障碍的影响也不可忽视。

（1）压力和焦虑：长期的压力和焦虑可能影响生物钟功能，导致睡眠-觉醒节律的紊乱。应激激素（如皮质醇）的分泌水平在压力状态下增加，可能干扰睡眠。

（2）社交和工作压力：不规律的社交活动、长时间工作及社会活动的压力也会干扰正常的睡眠-觉醒节律。

5．生活方式因素

不健康的生活方式习惯也是导致睡眠-觉醒节律障碍的常见原因。

（1）不规律的作息时间：不规律的睡眠时间和日常生活习惯会导致生物钟紊乱。熬夜、长时间午睡、周末补觉等行为都会影响生物钟的正常运作。

（2）饮食和运动：饮食和运动习惯对生物钟的调节也有影响。高糖高脂饮食、夜间大量进食、剧烈运动等都可能干扰正常的睡眠-觉醒周期。

6．其他健康问题

某些健康问题和疾病也可能导致睡眠-觉醒节律障碍。

（1）神经系统疾病：如帕金森病、阿尔茨海默病等神经退行性疾病，可能通过影响大脑的生物钟机制导致节律紊乱。

（2）精神障碍：如抑郁症、双相障碍等精神疾病，通常伴随有显著的睡眠-觉醒节律障碍。

三、临床表现

1．延迟睡眠相位综合征（DSPS）

延迟睡眠相位综合征是指个体的睡眠时间显著推迟，通常表现为以下临床症状。

（1）入睡困难：患者通常在深夜或凌晨后才能入睡，常常比预期入睡时间推迟2小时或更长时间。

（2）早晨起床困难：患者难以在早晨正常时间起床，导致晨起困难，特别是在需要早起上学或工作时表现尤为明显。

（3）睡眠周期的延迟：即使在没有外部干扰（如假期或周末），患者也会自然而然地晚睡晚起。

（4）日间嗜睡：由于夜间睡眠不足，患者白天常常感到困倦和疲劳，可能影响日间功能和注意力。

（5）社交和职业功能受损：由于睡眠时间不规律，患者的学习、工作和社交活动可能受到显著影响。

2．提前睡眠相位综合征（ASPS）

提前睡眠相位综合征是指个体的睡眠时间显著提前，通常表现为以下临床症状。

（1）早睡：患者通常在傍晚早早入睡，常常比预期入睡时间提前2小时或更长时间。

（2）早醒：患者通常在凌晨早早醒来，即使有充足的夜间睡眠时间，也会比预期起床时间提前醒来。

（3）难以保持晚间清醒：患者在晚间活动时容易感到困倦，难以保持清醒。

（4）白天早期清醒：患者早晨醒来时感到清醒和精力充沛，但这一精力高峰会在下午早些时候下降。

（5）社交和职业功能受损：由于早睡早醒，患者可能错过晚间的社交活动，工作效率也可能受到影响。

3．不规律睡眠-觉醒节律

不规律睡眠-觉醒节律是指睡眠时间分散在24小时内的多个时段，通常表现为以下临床症状。

（1）睡眠时间分散：患者没有固定的睡眠时间，睡眠时间分布在1日中的多个时段，通常每次睡眠时间较短。

（2）白天和夜间觉醒频繁：患者在白天和夜间均可能频繁觉醒，导致整体睡眠质量差。

（3）日间嗜睡：由于夜间和白天的睡眠时间不足，患者常常在白天感到极度困倦和疲劳。

（4）日常功能受损：由于睡眠时间不规律，患者的学习、工作和社交活动可能受到显著影响。

4．非24小时睡眠-觉醒节律障碍

非24小时睡眠-觉醒节律障碍是指个体的生物钟周期超过24小时，导致睡眠时间逐渐推迟，通常表现为以下临床症状。

（1）睡眠时间逐渐推迟：患者的入睡和醒来时间每日逐渐推迟，通常每24小时推迟1～2小时。

（2）周期性睡眠障碍：由于睡眠时间不断推迟，患者会经历周期性的睡眠障碍和白天嗜睡。

（3）日常功能受损：由于睡眠时间不规律，患者的学习、工作和社交活动可能受到显著影响。

5. 轮班工作睡眠障碍

轮班工作睡眠障碍是指工作班次的变化导致睡眠-觉醒节律紊乱，通常表现为以下临床症状。

（1）入睡困难和早醒：患者在适应新的工作班次时可能难以入睡或早醒，导致睡眠不足。

（2）日间嗜睡：由于夜班或倒班工作，患者在白天常常感到困倦和疲劳。

（3）认知和情绪问题：长期的班次变化可能导致注意力不集中、记忆力下降、情绪波动和易怒。

（4）身体健康问题：轮班工作可能增加心血管疾病、胃肠问题和代谢综合征的风险。

6. 时差综合征

时差综合征是指跨越多个时区的长途旅行导致生物钟与当地时间不一致，通常表现为以下临床症状。

（1）睡眠困难：患者在到达新时区后可能难以入睡或早醒，导致睡眠不足。

（2）日间嗜睡：由于生物钟与当地时间不一致，患者在白天常常感到困倦和疲劳。

（3）认知和情绪问题：时差综合征可能导致注意力不集中、记忆力下降、情绪波动和易怒。

（4）消化问题：时差综合征可能导致食欲下降、胃肠不适和消化不良。

四、辅助检查

1. 多导睡眠图（PSG）

多导睡眠图是一种全面的睡眠评估工具，可以记录多个睡眠参数，包括脑电活动（EEG）、眼球运动（EOG）、肌电活动（EMG）、心电图（ECG）、呼吸流量、胸腹呼吸运动、血氧饱和度（SpO_2）及腿部运动等。PSG通常在睡眠中心进行一整夜的监测，用于识别各种睡眠障碍，如睡眠呼吸暂停综合征、不宁腿综合征、周期性肢体运动障碍等。

主要用途：评估睡眠结构和质量；识别和诊断共存的睡眠障碍；监测夜间呼吸和氧饱和度变化。

2. 多次睡眠潜伏期测试（MSLT）

MSLT用于测量患者在白天的睡眠潜伏期（从躺下到入睡所需的时间）和白天的睡眠倾向。测试通常在一个晚上的多导睡眠图之后进行，以确保前一晚的睡眠充足。

主要用途：评估日间嗜睡程度；诊断发作性睡病：发作性睡病患者通常在MSLT测试中表现出短的睡眠潜伏期和快速眼动（REM）睡眠的快速入睡。区分其他嗜睡障碍，如特发性嗜睡症。

3. 维持清醒测试（MWT）

MWT评估患者在白天维持清醒的能力，测试通常在患者坐着或躺着的安静、昏暗的环境中进行，要求患者尽量保持清醒。MWT可以帮助评估治疗效果，特别是对于职业要求高的患者（如驾驶员）。

主要用途：评估患者在治疗后或特定情境下的清醒维持能力；帮助确定患者是否适合从事需要高度警觉的工作。

4. 影像学检查

脑部影像学检查（如MRI和CT扫描）可以用于排除可能引起嗜睡的结构性脑病变，如脑肿瘤、脑卒中或脑部结构异常。

主要用途：排除结构性脑病变；评估神经退行性疾病的相关改变。

5. 实验室检查

实验室检查包括血液检测和其他生化检测，用于评估是否存在可能导致嗜睡的代谢或内分泌异常。

主要用途：①甲状腺功能测试，评估甲状腺功能减退症（如血清TSH和游离T_4水平）。②血糖水平，排除糖尿病及其相关的并发症。③电解质和肾功能测试，评估电解质失衡和肾功能异常。④全血细胞计数（CBC），检查贫血或其他血液异常。

6. 心理评估

心理评估通过标准化问卷和临床访谈，帮助识别可能与嗜睡相关的心理或精神问题，如抑郁、焦虑等。

主要用途：评估潜在的心理障碍；识别情绪障碍对嗜睡的影响；指导综合治疗计划。

7. 神经心理测试

神经心理测试评估认知功能，包括记忆、注意力、执行功能等。嗜睡障碍可能影响这些认知功能，因此通过测试可以了解嗜睡对日常生活和工作的具体影响。

主要用途：评估认知功能损害；帮助制定个性化的治疗和管理计划。

8. 遗传学检测

在某些情况下，特别是怀疑发作性睡病与特定遗传标记（如*HLA-DQB1*06:02*）相关时，遗传学检测可能有助于诊断。

五、鉴别诊断

1. 睡眠呼吸暂停综合征（OSA）

（1）症状：夜间打鼾、频繁觉醒、白天嗜睡、晨起头痛、注意力不集中。

（2）诊断：通过多导睡眠图（PSG）监测夜间呼吸暂停事件。

（3）鉴别：OSA通常伴有明显的呼吸暂停和低氧事件，而睡眠-觉醒节律障碍主要表现为睡眠时间的异常。

2. 不宁腿综合征（RLS）

（1）症状：在休息时特别是晚上出现腿部不适感，迫使患者活动腿部以缓解症状。

（2）诊断：根据患者自述症状和临床评估。

（3）鉴别：RLS主要影响入睡过程和睡眠质量，而睡眠-觉醒节律障碍更多表现为睡眠和觉醒时间的紊乱。

3. 抑郁症

（1）症状：持续的情绪低落、兴趣丧失、自我价值感降低、入睡困难或早醒、白天嗜睡。

（2）诊断：通过精神状态评估和标准化的抑郁症筛查问卷（如PHQ-9）。

（3）鉴别：抑郁症的睡眠问题通常伴随明显的情绪症状，而睡眠-觉醒节律障碍主要表现为睡眠时间的异常。

4. 焦虑症

（1）症状：持续的过度担忧和紧张、入睡困难、夜间觉醒、日间疲劳。

（2）诊断：通过焦虑状态评估和标准化的焦虑症筛查问卷（如GAD-7）。

（3）鉴别：焦虑症的睡眠问题通常伴随明显的焦虑症状，而睡眠-觉醒节律障碍主要表现为睡眠时间的异常。

5．阿尔茨海默病和帕金森病

（1）症状：认知功能下降、记忆丧失、运动障碍、睡眠紊乱。

（2）诊断：通过神经学评估和影像学检查。

（3）鉴别：神经退行性疾病的睡眠问题通常伴随其他明显的神经症状，而睡眠-觉醒节律障碍主要表现为睡眠时间的异常。

6．甲状腺功能减退

（1）症状：疲劳、体重增加、寒冷不耐受、皮肤干燥、白天嗜睡。

（2）诊断：血清TSH和甲状腺激素水平检测。

（3）鉴别：甲状腺功能减退的睡眠问题通常伴随其他明显的代谢症状，而睡眠-觉醒节律障碍主要表现为睡眠时间的异常。

7．时差综合征

（1）症状：跨越多个时区的长途旅行后出现的睡眠困难、日间嗜睡、认知和情绪问题。

（2）诊断：根据旅行史和症状评估。

（3）鉴别：时差综合征通常与跨时区旅行密切相关，而睡眠-觉醒节律障碍则是持续性的。

8．轮班工作睡眠障碍

（1）症状：由于工作班次的变化导致的入睡困难、早醒、日间嗜睡、认知和情绪问题。

（2）诊断：通过详细的工作时间和睡眠史评估。

（3）鉴别：轮班工作睡眠障碍通常与工作班次变化密切相关，而睡眠-觉醒节律障碍则是持续性的。

六、治疗

1．认知行为疗法（CBT-I）

（1）睡眠限制疗法：减少在床上的时间，以增加睡眠效率。或逐渐延长睡眠时间，直至达到理想的睡眠时间。

（2）刺激控制疗法：建立床和睡眠的关联，仅在感到困倦时上床，避免在床上进行其他活动（如看电视、吃饭）。

（3）放松训练：学习放松技巧，如深呼吸、渐进性肌肉放松等，以减少入睡前的焦虑和紧张。

（4）睡眠卫生教育：教育患者保持规律的睡眠时间、避免咖啡因和酒精、创造良好的睡眠环境等。

2．药物治疗

药物治疗可以辅助改善睡眠质量和调整生物钟。常用的药物如下。

（1）促醒药物：①莫达非尼，用于治疗白天过度嗜睡，帮助患者在日间保持清醒。②哌甲酯，一种中枢神经兴奋剂，用于治疗注意力缺陷多动障碍（ADHD）和嗜睡。

（2）催眠药物：①苯二氮䓬类药物，如地西泮和劳拉西泮，有助于短期改善入睡困难，但应避免长期使用以防依赖。②非苯二氮䓬类药物，如唑吡坦和艾司唑仑，具有较低的依赖风险。

（3）抗抑郁药：①三环类抗抑郁药（TCAs），如阿米替林和多塞平，低剂量下可以改善睡眠。②选择性5-羟色胺再摄取抑制剂（SSRIs），如氟西汀和帕罗西汀，用于治疗伴随抑郁症的睡眠障碍。

（4）褪黑激素补充剂：适用于延迟睡眠相位综合征、时差综合征和非24小时睡眠-觉醒节律障碍。通常在睡前1～2小时服用，以帮助调整生物钟。

3.　光疗

光疗通过暴露于特定波长的强光下，调节生物钟，改善睡眠-觉醒节律障碍。光疗的具体应用如下。

（1）晨光疗法：在早晨使用高强度的白光灯（通常为10000勒克斯）照射30～60分钟，有助于提前睡眠相位，适用于延迟睡眠相位综合征。

（2）黄昏光疗法：在傍晚使用低强度的光照，有助于延迟睡眠相位，适用于提前睡眠相位综合征。

（3）时差综合征：在到达目的地后使用光疗，可以帮助加速生物钟的调整。

4.　生活方式调整

生活方式调整是管理睡眠-觉醒节律障碍的重要组成部分。

（1）保持规律的作息时间：每日在同一时间入睡和起床，即使在周末也应保持一致，以帮助稳定生物钟。

（2）限制咖啡因和酒精：避免在下午和晚间摄入咖啡因和酒精，因为它们会干扰睡眠。

（3）避免夜间进食和重餐：避免在睡前进食，特别是重餐，因为这可能会影响入睡。

（4）适度运动：定期的中等强度运动有助于改善睡眠质量，但应避免在睡前进行剧烈运动。

（5）优化睡眠环境：确保卧室安静、黑暗和凉爽，使用舒适的床垫和枕头。

5.　特定类型的治疗措施

（1）延迟睡眠相位综合征（DSPS）：①行为调整，逐渐提前就寝时间，每周提前15～30分钟，直到达到理想的就寝时间。②光疗，在早晨使用光疗，以帮助调整生物钟。③褪黑激素：在晚上早些时候服用褪黑激素，以促进早睡。

（2）提前睡眠相位综合征（ASPS）：①行为调整，逐渐推迟就寝时间，每周推迟15～30分钟，直到达到理想的就寝时间。②光疗，在傍晚使用光疗，以帮助延迟生物钟。③褪黑激素，避免在早晨服用褪黑激素，以防止早睡早醒。

（3）不规律睡眠-觉醒节律：①建立固定的睡眠时间，尽量在同一时间上床和起床，避免白天长时间的小睡。②光疗，在白天使用光疗，以增强日间清醒度。③环境调整，进行规律的日常活动，增加日间的社交和身体活动。

（4）非24小时睡眠-觉醒节律障碍：①光疗和褪黑激素，在每日的固定时间使用光疗和褪黑激素，以帮助同步生物钟。②行为调整，通过逐步调整就寝和起床时间，使其与24小时周期同步。

（5）轮班工作睡眠障碍：①光疗和褪黑激素，在夜班工作期间使用光疗，以帮助保持清醒，在回家后使用褪黑激素，以促进睡眠。②行为调整，制定轮班工作计划，尽量减少班次的频繁变化，保持一致的工作和睡眠时间。③睡眠卫生，创造适宜的睡眠环境，使用眼罩和耳塞，以减少白天睡眠时的干扰。

（6）时差综合征：①光疗，在到达新时区后，使用光疗，以加速生物钟调整。②褪黑激素，在旅行前数日和到达新时区后，使用褪黑激素以帮助调整睡眠时间。③行为调整，在旅行前数日，逐渐调整睡眠和起床时间，以适应目的地时间。

第四节　异态睡眠

一、概述

异态睡眠是指在入睡、睡眠期间或从睡眠觉醒时发生的非自主性躯体行为或体验。这些行为包括睡眠相关的各种异常、复杂的躯体活动、行为、情绪、感知、梦境和自主神经系统活动，可能导致自伤或伤及同寝者、睡眠中断，以及不良的健康和心理社会效应。异态睡眠可发生于NREM睡眠、REM睡眠或觉醒-睡眠转换期间。异态睡眠包括NREM睡眠相关异态睡眠（意识模糊性觉醒、睡行症、睡惊症、睡眠相关进食障碍）和REM睡眠相关异态睡眠（REM睡眠期行为障碍、孤立性睡眠麻痹、梦魇）等。

二、病因

1. 遗传因素

遗传因素在异态睡眠的发生中起重要作用。家族史和双生子研究表明，某些异态睡眠（如睡行症和夜惊症）具有显著的遗传倾向。

（1）睡行症：研究发现，睡行症在家族中有较高的发病率，尤其是在一级亲属中。

（2）REM睡眠行为障碍（RBD）：一些研究发现，具有RBD家族史的个体患病风险较高。

2. 神经生理机制

异态睡眠涉及大脑在不同睡眠阶段的异常活动和神经通路的功能失调。

（1）睡眠阶段转换：异态睡眠通常发生在NREM睡眠向觉醒的过渡期间或REM睡眠期间。例如，睡行症和夜惊症主要发生在NREM睡眠的深睡阶段（阶段3和阶段4），而REM睡眠行为障碍则发生在REM睡眠阶段。

（2）神经通路功能失调：大脑皮质与下丘脑、脑干等睡眠调节中心的神经通路功能失调可能导致异态睡眠。例如，REM睡眠行为障碍与脑干中控制肌肉张力抑制的区域失调有关。

3. 环境因素

环境因素也对异态睡眠的发生有显著影响。

（1）睡眠环境：不安静或不舒适的睡眠环境（如噪声、光线过强）可能诱发异态睡眠。

（2）睡眠剥夺：长期睡眠不足或不规律的睡眠时间可能增加异态睡眠的发生风险。

（3）生活方式：如过度饮酒、咖啡因摄入过多、压力和紧张等因素也可能诱发异态睡眠。

4. 心理因素

心理因素在异态睡眠的发生中也起重要作用。

（1）压力和焦虑：高压力和焦虑状态可能诱发或加重异态睡眠。例如，压力大的时期，个体更容易发生夜惊症或REM睡眠行为障碍。

（2）创伤后应激障碍（PTSD）：PTSD患者常常出现梦魇和其他异态睡眠症状，可能与创伤相关的梦境和夜间觉醒有关。

5．药物影响

某些药物和物质的使用也可能诱发或加重异态睡眠。

（1）药物不良反应：如抗抑郁药、抗焦虑药和某些镇静剂可能导致异态睡眠。

（2）物质滥用：如酒精、安眠药和其他中枢神经系统抑制剂的使用或戒断可能引起异态睡眠。

6．其他相关疾病

一些其他疾病和健康状况也与异态睡眠的发生有关。

（1）神经退行性疾病：如帕金森病、阿尔茨海默病等，患者常常出现REM睡眠行为障碍。

（2）发育障碍：如儿童期的注意力缺陷多动障碍（ADHD），患儿常常伴有夜惊症或睡行症。

三、临床表现

1．睡行症

睡行症为发生在NREM睡眠期的觉醒障碍，系深睡眠中的不完全觉醒所致。起始于睡眠前1/3阶段（入睡的2～3小时内），以从睡眠觉醒后呈现持续性意识模糊同时伴有一系列下床复杂活动为基本特征。通常持续数分钟，也可持续更长时间。发作频率不定。活动形式既可简单也可复杂。可表现为入睡后不久突然起床四处走动，表情迷茫，双目向前凝视，不言语也不回答询问。有时可自言自语，可作单音节应答，可执行简单命令等。部分患者可做出一些复杂的行为，如大小便、穿衣、倒水、进食、打扫卫生、外出游荡、开车、避开障碍物等，但动作比较笨拙。发作时难以唤醒，可自行上床，或被人领回床上，再度入睡。次日醒来对睡行经过完全遗忘。若睡行过程中被人为唤醒可能加重意识模糊和定向障碍。多见于儿童和青少年，一般在青春期后自然消失。

2．睡惊症

睡惊症为发生在NREM睡眠期的觉醒障碍，通常在夜间睡眠后较短时间内发作，在睡眠中突然尖叫或哭喊，表情惊恐，伴有心动过速、呼吸急促、皮肤潮红、出汗、瞳孔扩大、肌张力增高等自主神经兴奋表现。每次发作持续1～10分钟。难以唤醒，如强行唤醒，则出现意识和定向障碍。发作时通常不伴梦境，对发作通常不能回忆。

3．REM睡眠期行为障碍

REM睡眠期行为障碍（RBD）以REM睡眠期间出现异常行为为基本特征。发作时常伴随鲜活恐怖或暴力的梦境以及与梦境内容一致的异常行为（梦境演绎行为），既可见伤人毁物行为，亦可见演讲、大笑、唱歌、叫骂、哭泣、奔跑等行为，发作后对上述行为通常无记忆。RBD发作时双眼呈闭合状态。就诊原因通常为自身或同寝者受伤，很少因睡眠受扰而就诊。RBD可继发于某些药物、躯体疾病以及神经系统变性疾病。特发性RBD也可能为神经系统变性疾病的早期症状和预警症状。

4．梦魇障碍

梦魇障碍以REM睡眠期间反复出现恐怖不安或焦虑的梦境体验为基本特征，常常导致觉醒，并能详细回忆梦境。梦魇通常在夜间睡眠的后半段发作。典型者表现为广泛的、强烈的焦虑和记忆清晰的威胁生存、安全的恐怖梦境，使患者恐惧、紧张、呻吟、惊叫或动弹不得，直至惊醒。醒来之后心有余悸，难以再入睡。梦魇发作频繁者可影响睡眠质量，日久后可引起焦虑、抑郁及各种躯体不适症状，导致明显痛苦及社会功能损害。

四、辅助检查

1. 多导睡眠图（PSG）

多导睡眠图是诊断异态睡眠的金标准。PSG在睡眠实验室中进行，通过多种传感器同时记录多个生理参数，以全面评估睡眠过程和异常活动。

（1）主要记录参数：①脑电图（EEG），记录大脑的电活动，用于确定睡眠阶段和识别异常脑波活动。②眼动图（EOG），记录眼球运动，帮助区分REM睡眠和NREM睡眠。③肌电图（EMG），记录肌肉活动，检测肌张力变化和异常运动。④心电图（ECG），监测心脏活动，评估心率变化。⑤呼吸流量和胸腹呼吸运动，监测呼吸模式，排除呼吸相关睡眠障碍。⑥血氧饱和度（SpO_2），评估血氧水平，排除低氧血症。

（2）主要用途：①识别和分类异态睡眠，通过记录和分析异常行为和生理活动，确定异态睡眠的类型，如REM睡眠行为障碍（RBD）、睡行症和夜惊症。②排除其他睡眠障碍，如睡眠呼吸暂停综合征、不宁腿综合征等。

2. 视频监测

结合多导睡眠图，视频监测是诊断异态睡眠的重要工具。通过同步录制患者在睡眠期间的行为和活动，可以更直观地观察和分析异常事件。

主要用途：①记录异常行为，详细观察和记录患者在睡眠中的异常行为，如行走、喊叫、打斗等。②辅助诊断，结合PSG数据，确认和分类异态睡眠事件。

3. 睡眠日志和问卷

患者自我报告的睡眠日志和标准化问卷是辅助诊断的重要工具。患者通常被要求记录数周的睡眠时间、觉醒时间和任何异常睡眠行为。

（1）常用问卷：①匹兹堡睡眠质量指数（PSQI），评估总体睡眠质量。②Epworth嗜睡量表（ESS），评估日间嗜睡程度。③REM行为障碍问卷（RBDSQ），特定用于筛查REM行为障碍。

（2）主要用途：①初步筛查和评估，帮助医师了解患者的睡眠模式和异常行为。②监测治疗效果，评估治疗前后的睡眠变化。

4. 神经心理评估

神经心理评估用于评估患者的认知功能和心理状态。某些异态睡眠，如REM行为障碍，可能与神经退行性疾病有关，因此评估认知功能是必要的。

主要用途：①评估认知功能，检测记忆、注意力、执行功能等认知能力。②评估心理状态，检测抑郁、焦虑和其他心理问题。

5. 影像学检查

在某些情况下，影像学检查（如脑MRI或CT扫描）可能用于排除结构性脑病变或神经系统疾病。

主要用途：①排除结构性病变，如脑肿瘤、脑卒中等。②评估神经系统疾病，如帕金森病、阿尔茨海默病等。

6. 基因检测

对于有家族史的异态睡眠患者，基因检测可以帮助识别可能的遗传因素。

主要用途：①评估遗传易感性，识别与异态睡眠相关的基因变异。②指导个性化治疗，根据基因检测结果制定个性化的治疗方案。

五、鉴别诊断

1. 睡眠呼吸暂停综合征

（1）症状：主要表现为睡眠期间呼吸暂停或浅呼吸，伴有打鼾、白天嗜睡等。患者在夜间可能会因呼吸暂停而突然醒来，有时表现为惊醒或恐慌。

（2）鉴别要点：睡眠呼吸暂停综合征常伴有明显的呼吸中断和打鼾声。通过多导睡眠图（PSG）监测，可以发现呼吸暂停事件，而异态睡眠则不会表现为呼吸暂停的特征。

2. 睡眠相关癫痫

（1）症状：睡眠中发生癫痫发作，包括身体抽搐、异样的运动或行为。患者可能会在发作后出现意识模糊或完全记忆丧失。

（2）鉴别要点：脑电图（EEG）监测对鉴别睡眠相关癫痫非常重要。癫痫发作往往伴有典型的脑电波异常，而异态睡眠患者在睡眠监测中则通常不会显示这些异常。

3. 焦虑障碍

（1）症状：焦虑障碍患者在入睡困难或夜间频繁醒来时可能会体验到强烈的焦虑感。睡眠中可能会出现夜惊、做噩梦等表现。

（2）鉴别要点：焦虑障碍通常伴有日间焦虑、紧张和其他情绪症状。精神科评估和焦虑量表测量有助于鉴别焦虑障碍与异态睡眠。

4. 快速眼动睡眠行为障碍（RBD）

（1）症状：在快速眼动（REM）睡眠期出现异常行为，如拳打脚踢、喊叫等。患者通常能记得与这些行为相关的梦境。

（2）鉴别要点：多导睡眠图（PSG）显示REM睡眠期的肌电活动增加，这是RBD的特征。RBD患者在REM期的异常行为通常比非REM期的异态睡眠行为更具攻击性。

六、治疗

1. 睡眠卫生指导

改善睡眠卫生是治疗异态睡眠的重要基础措施。主要包括以下几种措施。

（1）保持规律的睡眠时间：固定的作息时间有助于建立良好的生物钟。

（2）营造良好的睡眠环境：保持卧室安静、黑暗、舒适，避免过多的光线和噪声干扰。

（3）避免刺激性物质：睡前避免摄入咖啡因、尼古丁和酒精，后者虽能促进入睡，但会干扰后期睡眠质量。

（4）放松活动：睡前进行放松活动，如冥想、洗温水澡、听轻音乐等，有助于缓解紧张情绪。

2. 行为治疗

对于某些类型的异态睡眠，行为治疗是有效的干预手段：

（1）认知行为疗法（CBT）：通过改变患者对睡眠的认知和行为，帮助他们建立健康的睡眠模式。

（2）渐进性肌肉放松训练：通过逐步放松全身肌肉，减轻压力和焦虑，改善睡眠质量。

（3）暴露疗法：特别适用于梦魇障碍，通过让患者反复回忆和重新构建梦境，减轻其对梦魇的恐惧。

3. 药物治疗

在某些情况下，药物治疗可以有效控制异态睡眠的症状。

（1）苯二氮䓬类药物：如氯硝西泮，常用于治疗REM睡眠行为障碍。它能减少REM期的肌肉活动，从而降低患者出现异常行为的可能性。

（2）抗抑郁药物：如选择性5-羟色胺再摄取抑制剂（SSRIs），对伴有焦虑和抑郁的异态睡眠患者有一定帮助。

（3）褪黑素：用于调节睡眠-觉醒周期，特别适用于由于时差倒置或其他睡眠时相紊乱引起的异态睡眠。

4. 环境和安全措施

为了减少异态睡眠带来的安全隐患，需采取一些安全措施。

（1）确保睡眠环境安全：移除卧室内可能导致伤害的物品，如尖锐物、易碎物等。

（2）安装安全设备：如床栏杆、窗户锁，防止患者在梦游或夜惊时发生意外。

（3）告知家人和同住者：让他们了解患者的情况，及时干预和提供帮助。

5. 针对特定类型的治疗方法

（1）梦游和夜惊：①心理治疗，对于频繁梦游或夜惊的患者，心理治疗有助于缓解潜在的情绪问题。②计划性唤醒，通过在患者梦游或夜惊发作前唤醒他们，打断睡眠周期，减少发作频率。

（2）REM睡眠行为障碍：①药物治疗，氯硝西泮和褪黑素是常用药物，通过减少REM期的异常肌肉活动，降低发生危险行为的风险。②睡眠环境改造，确保卧室内没有容易导致伤害的物品，患者床周围应有软垫保护。

第十六章　人格障碍

一、概述

人格又称个性，是指一个人在日常活动中表现出的固定行为模式和处事待人的习惯方式。人格障碍则是指一种明显偏离正常且根深蒂固的行为方式，具有适应不良的性质。这种异常的人格在内容、质量或整体上表现出异常，给患者自身及他人带来痛苦，或对个人和社会产生不良影响。

人格障碍干扰了患者的情感和意志活动，破坏了行为的目的性和统一性，使他们在待人接物方面表现出与众不同的特异性。人格障碍通常在童年、青少年或成年早期开始，并持续到成年甚至终生。部分人格障碍患者在成年后症状有所缓和。

人格障碍可能是某些精神疾病的易感因素。在临床上，可以看到某些类型的人格障碍与某些精神疾病关系密切。例如，许多精神分裂症患者在发病前就表现出分裂型人格，偏执型人格则容易发展为偏执性精神障碍。

本章讨论的人格障碍主要指"一般人格障碍"，其特点是没有明显的神经系统形态学病理变化，通常在儿童期或青春期出现，并延续到成年。人格改变也是一种持续性的人格障碍，但与一般人格障碍不同，它是获得性的，通常出现在成年期，发生在严重或持久的应激、极度的环境剥夺、严重的精神科障碍或脑部疾病或损伤之后。根据《精神疾病诊断与统计手册第5版》（DSM-5），人格改变被归类为"其他人格障碍"。

二、病因

1. 遗传因素

大量研究表明，遗传在人格障碍的发生中起着重要作用。双生子研究和家系研究发现，某些人格障碍具有较高的家族聚集性。例如，边缘型人格障碍患者的一级亲属患病风险显著高于普通人群。虽然具体的遗传机制尚未完全明确，但已有证据表明，某些基因变异可能增加人格障碍的易感性。

2. 神经生物学因素

（1）神经递质异常：研究发现，患有人格障碍的个体可能在神经递质系统上存在异常。例如，边缘型人格障碍患者的5-羟色胺（5-HT）系统功能障碍与冲动和情绪不稳定有关。

（2）脑结构和功能异常：神经影像学研究显示，一些人格障碍患者的脑部结构和功能存在异常。例如，反社会型人格障碍患者的前额叶皮质活动减少，可能与冲动控制和决策困难有关；边缘型人格障碍患者的边缘系统（包括杏仁核）可能反应过度，与情绪不稳定和强烈的情感反应有关。

3. 童年经历

（1）早期创伤：童年时期经历的创伤（如虐待、忽视、家庭暴力）被认为是人格障碍的重要风险因素之一。研究表明，经历过虐待的儿童长大后更容易出现边缘型人格障碍和反社会型人格障碍。

（2）养育方式：不适当的养育方式，如过度保护、冷漠或不一致的管教，可能导致儿童在情感调节和社会适应方面出现问题，从而增加人格障碍的风险。

4．社会环境

（1）社会支持不足：缺乏社会支持和积极的人际关系可能加重人格障碍的症状。社会孤立、贫困、失业等负性生活事件也可能增加人格障碍的风险。

（2）文化和社会压力：文化背景和社会环境对人格发展有重要影响。例如，某些文化中对情感表达的压制可能导致情感表达障碍，这在某些人格障碍中表现尤为突出。

5．个体心理特征

（1）情感调节困难：许多人格障碍患者在情感调节方面存在困难，容易出现情绪波动、冲动行为和情感过度反应。边缘型人格障碍和反社会型人格障碍尤为常见。

（2）认知偏差：人格障碍患者常表现出认知偏差，如过度关注负面信息、自我评价过低、对他人意图的误解等。这些认知偏差可能导致他们在人际关系中出现冲突和误解。

6．心理发展过程

（1）依恋理论：依恋关系的质量对人格发展有重要影响。安全的依恋关系有助于个体建立健康的情感调节和社会适应能力，而不安全的依恋关系则可能导致情感调节困难和人际关系问题。

（2）自我概念和自尊：自我概念和自尊的发展对人格障碍的形成也有重要影响。低自尊和负面的自我概念可能导致个体对他人评价过度敏感，容易出现焦虑、抑郁和人际关系冲突。

三、临床表现

（一）边缘型人格障碍（BPD）

1．情感不稳定

（1）情绪波动：患者情绪变化迅速，常在数小时内出现极端情绪，如从极度快乐转为深度抑郁或愤怒。

（2）空虚感：持续的内在空虚感和无意义感，常伴随情绪不稳定。

2．人际关系问题

（1）极端的关系模式：与他人关系常在理想化和贬低之间极端变化，表现为爱恨交织。

（2）害怕被遗弃：强烈的被遗弃感和对被遗弃的恐惧，即使是微小的离别也会引发强烈反应。

3．冲动行为

（1）自我伤害和自杀行为：经常表现出自我伤害（如割腕）和自杀威胁或企图。

（2）冲动行为：在饮食、性行为、物质滥用和金钱管理等方面表现出高度冲动性。

4．认知偏差

在压力下可能出现短暂的妄想或严重的解离症状。

（二）反社会型人格障碍（ASPD）

1．情感冷漠

（1）缺乏同理心：对他人的痛苦缺乏同情和关心，表现出情感冷漠。

（2）责任感缺乏：对自己的行为不负责任，常忽视法律和社会规范。

2．人际关系问题

（1）欺骗和操纵：频繁撒谎、欺骗和操纵他人以获取个人利益或快感。

（2）冲突多发：与他人的冲突频发，常卷入暴力行为和违法活动。

3．冲动行为

（1）冒险和冲动：行为冲动、不计后果，常参与冒险活动，如危险驾驶、非法活动等。

（2）计划性差：缺乏对未来的计划和考虑，行为常基于当下的冲动。

（三）自恋型人格障碍（NPD）

1．夸大自我

（1）自我中心：对自身的能力和成就有夸大的感觉，常对他人要求特殊待遇。

（2）优越感：认为自己是独特和特殊的，只能被高层次的人或机构理解或接纳。

2．人际关系问题

（1）需求关注和赞美：强烈渴望他人的关注和赞美，对批评极为敏感。

（2）利用他人：与他人的关系常基于利用，缺乏真诚的情感连接。

3．情感表现

（1）缺乏同理心：对他人的需求和感受漠不关心，只关注自己的需要和欲望。

（2）情绪波动：尽管外表自信，内心常因自尊不稳而容易受伤。

（四）强迫型人格障碍（OCPD）

1．完美主义

（1）极端的完美主义：对细节和规章制度极为关注，以至于妨碍任务完成。

（2）过度谨慎：行为过于谨慎、犹豫不决，常因担心犯错而无法行动。

2．人际关系问题

（1）控制欲强：对他人和环境有强烈的控制欲，难以完成任务。

（2）情感压抑：情感表达受限，显得冷漠和疏远。

3．行为表现

（1）工作成瘾：过度专注于工作和生产力，忽视休闲和社交活动。

（2）吝啬：对自己和他人吝啬，固执地持有物品和金钱。

（五）回避型人格障碍（AvPD）

1．社交回避

（1）社交恐惧：对社交情境极度回避，害怕被拒绝或批评。

（2）孤立自我：倾向独处，难以与他人建立亲密关系。

2．自卑感

（1）自我评价低：极低的自我评价，常感到自己不如他人。

（2）害怕羞辱：对可能的羞辱或尴尬极度敏感，避免参与新的活动或冒险。

3．焦虑和紧张

持续的焦虑和紧张情绪，对人际关系和社交情境充满担忧。

（六）依赖型人格障碍（DPD）

1．依赖行为

（1）过度依赖他人：对他人的依赖极为强烈，难以做出独立决定。

（2）分离恐惧：强烈的分离恐惧，害怕失去支持和照顾。

2．自我表现

（1）顺从和服从：对他人极为顺从，避免冲突和不满。

（2）无助感：在面对独立生活时感到无助和无力。

四、辅助检查

1．神经心理学评估

神经心理学评估可以帮助识别认知功能的异常，这在某些人格障碍（如边缘型人格障碍或反社会型人格障碍）中可能存在。常用评估如下。

（1）认知测试：评估记忆、注意力、执行功能、语言能力和视空间技能。

（2）情绪和行为评估：专注于评估情绪调节、冲动控制和社会互动能力。

2．个性和心理测试

心理评估工具可以帮助诊断人格障碍，评估个体的人格特征、情感状态和行为模式。常用的测试如下。

（1）明尼苏达多相人格问卷（MMPI）：广泛用于评估各种心理健康问题，包括人格障碍的特征。

（2）米勒氏临床多轴清单（MCMI）：专门设计用于评估DSM中描述的临床问题，包括各种人格障碍。

（3）个性诊断问卷（PDQ-4）：专门用于诊断各种DSM-Ⅳ-TR中的人格障碍。

3．生理和神经影像学检查

虽然人格障碍不像其他精神疾病那样有明确的神经生物学标志，但在某些情况下，神经影像学检查可以帮助排除其他疾病或评估脑部结构和功能。

（1）头颅MRI或CT扫描：排除脑部器质性疾病，如肿瘤或脑损伤。

（2）功能性MRI（fMRI）：研究在执行特定心理任务时大脑活动的模式，这可以揭示与正常或病理性心理过程相关的脑区活动。

（3）PET扫描：评估大脑的代谢活动，可能对研究情绪调节和冲动控制的神经机制有帮助。

五、鉴别诊断

1．与情感性障碍的鉴别

情感性障碍，如抑郁症和双相障碍，常伴有情绪波动和行为问题，这些可以与某些人格障碍的症状相似。例如，边缘型人格障碍患者的情绪不稳定和冲动行为可能与双相障碍相混淆。

鉴别要点：情感性障碍的情绪波动往往与明显的情绪高点（躁狂）和低点（抑郁）周期性变化相关，而人格障碍的情绪波动更持续且与特定情境或人际关系紧密相关。情感性障碍的症状通常是发作性的，有明显的起始和终止，而人格障碍的特征是长期和持续存在的行为模式。

2．与焦虑障碍的鉴别

焦虑障碍，如广泛性焦虑障碍、社交焦虑障碍或恐慌障碍，也可能表现出与回避型人格障碍或依赖型人格障碍相似的行为模式。

鉴别要点：焦虑障碍的症状主要围绕对特定情境的过度恐惧和焦虑，而回避型人格障碍则表现为普遍性的自卑感和社交回避。焦虑症的治疗反应通常对抗焦虑药物和认知行为疗法较为敏感，而人格障碍可能需要更长期和复杂的治疗方法，如心理治疗。

3．与精神病性障碍的鉴别

精神病性障碍如精神分裂症或妄想症的某些症状，如偏执妄想或奇怪的行为，可能与偏执型人格障碍或分裂型人格障碍相混淆。

鉴别要点：精神病性障碍的患者通常会有明显的现实检验丧失（如幻听或幻视），而偏执型人格障碍患者的妄想更为系统化，且通常限于关于被害或被人迫害的思维。

精神分裂症患者的奇特行为或言语通常缺乏目的性和连贯性，而分裂型人格障碍的患者虽表现出冷漠和疏离，但其思维结构相对完整。

六、治疗

1．心理治疗

心理治疗是治疗人格障碍的主要和最有效的方法之一。几种常用的治疗方法如下。

（1）认知行为疗法（CBT）：帮助患者识别和改变有害的思维和行为模式。CBT在治疗边缘型人格障碍等人格障碍中特别有效，可以帮助患者学习如何控制情绪和减少冲动行为。

（2）辩证行为疗法（DBT）：是一种特别为边缘型人格障碍设计的治疗方法，强调接受和改变的平衡，教授患者如何管理情绪、改善人际关系以及如何面对和接受痛苦。

（3）心理动力学治疗：侧重于探索患者早期经历和无意识冲突如何影响当前的行为和关系，通常用于治疗依赖型、回避型和偏执型人格障碍。

（4）计划性交互治疗：一种较新的治疗方法，专注于通过治疗师和患者之间的关系来解决人格障碍的问题。

2．药物治疗

虽然没有专门用于治疗人格障碍的药物，但药物可以用来管理与人格障碍相关的特定症状，如情绪波动、焦虑和抑郁。常用的药物如下。

（1）抗抑郁药：如选择性5-羟色胺再摄取抑制剂（SSRIs），用于治疗抑郁症状或焦虑。

（2）情绪稳定剂：如锂或抗癫痫药物，可以帮助控制情绪波动或冲动行为。

（3）抗精神病药：在某些情况下，尤其是在患者出现严重的妄想或幻觉时，可以使用低剂量的抗精神病药。

3．社会和家庭支持

患者的社会支持网络对治疗效果有重要影响。

（1）家庭治疗：帮助家庭成员理解人格障碍的性质，并教他们如何更有效地与患者相处。

（2）社会技能训练：教患者如何改善人际沟通技巧，提高社会和职业功能。

（3）支持性团体：提供与他人交流的机会，分享经验，获得情感支持。

第十七章　神经发育障碍

第一节　智力发育障碍

一、概述

智力发育障碍又称智力障碍、智力残疾，其临床特征是患者的智力低于实际年龄应该达到的水平，并导致患者社会适应困难。

二、病因

1. 遗传因素

遗传是智力发育障碍的主要成因之一，涉及多种遗传病变和异常情况。

（1）染色体异常：如21-三体综合征（21号染色体三体）和克里费尔综合征（X染色体异常）。

（2）单基因遗传疾病：如范科尼综合征和胱氨酸贮积症，这些疾病通过损害代谢途径影响大脑发育。

（3）遗传易感性：某些家庭存在较高的智力障碍遗传倾向，可能与多个基因的轻微变异有关。

2. 出生前因素

孕期母体的健康状况对胎儿的大脑发育具有重要影响。

（1）感染：如风疹病毒、巨细胞病毒、弓形虫和梅毒等，这些感染可损害胎儿大脑。

（2）营养缺乏：母体的营养不良，尤其是叶酸缺乏，已被证实与神经管缺陷相关。

（3）药物和毒素暴露：孕期暴露于酒精（胎儿酒精综合征）、吸烟、毒品和某些药物可导致胎儿大脑发育受损。

3. 出生时因素

分娩过程中的复杂情况也可能导致智力发育障碍。

（1）早产和低出生体重：这些情况可能导致新生儿的大脑发育不完全。

（2）窒息和缺氧：分娩中的缺氧事件可以损伤婴儿的大脑细胞，导致永久性脑损伤。

4. 后天因素

儿童早期的环境和健康状况对智力发展至关重要。

（1）中枢神经系统感染：如脑膜炎和脑炎，这些感染可以损害正在发育的大脑。

（2）环境毒素：如铅中毒，长期暴露于高铅环境中的儿童可能导致智力下降。

（3）营养不良：特别是在关键生长发育期的营养不良，可以影响大脑的正常发育和功能。

5. 社会和心理因素

虽然这些因素不直接导致智力障碍，但它们可以影响儿童的认知发展和社会适应能力。

（1）教育缺乏：缺少早期教育刺激的儿童可能在认知发展和语言技能方面落后。

（2）社会经济因素：生活在贫困或资源匮乏的环境中可能限制儿童接受适当教育和营养的机会，进一步影响其智力发展。

（3）家庭环境：家庭中的冲突、不稳定或缺乏情感支持可能影响儿童的情感和认知发展。

三、临床表现

智力障碍，按照世界卫生组织（WHO）的分类，根据智商（IQ）的不同，智力障碍可被划分为四个等级。

1．轻度智力障碍

（1）智商范围：50～69，相当于9～12岁儿童的心理年龄，占所有智力障碍患者的85%。

（2）特点：从幼儿期开始，智能发育较同龄儿童缓慢。语言发展延迟，词汇有限，理解力和分析能力较弱，抽象思维欠发达。就读小学后出现学习困难，常未达标准成绩或需留级，通常只能勉强完成小学教育。通常在小学阶段由教师发现学习问题，随后可能被建议进行精神科诊断。

（3）社交能力：日常简单对话可行，但理解和使用语言能力有限。情绪和行为自我调整困难，难以预测社交风险，容易受欺骗。

（4）生活技能：可完成日常生活基本任务，复杂任务需支持。经职业训练后，能从事简单非技术性工作和家务劳动。

2．中度智力障碍

（1）智商范围：35～49，成年后心理年龄相当于6～9岁，占所有智力障碍案例的10%。

（2）特点：从幼年起智力和运动发展明显迟缓。语言发展较差，发音不清晰，词汇贫乏，表达不完整。小学学习中阅读、写作、数学，以及时间和金钱管理等方面显著落后。口语能力差，社交活动依赖家庭和朋友的支持，缺乏友谊发展能力。

（3）生活技能：判断和决策能力差，需依赖照顾者。经长期训练，可自理吃饭、穿衣等基本生活，从事简单劳动，但效率低。

3．重度智力障碍

（1）智商范围：20～34，成年后心理年龄相当于3～6岁，占3%～4%。

（2）特点：从出生后即有明显发育延迟。无学校学习能力，只能理解极简单的书面语言和数字概念。言语和交流极限，仅限于此时此地的简单事务。

（3）生活技能：所有日常生活方面均需帮助，如吃饭、穿衣和个人卫生。社会行为和劳动能力缺失，极个别出现自伤行为。

4．极重度智力障碍

（1）智商范围：低于20，成年后心理年龄低于3岁，占1%～2%。

（2）特点：交流能力极限，仅能理解极简单的语言和手势。无语言能力，主要通过非言语方式，如哭泣或尖叫，来表达需求和情绪。

（3）生活技能：日常生活各方面完全不能自理，包括吃饭、穿衣、个人卫生等。无法独立进行任何社会或劳动活动，需要全天候的照顾和监护。常伴随有严重的脑部损害或身体畸形。部分极重度智力障碍个体可能表现出自伤行为。

四、辅助检查

1. 遗传学检查

遗传因素是智力发育障碍中非常重要的成因之一。进行遗传学检查可以帮助确定某些特定的遗传综合征。

（1）染色体分析：常规的 G 带染色体分析可以检测染色体数目和结构的异常，如21-三体综合征。

（2）微阵列比较基因组杂交（aCGH）：这种技术可以检测更小的遗传物质缺失或重复，这些通常在常规染色体检查中无法检测到。

（3）单基因遗传测试：当临床表现提示可能的遗传病时，可以进行特定基因的突变分析。

2. 神经影像学检查

神经影像学检查主要用于排除其他原因可能导致类似智力障碍的症状，或评估与智力障碍相关的神经解剖学变化。

（1）颅脑 MRI：磁共振成像可以提供大脑结构的详细图像，帮助识别可能的结构异常，如脑发育异常和脑损伤。

（2）头颅 CT 扫描：在某些情况下，当 MRI 不可用或者需要快速检查时使用，可以识别出大的结构性问题。

（3）功能性 MRI（fMRI）：虽然不常用于临床诊断智力障碍，但有助于研究特定大脑区域在认知任务中的活动。

3. 新陈代谢和生化检查

这些测试可以帮助诊断因新陈代谢异常导致的智力障碍。

（1）血液和尿液代谢筛查：用于检测代谢异常，如苯丙酮尿症和其他氨基酸代谢疾病。

（2）甲状腺功能检查：甲状腺功能低下可以导致发育迟缓和智力障碍，因此检查 TSH 和甲状腺激素水平是常规的。

4. 神经心理学评估

这种评估是通过专业的心理测试来测量认知功能和社会适应能力，是诊断智力发育障碍的核心部分。

（1）智力测评：如韦氏智力量表等，评估语言、非语言、记忆和处理速度等方面的能力。

（2）适应行为评估：如 Vineland 适应行为量表，评估个体的日常生活技能、社交技能和沟通能力。

5. 脑电图（EEG）

脑电图通过记录大脑电活动，EEG 可以显示异常的电波模式，如癫痫发作期间的特异性尖峰波或慢波。这对于制定针对性的抗癫痫治疗计划尤为关键。

6. 视听测试

视力和听力障碍可以严重影响儿童的发展和学习能力，因此对于表现出智力发育迟缓的儿童来说，进行这些基本的感官测试也非常重要。

（1）视力测试：检查视力问题，包括远视、近视、散光或其他视觉处理问题。

（2）听力测试：通过听力筛查，排除听力损失作为沟通障碍和学习障碍的潜在原因。

7．其他专业评估

根据患者的具体情况，还需要进行其他类型的评估。

（1）言语和语言评估：由言语语言病理学家进行，帮助识别语言接收和表达的障碍，这对于制定个性化的教育和治疗计划非常重要。

（2）职业治疗评估：评估个体的日常生活技能，如穿衣、使用餐具、写字等，确定需要的支持和干预措施。

五、鉴别诊断

1．学习障碍

学习障碍特指在阅读（阅读障碍）、数学（数学障碍）和写作（书写障碍）等特定学术技能上的困难，与智力水平不匹配的学习成就。

鉴别要点：学习障碍的儿童智力通常处于正常范围，主要问题集中在学习特定技能上，而智力发育障碍涉及更广泛的认知和适应行为障碍。

2．沟通障碍

沟通障碍包括语言障碍和言语障碍，如言语流畅性障碍（结巴）或声音障碍。

鉴别要点：沟通障碍主要影响语言的形成和使用，而智力发育障碍则表现为智力功能的全面下降。评估语言能力与认知能力有助于区分这两种情况。

3．自闭症谱系障碍（ASD）

自闭症谱系障碍主要表现为社交沟通障碍和重复、限制性的兴趣或活动。

鉴别要点：尽管ASD可能伴随认知障碍，但其核心症状是社交沟通问题和行为模式的僵化。智力发育障碍则以智力下降和适应技能不足为主要特征。

4．注意缺陷多动障碍（ADHD）

ADHD的儿童表现出持续的注意力不足、多动和冲动行为，这些行为足以干扰正常功能。

鉴别要点：ADHD患者的智力可以是正常或不等，注意力障碍可能导致学习和行为问题，与智力发育障碍的全面智力下降不同。

5．精神疾病

精神疾病如情感障碍（抑郁症、双相障碍）和精神分裂症等精神疾病，可能与智力发育障碍相混淆。

鉴别要点：精神疾病通常在青少年或成人早期首次出现，而智力发育障碍的迹象通常在儿童早期即可观察到。此外，精神疾病的症状可能具有发作性，而智力障碍的认知缺陷则是持续存在的。

六、治疗

1．教育干预

对智力发育障碍的儿童进行早期教育和干预是非常重要的。这些干预措施可以根据个体的需要定制，目的是提高他们的社会技能、沟通技能和学术能力。

（1）特殊教育：许多国家提供特殊教育计划，这些计划设计有针对性的课程，以适应不同能力水平的儿童。

（2）个别化教育计划（IEP）：为每个儿童制定具体的教育目标和策略，确保他们在学校获得必要的支持。

2. 行为疗法

行为疗法旨在改善特定的行为问题，并教授新的技能，比如自我照顾、任务管理和适当的社会行为。

（1）认知行为疗法（CBT）：虽然主要用于智商较高的个体，但对于轻度智力发育障碍的人也可能有效，特别是在处理焦虑和抑郁等情绪问题时。

（2）应用行为分析（ABA）：这是一种广泛应用于智力发育障碍儿童的行为训练方法，特别是在自闭症谱系障碍中。

3. 医学管理

虽然没有药物可以治疗智力发育障碍本身，但许多伴随的健康问题和行为问题可以通过药物治疗得到控制。

（1）管理并发症：如癫痫、注意力缺陷多动障碍（ADHD）或抑郁症，常常需要药物治疗。

（2）监测健康：定期的健康检查以管理与智力发育障碍相关的其他身体健康问题，如甲状腺功能异常或其他内分泌问题。

4. 家庭和社区支持

提供适当的家庭和社区支持对改善患者的生活质量至关重要。

（1）家庭教育：教育家庭成员关于智力发育障碍的知识，以及如何支持患者的发展。

（2）社区资源：链接和利用社区资源，如特殊教育服务、职业训练和成人日托服务，帮助患者实现社会融入。

5. 心理和情感支持

智力发育障碍个体常常需要额外的情感和心理支持，以帮助他们应对社会中的挑战和自我价值感的问题。

（1）心理咨询：为患者和其家庭提供心理咨询服务，帮助他们处理情绪和心理上的困扰。

（2）社交技能训练：提供社交技能培训，帮助患者更好地与他人交往，增强其在社会活动中的参与和交流能力。

6. 促进社会参与和独立性

为智力发育障碍的个体提供适当的支持和资源，以促进他们在社会中的独立生活和参与。

（1）职业培训和就业：通过职业培训项目帮助患者发展工作技能，支持他们在适合的环境中找到工作，这不仅增强了他们的自立能力，也增强了其社会参与感。

（2）辅助技术：使用各种辅助技术，如沟通增强设备和计算机软件，帮助那些在沟通或日常任务上遇到困难的人。

第二节　孤独症谱系障碍

一、概述

孤独症谱系障碍（ASD）在以往的诊断和分类系统中被称为广泛性发育障碍（PDD）。该病起病于婴幼儿期，主要表现为不同程度的社会交往障碍、语言发育障碍、兴趣狭窄和行为方式刻板三组症状，多数患者伴有智力障碍，预后差。

二、病因

1．遗传

遗传因素对孤独症谱系障碍的作用已明确。家系研究发现，孤独症谱系障碍患者的同胞中孤独症谱系障碍患病率为50%，孤独症谱系障碍同卵双生子和异卵双生子的同病率分别为96%和27%，常染色体2号和7号上有孤独症谱系障碍相关基因，约15%患者存在基因突变。

2．神经递质

多种神经递质功能失调与孤独症谱系障碍有关。例如，研究发现5-羟色胺（5-HT）神经递质和γ-氨基丁酸抑制系统异常。

3．影像学

脑结构磁共振研究发现不同年龄阶段的孤独症谱系障碍患者脑体积与正常对照组有差异，推测患者在大脑发育可塑性关键期存在异常。功能磁共振研究发现孤独症谱系障碍患者与社会认知、情绪性推理、语言加工等活动有关的脑区存在功能活动异常。

4．免疫系统异常

孤独症谱系障碍患者免疫系统可能存在缺陷，如有研究发现胎儿的淋巴细胞对母亲抗体产生反应，导致胎儿神经系统受损的可能性增加。

三、临床表现

1．社交障碍

智力发育障碍的个体在建立正常的社交互动方面面临挑战。常见的特征包括：缺乏目光对视和表情互动，如不期待或拒绝亲密的身体接触。对于他人的关爱缺乏明显的愉悦或满足反应。在亲密和非亲密关系之间难以区分，对待所有人都持同样的态度。在需要时不寻求慰藉，比如受伤或不快时不向父母或照顾者求助。很难与同龄人建立正常的友谊关系，常常独自一人，不参与集体活动。

2．语言交流障碍

语言发展通常迟缓，影响了与他人的有效沟通。在2～3岁时仍未能使用有意义的单词或简单句子。在4～5岁时开始使用单词和简单句子，但使用代词不当，如混淆"我"、"你"和"他"。话语可能突然而不相关地出现，且不考虑听众的存在或反应。说话通常单调，缺乏正常的语调和情感表达。与他人的交流不主动，不会提问或发起对话。常见语言模仿行为，例如重复电视上听到的句子或他人的话。

3．兴趣和行为的刻板性

行为上的固执和刻板表现在对日常活动的严格程序和对特定非典型物品的过度关注。对常规儿童游戏和活动不感兴趣，而对非玩具性物品（如废铁丝、瓶盖）表现出极大兴趣。非常注重玩具的非主要特征，如玩具熊的绒毛，而忽视整体。日常活动遵循严格的程序，如同一时间吃饭、上厕所、睡觉。对日常程序的任何改变反应强烈，可能表现为焦虑、不安、哭泣或抗拒。可能出现重复性的动作，如拍手、捶胸、转圈等。

四、辅助检查

1．遗传学检查

遗传因素在ASD中起着重要作用，遗传学检查可以帮助识别可能的遗传病因。

（1）染色体微阵列分析（CMA）：用于检测DNA中的微小缺失和重复（拷贝数变异），这些变异可能不通过常规染色体检查发现。CMA可以揭示约10%的ASD患者中的遗传异常。

（2）全外显子测序（WES）和全基因组测序（WGS）：这些更高级的遗传测试可以检查个体的所有编码区域或整个基因组，寻找可能与ASD相关的罕见突变。

（3）特定基因的突变分析：针对已知与ASD相关的特定基因，如FMR1基因突变（导致脆性X综合征）的检查。

2．神经影像学检查

神经影像学技术可以提供大脑结构和功能的重要信息，尽管这些检查通常不用于ASD的常规诊断。

（1）颅脑磁共振成像（MRI）：MRI可以详细显示大脑的结构，帮助排除其他神经发展异常，如脑积水或结构异常。

（2）功能性磁共振成像（fMRI）：fMRI可以测量大脑在进行特定任务时的活动，有助于了解ASD患者大脑功能的差异。

（3）扩散张量成像（DTI）：一种MRI技术，可以测量大脑内神经纤维的结构完整性，对研究ASD中的大脑连接模式尤为有用。

3．电生理测试

电生理测试可以评估大脑对各种感觉刺激的反应，这在ASD的研究中越来越受到重视。

（1）脑电图（EEG）：测量大脑电活动，有助于诊断与ASD相关的癫痫或其他神经生理功能异常。

（2）听觉诱发电位（AEP）：测量大脑对声音刺激的反应，有助于评估听觉处理的异常，这在ASD患者中可能存在。

4．新陈代谢和生化检查

尽管这些测试不能用于ASD的直接诊断，但可以帮助识别与ASD相关的生理和代谢条件。

（1）血液和尿液的代谢筛查：检查代谢异常，如苯丙酮尿症或其他代谢紊乱，这些可能与发展延迟相关。

（2）甲状腺功能测试：甲状腺功能异常可能影响神经发育，应排除这种可能性。

五、鉴别诊断

1．社交沟通障碍（SCD）

（1）特点：SCD的小儿在社交用途的沟通中存在明显障碍，但不伴随ASD中典型的重复行为和广泛的兴趣限制。

（2）鉴别要点：评估是否存在固定的兴趣和重复的行为模式来区分SCD和ASD。

2．注意力缺陷/多动障碍（ADHD）

（1）特点：ADHD的孩子表现出显著的注意力不足、多动和冲动行为。

（2）鉴别要点：虽然ADHD的孩子可能在社交交往中表现出困难，但这些困难通常源于注意力不足或冲动，而不是ASD中的社交理解困难。

3．智力障碍

（1）特点：智力障碍涉及认知功能和适应行为的全面延迟。

（2）鉴别要点：需要通过智力评估确定认知延迟的程度，并观察是否伴有ASD典型的社交和行为特征。

4．特定学习障碍

（1）特点：如阅读障碍、计算障碍等，影响特定学术领域的技能。

（2）鉴别要点：学习障碍主要影响学术表现，与ASD的社交障碍和重复行为不同。

5．精神分裂症谱系障碍

（1）特点：在青少年或成年早期出现的思维障碍、幻觉和妄想。

（2）鉴别要点：精神分裂症通常在青春后期发病，主要表现为精神病性症状，与ASD的早期发展特征和行为模式有所不同。

6．情感障碍

（1）特点：抑郁症和双相障碍等可能影响个体的社交活动和日常功能。

（2）鉴别要点：情绪障碍的社交困难主要与情绪波动有关，与ASD中因社交理解困难所致的行为不同。

7．听力损失

（1）特点：听力损失可能导致语言和社交交流障碍。

（2）鉴别要点：进行听力评估，以排除听力问题作为社交和沟通障碍的原因。

六、治疗

1．行为疗法

行为疗法是治疗ASD最常用和效果最有证据支持的方法之一。

（1）应用行为分析（ABA）：是一种广泛应用的方法，通过正向强化来改善特定行为，并减少不良行为。ABA程序非常结构化，适合各种年龄的ASD患者。

（2）社交技能训练：专门设计的程序，帮助患者学习和练习有效的社交互动技能。

2．教育干预

特殊教育计划和个性化教育计划（IEP）对ASD患儿至关重要，可以帮助他们在适应自己的学习速度和风格的同时，达到他们的最大学术潜力。在特殊教师的帮助下，根据患儿的具体需要制定的教育计划。

3．语言疗法

许多ASD患者在语言和沟通方面存在障碍。由专业的言语-语言病理学家提供，帮助患者改善语言理解和表达能力。

4．职业治疗

职业治疗师可以帮助患者提高日常生活技能，如穿衣、使用餐具、写作和其他基本的自理活动。

5．药物治疗

虽然没有药物可以治愈ASD，但某些药物可以帮助管理与ASD相关的问题，如焦虑、抑郁和高度活跃行为。

（1）抗抑郁药物：用于处理焦虑和抑郁症状。

（2）抗精神病药物：有时用于控制严重的行为问题，如自伤行为和攻击性。

6．家庭支持和培训

提供给家庭成员的支持和教育也是治疗的重要部分，帮助他们更好地理解ASD并有效地支持他们的亲人。

（1）家庭疗法：有助于改善家庭内的沟通和减少压力。

（2）亲职培训：教育父母如何管理行为问题，提供日常护理技巧。

7. 社区和社会支持

加强社区资源的利用，如特殊教育资源、康复中心和社交团体，可以帮助ASD患者更好地融入社会。

第三节　注意缺陷多动障碍

一、概述

注意缺陷多动障碍（ADHD）是一种在儿童期开始并可能持续到成年的神经发展障碍。ADHD的核心症状包括注意力缺陷、多动行为（过度活跃）和冲动性，这些症状通常会对学习、社交和工作能力产生显著影响。

二、病因

1. 遗传因素

遗传在ADHD中起到显著的作用。如果家族中有人被诊断为ADHD，其他家庭成员患病的风险也相应增加。

2. 大脑结构和功能的差异

影像学研究表明，ADHD患者的某些大脑区域可能在结构和功能上有所不同，特别是那些涉及注意力控制和行为抑制的区域。

3. 环境因素

怀孕期间的烟草、酒精暴露，出生低体重，以及极早期的环境压力等因素也被认为可能与ADHD的发展有关。

4. 神经递质

大脑中某些神经递质（如多巴胺）的不平衡也被认为与ADHD的症状相关。

三、临床表现

1. 注意力障碍

患者在注意力维持上存在明显困难，具体表现如下。

（1）持续注意力缺陷：在需要持续注意的场合（如课堂学习、会议或阅读时）容易分心，对外界刺激（如房间里的声音或窗外活动）反应过度。

（2）完成任务困难：开始一个任务后难以坚持到完成，易半途而废或在未完成一个任务前转向另一个任务。

（3）组织能力差：在规划和执行项目时表现出组织能力不足，常常错过截止日期或难以管理时间。

（4）细节忽略：在学校作业或工作任务中常常出现粗心的错误，因未能注意到细节而导致任务完成质量不高。

（5）遗忘：经常性地忘记日常活动，如忘记交作业、丢失工具或忘记参加预定的活动。

2．多动行为

多动是 ADHD 的另一个关键特征，尤其在儿童中更为明显。

（1）过度活跃：无法静坐，总是需要活动，即使在不需要移动的情况下也难以保持静止，如在餐桌、教室或其他需要静坐的场合不断扭动身体。

（2）过多说话：在不合适的时候说话或不停地说话，难以在交谈中保持沉默。

（3）不能安静地进行活动：在需要静静地玩耍或进行休闲活动时，表现出不适和焦虑。

3．冲动性

ADHD 个体常因冲动行为而遇到社交和学习上的困难。

（1）冲动回答：在问题尚未说明完毕前就急于回答，常常打断别人的话。

（2）等待困难：在需要排队或轮候时表现得烦躁，难以耐心等待。

（3）冒险行为：可能参与高风险行为而不考虑后果，这在青少年和成人 ADHD 患者中尤其常见。

4．社交困难

ADHD 的个体常因为上述症状而在社交关系中遇到挑战。

（1）人际关系问题：由于不恰当的社交行为（如打断别人说话、无法遵守社交规则），可能在建立和维持友谊上遇到困难。

（2）情绪波动：情绪反应过激或不稳定，小问题可能引发过大的情绪反应，影响人际互动。

5．学习障碍

虽然 ADHD 不等同于学习障碍，但注意力不集中和多动行为常常影响学习成效，特别是在需要长时间专注的学习环境中。

四、辅助检查

1．神经心理测试

神经心理测试可以帮助评估患者的认知功能，包括注意力、记忆、执行功能和处理速度。这些测试可以辨别出患者在特定认知领域的障碍，这些障碍与 ADHD 的症状相关联。

（1）连续性能测试（CPT）：是一种电脑化测试，用来评估个体的注意力持续性和反应抑制能力。测试中，被试需要对快速出现的刺激作出响应，或抑制对特定刺激的响应。

（2）韦克斯勒智力量表（WAIS）和韦克斯勒儿童智力量表（WISC）：评估智力和处理速度，帮助识别 ADHD 典型的认知障碍。

2．行为和情绪评估量表

行为评估量表可以通过家长、教师和患者自己的报告来评估 ADHD 的症状。

（1）康纳氏量表：广泛用于评估儿童和青少年的 ADHD 症状，包括注意力缺陷、多动行为和冲动性。

（2）行为评估系统（BASC）：提供综合的信息，评估各种行为和情绪问题。

3．医学和生理测试

这些测试主要用于排除其他可能导致类似 ADHD 症状的医学条件。

（1）全面的身体检查和血液测试：检查甲状腺功能、铅中毒和其他可能影响行为的生理问题。

（2）睡眠研究：如多导睡眠图检查，评估睡眠障碍如睡眠呼吸暂停，这些睡眠问题可能导致白天注意力下降。

（3）脑电图（EEG）：排除癫痫或其他神经电活动异常，这些条件有时可能表现出与ADHD相似的症状。

五、鉴别诊断

1. 学习障碍

学习障碍（如阅读障碍、计算障碍等）可能表现为在学校的表现不佳，与ADHD中的注意力问题相似。然而，学习障碍特指在特定学术技能上的困难，而不伴有广泛的注意力缺陷或行为问题。

2. 情绪障碍

包括抑郁症和双相障碍，这些情绪障碍可能导致注意力散漫、精神不集中，特别是在抑郁期间。区别它们的关键是评估患者是否有持续的情绪低落或情绪波动的病史，这些在ADHD中通常不是主要问题。

3. 焦虑症

焦虑症患者常常表现出注意力难以集中，因为他们的大部分注意力可能被焦虑和担忧所占据。鉴别的关键是确定焦虑是否是导致注意力问题的主要原因。

4. 行为障碍

行为障碍包括反社会行为障碍和品行障碍。这些障碍中的行为问题可能与ADHD中的冲动和多动行为相似，但行为障碍更倾向于敌对和破坏性行为。

5. 前额叶功能障碍

前额叶损伤或功能障碍（如在外伤性脑损伤后）可能导致与ADHD相似的症状，如冲动控制障碍、注意力不足和情绪调节问题。神经影像学检查可以帮助识别大脑结构的改变。

6. 睡眠障碍

睡眠障碍包括睡眠呼吸暂停综合征和其他形式的睡眠障碍，这些状况可能导致日间疲劳和注意力不足。进行睡眠评估可以帮助识别这些问题。

六、治疗

1. 药物治疗

（1）刺激性药物：如哌甲酯和苯丙胺是最常见的治疗ADHD的药物，它们通过增加大脑中神经递质多巴胺和去甲肾上腺素的水平来提高注意力和减少冲动性与多动行为。

（2）非刺激性药物：如阿托莫西汀等可以作为替代治疗，尤其适用于不能耐受刺激性药物的患者。

2. 行为疗法

（1）认知行为疗法（CBT）：帮助患者发展控制冲动行为的技能，改善组织和计划能力，以及处理与ADHD相关的情绪调节问题。

（2）家庭治疗：教育家庭成员如何支持ADHD患者，包括建立一致的规则和预期，提供积极的反馈，以及如何有效地应对挑战行为。

3. 心理教育

（1）患者和家庭教育：增强对ADHD的理解，帮助患者和家庭识别和利用患者的优势，同时管理其行为。

（2）社交技能训练：特别对于那些社交互动困难的ADHD患者，社交技能训练可以提高他们的交流能力和人际关系处理技能。

4．生活方式调整

（1）日常例程：为ADHD患者建立清晰且一致的日常安排，帮助他们预测每日的活动，减少混乱和不可预测性，从而降低过度兴奋和焦虑的情绪。

（2）饮食与运动：健康的饮食习惯和规律的体育活动已被证明对改善ADHD症状有益。特别是运动可以提高神经递质的水平，从而改善注意力和减少冲动性。

（3）足够的睡眠：良好的睡眠对于管理ADHD症状至关重要，缺乏睡眠会加剧注意力不足和多动行为。

第四节　抽动障碍

一、概述

抽动障碍是发病于18岁前，症状表现为运动肌肉和发声肌肉抽动的一组疾病。根据发病年龄、病程、临床表现分为短暂性抽动障碍、慢性运动或发声抽动障碍、Tourette障碍三种临床类型。

多数起病于学龄期，运动抽动常在7岁前发病，发声抽动多在11岁以前发生。国外报道学龄儿童抽动障碍的患病率为3%～16%。学龄儿童中曾有短暂性抽动障碍病史者占为5%～24%，慢性抽动障碍患病率为1%～2%，Tourette障碍患病率为3%～8%，终身患病率为1%。国内报道8～12岁人群中抽动障碍患病率为2.42%。男性学龄儿童患病危险性最高，男女性患病比率为（2:1）～（4:1）。

二、病因

抽动障碍的具体病因不清，Tourette障碍、慢性运动或发声抽动障碍以生物学因素，特别是遗传因素为主要病因。短暂性抽动障碍可能以生物学因素或心理因素之一为主要发病原因，也可能两者都有。若以生物学因素为主，则容易发展成慢性抽动障碍或Tourette障碍；若以心理因素为主，则可能是暂时性应激或情绪反应，在短期内自然消失。

1．遗传

研究已证实遗传因素与Tourette障碍病因有关。家系调查发现10%～60%患者存在阳性家族史，双生子研究证实同卵双生子的同病率（75%～90%）明显高于异卵双生子（20%）。寄养子研究发现其寄养亲属中抽动障碍的发病率显著低于血缘亲属。确切的遗传方式不清，目前大多学者认为该病是多基因遗传，研究发现常染色体*13q31*可能是病因的候选基因。研究还发现Tourette障碍患者亲属中慢性抽动障碍、强迫症、注意缺陷多动障碍患病率显著增高。

2．中枢神经系统损伤及病理改变

部分患者有围生期并发症，如产伤、窒息、早产、低出生体重，少数有头部外伤史。Tourette障碍与多巴胺过度释放或突触后多巴胺D_2受体的超敏、中枢去甲肾上腺素能系统功能亢进、内源性阿片肽、5-HT等有关。50%～60%脑电图异常，表现为β慢波和棘波增多，出现在额叶中部。有的患者常规脑电图正常，但在诱发试验时异常。CT发现少数Tourette综合征患者脑萎缩、左侧基底节缩小及胼胝体减小，提示患者可能存在皮质-纹状体-丘脑-皮质通路的异常。PETCT研究提示双侧基底节、额叶皮质、颞叶对葡萄糖的利用率高，代谢过度。功能磁共振研究显示抽动发生前2秒到发生后边缘系统和感觉联合区域活跃。

3．心理因素

儿童在家庭、学校以及社会中遇到的各种心理因素，或者引起儿童紧张、焦虑情绪的原因都可能诱发抽动症状，或使抽动症状加重。

4．免疫

有研究报道Tourette障碍可能与β溶血性链球菌感染引起的自身免疫有关。

5．药物

中枢兴奋剂、某些抗精神病药也可诱发或加重该病。

三、临床表现

1．基本症状

抽动主要症状是运动抽动和发声抽动，两类抽动症状又可分别表现为简单或复杂性抽动两种形式，抽动症状发生在单个部位或多个部位。运动抽动的简单形式是眨眼、耸鼻、歪嘴、耸肩、转肩或斜肩等，复杂形式如蹦跳、跑跳和拍打自己等。发声抽动的简单形式是清理咽喉、吼叫声、嗤鼻子、犬叫声等，复杂形式是重复语言、模仿语言、秽语（骂脏话）等。

抽动症状的特点是不随意、突发、快速、重复和非节律性，受意志控制在短时间内可以暂时不发生抽动症状，但却不能较长时间地控制自己不发生抽动症状。在受到心理刺激、情绪紧张、躯体疾病或其他应激情况下发作较频繁，睡眠时症状减轻或消失。

2．临床类型

（1）短暂性抽动障碍：又称抽动症，为最常见类型。主要表现为简单的运动抽动症状。多首发于头面部，如眨眼、耸鼻、皱额、张口、侧视、摇头、斜颈和耸肩等。少数表现为简单的发声抽动症状，如清嗓、咳嗽、吼叫、嗤鼻、犬叫或"啊""呀"等单调的声音。也可见多个部位的复杂运动抽动，如蹦跳、跑跳和拍打自己等。部分患者的抽动始终固定于某一部位，另一些患者的抽动部位则变化不定，从一种表现形式转变为另一种。例如，开始为眨眼，持续1～2个月后眨眼消失，继之以斜颈。还有部分患者可能表现为多个部位的运动抽动症状，如有皱额、斜颈和上肢抽动等。这类抽动障碍起病于学龄早期，4～7岁儿童最常见，男性为多。抽动症状在1日内多次发生，持续2周以上，但不超过1年。

（2）慢性运动或发声抽动障碍：多数患者症状为简单或复杂的运动抽动，少数患者症状为简单或复杂的发声抽动，在病程中不会同时有运动抽动和发声抽动。抽动部位除头面部、颈部和肩部肌群外，也常发生于上下肢或躯干肌群，且症状表现形式一般持久不变。某些患者的运动抽动和发声抽动在病程中交替出现。例如，首发为简单的皱额和踢腿，持续半年后这些症状消退，继之以清嗓声的发声抽动。抽动的频度可能每日发生，也可能断续出现，但发作的间隙期不会超过2个月。慢性抽动障碍病程持续，往往超过1年。

（3）Tourette障碍：又称发声与多种运动联合抽动障碍，或抽动-秽语综合征。以进行性发展的多部位运动抽动和发声抽动为主要特征。一般首发症状为简单运动抽动，以面部肌肉的抽动最多，呈间断性，少数患者的首发症状为简单的发声抽动。随病程进展，抽动的部位增多，逐渐累及肩部、颈部、四肢或躯干等部位，表现形式也由简单抽动发展为复杂抽动，由单一运动抽动或发声抽动发展成两者兼有，发生频度也增加。其中约30%出现秽语症或猥亵行为。部分患者伴有重复语言和重复动作，模仿语言和模仿动作。40%～60%合并强迫性格和强迫症状，50%～60%合并注意缺陷与多动障碍。多数患者每日都有抽动发生，少数患者的抽动呈间断性，但发作间隙期不超过2个月。病程持续迁延，对患者的社会功能影响很大。

四、辅助检查

1．神经影像学检查

（1）磁共振成像（MRI）：能提供大脑结构的详细图像，有助于检查大脑中是否存在异常情况，如肿瘤、感染、结构异常或其他神经系统疾病，这些可能导致抽动行为。

（2）计算机断层扫描（CT）：虽然CT扫描不如MRI敏感，但在无法进行MRI检查的情况下，CT可以作为替代方法来检查大脑结构。

2．脑电图（EEG）

虽然EEG主要用于评估癫痫和其他脑电活动异常，但在某些情况下，如果患者有抽搐症状或怀疑癫痫，医师可能推荐进行EEG。

3．血液检查

血液检查包括血液细胞计数、电解质、肝功能和肾功能检查，以及可能的特定激素水平检查，如甲状腺功能检查。这些检查有助于确定是否有其他系统性疾病或代谢异常可能影响神经系统功能。

在某些情况下，如果有家族病史或医师怀疑是基因相关的抽动障碍，如某些形式的抽动秽语综合征，可能会进行遗传咨询和测试。

4．心理评估

心理和精神状态评估由专业心理医师进行，有助于评估是否存在伴随的心理健康问题，如注意力缺陷多动障碍（ADHD）、强迫症（OCD）或焦虑症，这些条件经常与抽动障碍共存。

5．毒素和重金属检测

在少数情况下，如果怀疑环境毒素（如铅或汞）暴露可能是抽动的诱因，可以进行相关检测。

五、鉴别诊断

1．神经系统疾病

舞蹈症、肝豆状核变性、癫痫性肌阵挛等神经系统疾病都表现为运动障碍，但这些疾病除了肢体或躯干的运动异常以外，多有相应的神经系统症状、体征、实验室检查的阳性发现，而且一般没有发声抽动。

2．强迫障碍

强迫动作与抽动障碍的运动抽动相似。但是，强迫症状的患者尽管主观上知道重复动作无意义、不必要，有克服的愿望，但是仍然主动做出重复动作。抽动障碍患者的重复动作是非主动的，据此鉴别。

3．分离障碍

儿童分离障碍发作时可表现为抽动样或痉挛样的行为异常。但是，分离障碍患者有确切的强烈的心理因素作为病因，症状变化与心理因素有关，消除心理因素，经过相应的心理治疗后症状可完全缓解。抽动障碍虽然在应激的情况下症状加重，但在没有心理因素的情况下同样有抽动症状发生。

4. 急性肌张力障碍

急性肌张力障碍为抗精神病药物的锥体外系不良反应，表现为局部肌群的张力增高，持续一段时间后缓解，以颈面部为多，运动障碍是不随意的，患者不能克制，并有明确抗精神病药物用药史。抽动障碍是突发、快速的肌肉抽动，受意志控制在短时间内可以暂不发生，根据两者的特点容易做出鉴别。但是，当抽动障碍患者在使用抗精神病药物治疗过程中出现急性肌张力障碍的药物不良反应时，需要仔细检查和鉴别，以免将药物所致的急性肌张力障碍误认为抽动症状的加重而增加药物剂量，导致更严重的药物不良反应。

六、治疗

根据临床类型和严重程度选用治疗方法。对短暂性抽动障碍，或症状较轻者的慢性抽动障碍采用心理治疗。对于症状较重的慢性抽动障碍和Tourette障碍，当严重影响了患者的正常生活和学习时，以药物治疗为主，结合心理治疗。

（一）心理治疗

选用支持性治疗、家庭治疗、行为治疗、认知治疗等方法，调整家庭系统，减轻患者因心理应激因素所产生的抑郁、焦虑等不良情绪，并使患者掌握对心理应激事件的应对方式，提高患者的社会适应能力。关于抽动障碍的行为治疗方法，文献报道有集结消极练习、习惯反向训练、自我监督法、放松练习、生物反馈等，但是这些方法的有效性还需要进一步充分地评估和证实。

对家长进行心理教育，使家长理解抽动障碍相关知识、掌握恰当的养育技巧，有助于减轻患者的抽动症状。

（二）药物治疗

1. 硫必利

硫必利有效率为76%～87%，其特点是锥体外系不良反应较少，适用于7岁以上患者。常用剂量50～100mg，每日2～3次，推荐剂量范围每日100～400mg。药物不良反应较轻，少数出现嗜睡、乏力、头晕、胃肠道不适、失眠等。

2. 氟哌啶醇

氟哌啶醇有效率为60%～90%。首次剂量0.5～1mg，每日1～2次，服用3～7日。若不良反应不明显，且效果欠佳，则增加剂量。推荐剂量范围为每日1～4mg。主要有镇静和锥体外系作用。

3. 可乐定

有效率为50%～86%。有口服和贴片两种治疗剂型。

（1）口服：每片0.075mg，起始剂量1/3片，逐渐增加。推荐剂量为0.05～0.3mg/d。按患者体重计算的剂量为3μg/（kg·d），分2～3次服用。

（2）透皮贴片：每周使用1次，初始剂量每周每片1.0mg，按体重逐渐增加到治疗剂量。常用治疗剂量是体重20～40kg者，每周每片剂量1.0mg；40～60kg者，每周每片剂量1.5mg；体重＞60kg者，每周每片剂量2.0mg。每周的最大剂量不超过2.0mg/片×3片。

可乐定不良反应有皮疹、嗜睡、低血压、头晕、失眠、白细胞减少、血小板减少、心电图异常等。有心脏疾病者可能出现心律失常或加重心律失常。在使用过程中应定期监测血压和心电图。

4．非典型抗精神病药物

最近这类药物在抽动障碍治疗中的应用较多。具有循证依据证明疗效较好的药物主要有阿立哌唑、利培酮、喹硫平、奥氮平、齐拉西酮等。抗精神病药物的使用必须从小剂量开始，逐步加量，若抽动症状依然明显，可以维持同一剂量1～2周后再逐步加量。由于患者的治疗反应逐渐出现，因此药量的增减也要逐步进行，突然停药可能导致症状的加重。

非典型抗精神病药物出现迟发性运动障碍药物不良反应的风险明显低于典型抗精神病药物，但有些药物也可能产生急性肌张力障碍、静坐不能、烦躁不安等不良反应。在使用利培酮、奥氮平时还有体重增加等不良反应。齐拉西酮则可能出现心功能异常（如QT间期的延长）。因此，使用药物过程中必须监测心电图的变化。

（三）针对共患病患者的治疗

1．共患强迫障碍

可选用氯米帕明、舍曲林、氟伏沙明等药物，一般需要与治疗抽动症状的药物联合应用。

2．共患注意缺陷多动障碍

首选托莫西汀治疗，也可用可乐定。对于注意障碍多动症状较重、单用托莫西汀治疗效果较差者，文献报道可用合用氟哌啶醇或利培酮治疗。

第十八章　老年精神障碍

第一节　老年性抑郁症

一、概述

老年抑郁症泛指存在于老年期（≥60岁）这一特定人群的抑郁症，包括原发性抑郁（含青年或成年期发病，老年期复发）和见于老年期的各种继发性抑郁。严格而狭义的老年期抑郁症是特指首次发病于60岁以后、以持久的抑郁心境为主要临床特征的一种精神障碍。

抑郁症是老年人最常见的精神疾病之一。国外65岁以上老年人抑郁症患病率在社区为8%～15%，在老年护理机构约为30%。我国老年人抑郁症患病率可达7%～10%，在那些患有高血压、冠心病、糖尿病甚至癌症等疾病的老年人中，抑郁症发病率高达50%。

二、病因

1. 患有慢性疾病

如高血压、冠心病、糖尿病、癌症等，或有躯体功能障碍。

2. 遗传因素

早年发病的抑郁症患者，具有明显的遗传倾向。

3. 生化异常

增龄引起中枢神经递质改变，如5-羟色胺（5-HT）和去甲肾上腺素（NE）功能不足，以及单胺氧化酶（MAO）活性升高，影响情绪的调节。

4. 神经-内分泌功能失调

下丘脑-垂体-肾上腺皮质轴功能失调导致昼夜周期波动规律紊乱。

5. 心理社会因素

老年期遭遇到的生活事件，如退休、丧偶、独居、家庭纠纷、经济窘迫、躯体疾病等对老年抑郁症的产生、发展的作用已被许多研究证实。

三、临床表现

老年抑郁症的临床症状群与中青年相比有较大的临床变异，症状多样化，趋于不典型。老年抑郁症患者更易以躯体不适的症状就诊，而不是抑郁心境。

1. 疑病性

患者的表现从轻微的躯体不适开始，继而出现焦虑、不安、抑郁等情绪，由此反复去医院就诊，要求医师给予保证，如要求得不到满足则抑郁症状更加严重。疑病性抑郁症患者疑病内容常涉及消化系统症状，便秘、胃肠不适是此类患者最常见也是较早出现的症状之一。

2．激越性

激越性抑郁症最常见于老年人，表现为焦虑、恐惧，终日担心自己和家庭将遭遇不幸，大祸临头，搓手顿足，坐卧不安，惶惶不可终日；夜晚失眠；或反复追念着以往不愉快的事，责备自己做错了事导致家人和其他人的不幸，对不起亲人，对环境中的一切事物均无兴趣，可出现冲动性自杀行为。

3．隐匿性

抑郁症的核心症状是心境低落，但老年抑郁症患者大多数以躯体症状为主要表现形式，常见的躯体症状有睡眠障碍、头痛、疲乏无力、胃肠道不适、食欲下降、体重减轻、便秘、颈背部疼痛、心血管症状等，情绪低落不太明显，因此极易造成误诊。隐匿性抑郁症常见于老年人，以上症状通常表现为阴性症状，服用抗抑郁药可缓解、消失。

4．迟滞性

迟滞性表现为行为迟滞，通常以随意运动缺乏和缓慢为特点，肢体活动减少，面部表情减少，思维迟缓、内容贫乏、言语迟滞。患者大部分时间处于缄默状态，行为迟滞，重则双目凝视，情感淡漠，对外界动向无动于衷。

5．妄想性

大约有15%的患者抑郁比较严重，可以出现妄想或幻觉，看见或听见不存在的东西；认为自己犯下了不可饶恕的罪恶，听见有声音控诉自己的不良行为，或谴责自己、让自己去死等。由于缺乏安全感和无价值感，患者认为自己已被监视和迫害。这类妄想一般以老年人的心理状态为前提，与他们的生活环境和对生活的态度有关。

6．自杀倾向

自杀是抑郁症最危险的症状。抑郁症患者由于情绪低落、悲观厌世，严重时很容易产生自杀念头，且由于患者思维逻辑基本正常，实施自杀的成功率也较高。据统计，抑郁症患者的自杀率比一般人群高20倍。自杀行为在老年期抑郁症患者中很常见，而且很坚决，部分患者可以在下定决心自杀之后，表现出镇定自若，不再有痛苦的表情，而是进行各种安排，如会见亲人，寻求自杀的方法及时间等。因此，常由于患者所表现出的这种假象，使亲人疏于防范，很容易使自杀成为无可挽回的事实。由于自杀是在疾病发展到一定的严重程度时才发生的，所以及早发现疾病，及早治疗，对抑郁症患者非常重要。

7．抑郁症性假性痴呆

抑郁症性假性痴呆常见于老年人，为可逆性认知功能障碍，经过抗抑郁治疗可以改善。

8．季节性

有些老年人具有季节性情感障碍的特点。抑郁常于冬季发作，春季或夏季缓解。

四、辅助检查

1．实验室检查

在排除其他潜在疾病的同时，医师可能会建议一些实验室检查，如血液测试、尿液测试、甲状腺功能测试、维生素B_{12}水平检测等。这些检查有助于排除其他可能导致情绪问题的生理因素。

2．神经影像学检查

在某些情况下，医师可能会考虑进行脑部影像学检查，如头部CT扫描或MRI，以排除与脑部病变相关的抑郁症状。

3．心理测评

医师还可以使用标准化的心理测评工具，如汉密尔顿抑郁量表或老年抑郁症量表，来评估抑郁症状的严重程度和变化。

4．认知评估

认知功能障碍与老年抑郁症常常相关，因此医师可能会进行认知评估，以评估患者的注意力、记忆、思维和判断等方面的功能。

5．心电图（ECG）

在一些情况下，医师可能会进行心电图检查，以评估心脏健康和排除与心脏问题有关的抑郁症状。

五、鉴别诊断

1．与老年痴呆的鉴别

老年抑郁症和老年痴呆有一些共同的症状，如记忆问题、注意力不集中和认知障碍。然而，老年抑郁症通常伴随着情感症状，如悲伤、无助和自责，而老年痴呆通常表现为智力和认知功能的持续下降。

2．与焦虑症的鉴别

老年抑郁症和焦虑症都可以导致紧张、不安和睡眠问题。然而，焦虑症的焦虑和担忧更强烈，而老年抑郁症更注重负面情绪和悲伤。

3．与心脑血管疾病的鉴别

老年抑郁症的一些症状，如疲劳、睡眠问题和食欲改变，也可能是心脑血管疾病的表现。因此，需要进行全面的身体检查和心脑血管评估，以排除其他躯体疾病。

4．与药物或物质滥用的鉴别

某些药物或物质滥用可以导致情感问题和抑郁症状。医师需要了解患者的用药史和药物滥用情况，以确定是否与药物相关的抑郁症。

5．与其他精神疾病的鉴别

老年抑郁症还需要与其他精神疾病，如双相障碍、精神分裂症等进行鉴别，因为它们可能会有类似的症状。

六、治疗

老年抑郁症的治疗措施通常包括药物治疗、心理治疗、社会支持和生活方式干预等多种方法。治疗的具体选择会根据患者的病情严重程度、个体差异和医师的建议而有所不同。

1．药物治疗

（1）抗抑郁药物：通常是治疗老年抑郁症的首选方法。常用的抗抑郁药包括选择性5-羟色胺再摄取抑制剂（SSRIs，如帕罗西汀、舍曲林）、三环类抗抑郁药（如阿米替林、丙咪嗪）和其他抗抑郁药物。药物的选择应根据患者的症状、年龄、药物相互作用和不良反应等因素进行个体化决策。

（2）抗焦虑药物：在一些情况下，老年抑郁症患者可能伴有焦虑症状，医师可以考虑使用抗焦虑药物来缓解这些症状。常用的抗焦虑药物包括苯二氮䓬类药物（如劳拉西泮）和选择性5-羟色胺再摄取抑制剂。

（3）电抽搐治疗（ECT）：对于一些老年抑郁症患者，尤其是在抗抑郁药物和心理治疗无效的情况下，电抽搐治疗可能是一种有效的选择。ECT通过电刺激大脑来缓解症状，但需要在医师的监督下进行。

（4）药物治疗的监测和调整：药物治疗过程中，医师需要密切监测患者的症状和不良反应，并根据需要进行药物剂量的调整。

2．心理治疗

认知行为疗法（CBT）和插入性治疗（IPT）是常用于老年抑郁症的心理治疗方法。CBT帮助患者识别和改变负面思维和行为模式，而IPT则帮助患者改善人际关系和应对社会压力。心理治疗通常用于轻至中度抑郁症患者，也可与药物治疗结合使用。治疗期间，患者与心理医师一起探讨情感问题、学习应对技巧，并建立积极的自我认知。

3．社会支持

（1）家庭和社会支持：老年抑郁症患者通常受益于家庭和社会的支持。亲人、朋友和社会团体的陪伴和理解可以减轻患者的孤独感和抑郁情绪。

（2）社会服务和辅助：社会工作者和社会服务机构可以提供老年抑郁症患者所需的支持和帮助，包括日常照顾、交通、社交活动等。

4．生活方式干预

（1）锻炼：规律的身体活动可以帮助改善心情，减轻抑郁症状。医师通常建议老年患者进行适度的锻炼，如散步、游泳、练瑜伽。

（2）饮食和营养：均衡的饮食对心理健康也很重要。维持健康的饮食习惯，摄入足够的维生素和矿物质对缓解抑郁症状有帮助。

（3）规律作息：保持规律的睡眠和作息习惯对老年抑郁症患者的康复很重要。

5．医疗监测和持续关注

老年抑郁症的治疗是一个综合性的过程，需要医师、心理医师、社会工作者和家庭的合作。患者和家人的积极配合和支持对康复非常重要。治疗计划应根据患者的具体情况制定，以提高生活质量并减轻抑郁症的症状。

（1）定期随访：老年抑郁症患者需要定期与医师进行随访，以监测症状的变化和治疗效果，并根据需要进行治疗调整。

（2）长期治疗：老年抑郁症通常需要长期治疗和持续的支持。医师会根据患者的情况决定治疗的持续时间。

6．控制慢性疾病

老年抑郁症患者常伴随着其他慢性疾病，如高血压、糖尿病和心脏病。有效管理这些慢性疾病也是治疗的一部分。患者需要遵循医师的治疗建议，按时服药，并定期复诊。

第二节　阿尔茨海默病

一、概述

阿尔茨海默病（AD）是一种常见的神经系统变性疾病，其病理特征为老年斑、神经元纤维缠结、海马锥体细胞颗粒空泡变性及神经元缺失。临床特征为隐袭起病，进行性智能衰退，多伴有人格改变。一般症状持续进展，病程通常为8～10年。

二、病因

1．遗传因素

遗传因素在阿尔茨海默病中扮演着重要角色，尤其是早发型阿尔茨海默病（通常在65岁之前发病）。

（1）遗传易感性：晚发型阿尔茨海默病（最常见类型）与某些遗传标记有关，如*APOEε4*等位基因是已知的风险因子。携带一份*APOEε4*的个体患病风险增加，携带两份风险更高。

（2）单基因遗传病变：早发型阿尔茨海默病通常与特定基因的突变有关，如淀粉样前体蛋白（APP）、旁视蛋白1（PSEN1）和旁视蛋白2（PSEN2）基因的突变。

2．生物学因素

在阿尔茨海默病的发展中，大脑中的生物化学变化起着关键作用。

（1）淀粉样β蛋白（Aβ）沉积：淀粉样斑块的形成是阿尔茨海默病的主要病理特征之一，由异常处理淀粉样前体蛋白而产生的β淀粉样蛋白片段聚集而成。

（2）Tau蛋白磷酸化：神经元内的Tau蛋白异常磷酸化并形成纠缠，这些纠缠阻碍了神经元内部的营养物质运输，导致细胞功能障碍和死亡。

3．环境因素

环境因素也可能在阿尔茨海默病的发展中起作用，尽管具体机制不如遗传和生物学因素明确。

（1）生活方式：研究显示，缺乏运动、不健康的饮食、吸烟和饮酒等不良生活习惯可能增加患病风险。

（2）教育和认知活动：较低的教育水平和缺乏持续的认知刺激被认为是风险因素。

4．其他相关因素

其他健康问题和生理状态也与阿尔茨海默病的风险相关。

（1）年龄：年龄是阿尔茨海默病最强的风险因素，患病风险随年龄的增长而增加。

（2）性别：统计上，女性患阿尔茨海默病的风险略高于男性。

（3）心血管疾病：高血压、心脏病和中风等心血管条件与阿尔茨海默病风险增加相关。

三、临床表现

AD通常起病隐匿，主要表现为持续性的、不可逆的智能衰退。

在疾病早期，患者症状轻微，典型临床表现是记忆障碍，以近记忆力受损为主，也可伴有相对较轻的远记忆力障碍。因患者社会功能尚可，记忆障碍常易被忽略。

在疾病中期，患者认知障碍加重，表现为掌握运用新知识及社交能力下降。严重时出现定向力障碍，一般先出现时间定向障碍再出现空间定向障碍。此期患者，已需家人进行日常监护，并有语言功能障碍（如言语不畅、理解及复述能力差）；患者亦会出现不同程度的失用（如穿衣、吃饭、抄几何数字等感到困难）。患者渐对简单的计算也感到吃力。可能受上述症状影响，常可见患者情绪不稳，易激惹、挫折感强。一些患者会出现较显著的幻觉和妄想，幻觉中以幻视较多见，妄想以被窃妄想和嫉妒妄想多见。

在疾病晚期，患者判断力、认知力几乎消失殆尽，幻觉和妄想亦更显著。行为愈发难以被理解。自我约束能力的丧失还会使患者显得好斗，或完全处于远离社会的状态。患者自理能力和社会功能极差。在此阶段，患者常常还会出现帕金森病样表现，约20%的患者可出现癫痫发作，随着病程进展，肌阵挛抽搐的发生率也将越来越高。

在病程早、中期，神经系统查体一般无阳性体征，但部分患者可出现病理征。到病程晚期，则逐渐出现锥体系和锥体外系体征，如肌张力增高、运动徐缓、拖曳步态、姿势异常等，最终可呈强直性或屈曲性四肢瘫痪，并可出现原始反射如强握、吸吮反射等。

四、辅助检查

1. 神经影像学检查

（1）MRI：可以提供大脑结构的详细图像，有助于检测与阿尔茨海默病相关的大脑萎缩特别是在海马区和额颞叶的萎缩。此外，MRI可以排除其他可能导致痴呆的病因，如脑肿瘤、脑出血或水肿。

（2）计算机断层扫描（CT）：虽然CT对检测大脑结构变化的灵敏度低于MRI，但它仍然有助于排除脑部结构异常或疾病，如脑血管意外等。

（3）正电子发射断层扫描（PET）：PET扫描可以评估大脑的代谢活动，特别是葡萄糖代谢。阿尔茨海默病患者的大脑特定区域（如颞叶和顶叶）通常显示出降低的代谢活动。β-淀粉样蛋白PET成像也被用于直接观察大脑中淀粉样斑块的积累。

2. 脑脊液（CSF）分析

CSF生物标志物：通过腰椎穿刺检测脑脊液中特定蛋白质的水平，如β-淀粉样蛋白42、总tau蛋白和磷酸化tau蛋白。在阿尔茨海默病患者中，β-淀粉样蛋白42通常降低，而tau蛋白水平升高。

3. 心理神经测试

认知功能和记忆测试，如迷你精神状态检查（MMSE）和蒙特利尔认知评估（MoCA）等工具用于评估记忆力、执行功能、注意力、语言能力和视空间技能等。这些测试有助于定量地评估认知障碍的程度，并随时间监控病情变化。

4. 基因检测

虽然不是常规诊断手段，但基因检测可用于评估遗传易感性，特别是在家族史中有早发型阿尔茨海默病的情况下。*APOEε4*等位基因是已知的风险因子。

5. 其他检查

血液检查通常用于排除其他可能导致认知功能障碍的病因，如维生素B_{12}缺乏、甲状腺功能异常等。

五、鉴别诊断

1. 血管性痴呆

血管性痴呆是由脑部供血不足引起的痴呆，常由中风或其他血管问题引发。与阿尔茨海默病相比，血管性痴呆的病程可能表现为阶梯式恶化，即症状在中风后突然恶化，然后稳定一段时间，直到下一次事件发生。

2. 艾滋病相关认知障碍

HIV感染可引起认知功能障碍，称为HIV相关认知障碍。早期发现和治疗可以改善或稳定症状。

3. 前额颞叶痴呆（FTD）

FTD涉及前额叶和颞叶，影响人格、社交行为和语言。与阿尔茨海默病相比，FTD患者通常在病程早期表现出显著的行为和性格改变。

4．路易体病（LBD）

LBD的症状与帕金森病和阿尔茨海默病类似，包括认知障碍、幻觉和运动功能障碍。与阿尔茨海默病相比，LBD患者可能出现视觉幻觉和运动功能障碍。

5．帕金森病痴呆

帕金森病可能伴随痴呆，特别是在病程后期。其特点是运动功能障碍（如震颤和僵硬）和认知下降。

六、治疗

目前尚无法逆转或阻止阿尔茨海默病的病情进展，但早期在支持、对症治疗策略基础上进行针对病因的干预治疗，可延缓患者日常生活质量减退。

1．心理社会治疗

鼓励患者尽可能地参加各种社会活动，处理自己的日常生活；进行职业训练、音乐治疗和群体治疗等，以延缓衰退速度。调整环境，防止摔伤、自伤、外出不归等意外发生；有效的护理能延长患者的生命及改善生活质量。

2．一般支持治疗

给予扩张血管、改善脑血液供应、神经营养和抗氧化等辅助用药。

3．药物治疗

药物治疗主要包括胆碱酯酶抑制剂（AChEI）及N-甲基-D-天冬氨酸（NMDA）受体拮抗剂两大类。

（1）胆碱酯酶抑制剂：胆碱能理论认为，AD患者胆碱能神经元的进行性退变是记忆减退、定向力丧失、行为和人格改变的原因。AChEI治疗轻中度AD患者，不仅可以改善患者的认知功能、全面功能和日常生活能力，还对轻-中度、中-重度AD的早期精神行为异常治疗有效。此类药物包括多奈哌齐、卡巴拉汀、加兰他敏、石杉碱甲等。

（2）NMDA受体拮抗剂：美金刚是低亲和力、非竞争性NMDA受体拮抗剂，被推荐用于中、重度AD。

在使用促认知药物后精神症状无改善时可酌情使用抗精神病药物，用药原则是低剂量起始，缓慢增量，增量间隔时间稍长，尽量使用最小有效剂量，治疗个体化，注意药物间的相互作用等。

第三节　老年痴呆

一、概述

老年痴呆又称为老年性记忆障碍，是一种以进行性的认知和记忆功能损害为特征的神经退行性疾病。它是老年人常见的病症之一，随着人口老龄化的增加，其发病率也逐渐上升。

老年痴呆主要影响大脑的认知功能，包括注意力、记忆、思维、判断力、语言能力和情绪控制等。这些损害会导致患者在日常生活中出现认知障碍、行为变化和功能下降。

二、病因

1. 阿尔茨海默病

阿尔茨海默病是老年痴呆最常见的类型，约占所有老年痴呆的大部分病例。神经元的退行性损害和脑部神经纤维缠结，以及 β 淀粉样蛋白的异常积聚而导致认知和记忆功能的丧失。

2. 血管性痴呆

血管性痴呆是由于脑血管病变引起的认知功能障碍。这些病变包括脑梗死、脑出血、脑血管狭窄等，导致脑部供血不足，从而引起脑组织损害和功能障碍。

3. 混合型痴呆

混合型痴呆是指同时存在多种病因引起的老年痴呆。常见的是阿尔茨海默病和血管性痴呆的组合。

4. 前额叶退化症

前额叶退化症是一组神经退行性疾病，主要累及大脑的额叶和颞叶区域。它会导致情绪变化、行为异常和语言障碍等症状。

5. 帕金森病相关痴呆

帕金森病是一种神经退行性疾病，患者可能在疾病进展的晚期出现认知和记忆功能障碍。

6. 创伤性脑损伤

严重的头部外伤或多次头部受伤可能导致长期的认知障碍和记忆问题。

三、临床表现

1. 认知障碍

认知障碍包括记忆力下降、反应迟缓、注意力不集中、判断力减退等。患者可能遗忘最近发生的事件、重复相同的问题，难以处理复杂的任务或解决问题。

2. 语言障碍

患者可能出现语言困难，如找不到正确的词汇、语句组织困难、说话含糊不清或无法理解他人的话语。

3. 空间和定向能力下降

患者可能迷失方向，无法识别熟悉的地点，出现空间感知障碍。

4. 行为和情绪改变

患者表现为情绪波动、易怒、焦虑、抑郁、疑神疑鬼等行为和情绪上的变化。他们可能变得孤僻、失去兴趣、社交退缩。

5. 日常生活功能受损

患者可能在日常生活中遇到困难，如穿衣、洗澡、进食、如厕等活动，需要他人的帮助和监护。

6. 迷失和迷路

患者可能容易迷失方向，无法回到家中或找到回家的路。

7. 器质性症状

老年痴呆患者可能出现脑神经系统的器质性症状，如肌肉僵硬、震颤、步态不稳、尿失禁等。

四、辅助检查

1. 神经心理学评估

通过一系列认知和行为测试，评估患者的认知功能、记忆力、语言能力、注意力、执行功能等，以确定认知障碍的类型和程度。

2. 脑CT扫描

脑CT扫描用于评估脑部结构，排除其他病因如颅内出血、肿瘤等。

3. 脑MRI

脑MRI可提供更详细的脑部图像，可以检测脑结构的异常变化和病变。

4. 磁共振波谱

磁共振波谱可以评估脑部代谢物的含量，提供关于脑细胞功能和病变的信息。

5. 脑电图

脑电图可以记录脑电活动，可以检测异常的脑电波形，帮助区分阿尔茨海默病和其他痴呆症类型。

6. 脑脊液检查

通过腰椎穿刺获取脑脊液样本，检测蛋白质、细胞、炎症标志物等，以排除其他潜在的病因。

7. 血液检查

血液检查包括血常规、生化指标、甲状腺功能等检查，用于排除其他病因和评估全身健康状况。

8. 遗传学检查

针对某些遗传性痴呆症，如家族性阿尔茨海默病等，可以进行遗传基因检测，以了解患者的遗传风险。

五、鉴别诊断

1. 抑郁症

抑郁症在老年人中常常表现为认知功能下降、记忆力减退等症状，与老年痴呆相似。然而，抑郁症的特征是情绪低落、失去兴趣和愉悦感、睡眠和食欲改变等。与老年痴呆不同，抑郁症的症状通常可以通过抗抑郁治疗得到改善。

2. 药物引起的认知功能障碍

药物，如镇静催眠药、抗精神病药、抗抑郁药等，可能引起认知功能下降。评估患者是否有药物的潜在影响和不良反应是很重要的。

3. 甲状腺功能减退症

甲状腺功能减退可能导致认知功能障碍和记忆力下降，与老年痴呆相似。通过检测甲状腺功能指标，如甲状腺素水平，可以排除甲状腺功能减退症。

六、治疗

1. 药物治疗

（1）胆碱酯酶抑制剂：如多奈哌齐、氯雷他定和加兰他敏等胆碱酯酶抑制剂，可提高脑部乙酰胆碱水平，改善认知功能和行为症状。

（2）NMDA 受体拮抗剂：如美金刚，可调节谷氨酸系统，减轻症状和改善日常生活功能。

2．非药物干预

（1）认知训练：通过认知训练和记忆技巧的学习，帮助患者改善认知功能和日常生活技能。

（2）物理锻炼：适度的身体活动和锻炼有助于促进血液循环、改善心肺功能和维持身体健康。

（3）社交和心理支持：提供社交活动和心理支持，帮助患者保持情绪稳定、减轻焦虑和抑郁情绪。

3．支持性护理

（1）提供安全和舒适的环境：确保居住环境安全，减少跌倒和意外事故的风险。

（2）日常生活照料：协助患者进行日常生活活动，如饮食、个人卫生和穿衣等。

（3）定期监测和随访：定期进行医学评估和随访，以监测疾病进展和调整治疗计划。

第十九章 老年人的心理与防护

第一节 老年人的心理特征与影响因素

老年期的心理变化包括智力、记忆、思维和人格特征等的改变，很多因素可能影响老年人的心理，致使老年人出现一些心理问题。

一、老年人的心理特征

（一）智力的变化

智力也会随年老而发生变化，老年人学习新东西、新事物不如年轻人，其学习也易受干扰。老年人在限定时间内加快学习速度比年轻人难，Horn 和 Canell 将智力分为流体智力和晶体智力两类进行研究后发现，老年人智力并非全面减退，表现为晶体智力增强和流体智力下降。

1. 晶体智力增强

晶体智力是指与语言、文学、数学、概念、逻辑等抽象思维有关的智力。研究表明，老年人的晶体智力不但不随年龄增长而降低，反而增高，这主要与后天学习和经验积累有关，有的老年人直到70岁或80岁以后才出现减退，且减退速度较缓慢。

2. 流体智力下降

流体智力是指获得新观念、洞察复杂关系的能力，如直觉整合能力、近事记忆力、思维敏捷度，以及与注意力和反应速度有关的能力，包括对图形、物体、空间关系的认知和判断等与形象思维有关的智力。流体智力与感知、记忆和注意等心理过程有关，与脑的生理功能更为密切。流体智力随年龄增长而减退，高龄后下降明显，这与老年人的知觉整合和心理运动技能减退有关。

（二）记忆的变化

研究结果显示老年记忆的减退可能是由于信息编码、储存和提取困难相互作用而造成的。随着年龄的增加，老年人感觉器官逐渐不能正常有效地接受信息，同时因记忆细胞的萎缩，影响各种记忆信息的储存，记忆能力变慢、下降，某些疾病对记忆也会产生影响，多见于老年痴呆患者。老年人的记忆具有以下特点。

1. 初级记忆较好，次级记忆较差

初级记忆是指老年人对于刚听过或看过、当时在脑子里还留有印象的事物记忆较好，记忆减退较慢的一类记忆。初级记忆随增龄基本上没有变化，或者变化很少。次级记忆是指对已听过或看过一段时间的事物，经过编码储存在记忆仓库，以后需要加以提取的记忆，其减退程度大于初级记忆。由于大多数老年人在对信息进行加工处理方面不如年轻人主动，组织加工的效率也较差，所以记忆活动的年龄差异主要表现在次级记忆方面。次级记忆保持的时间可以从数日到数月、数年，甚至终身。体现出近事容易遗忘，越远事记忆越好的特点。

2. 再认能力基本正常，但再现或回忆明显减退

　　老年人对看过、听过或学过的事物再次出现在眼前时能辨认（即再认）的记忆能力基本正常。老年人再认能力的保持远比回忆好，由于再认时，刺激物仍在眼前，为有线索的提取，难度小些。而对刺激物不在眼前，要求将此物再现出来时的记忆能力（即再现或回忆）明显减退，表现出命名性遗忘，即记不起或叫不出以往熟悉的人或物的姓名或名称。

　　3. 机械性记忆较差，逻辑性记忆较好

　　老年人对与过去经历和与生活有关的事物或有逻辑联系的记忆较好，而对生疏的或需要死记硬背的机械性记忆较差。由此，老年人速记和强记虽然不如年轻人，在规定时间内速度记忆衰退，但理解性记忆和逻辑性记忆常不逊色。

　　（三）思维的变化

　　老年人的思维随年龄增长下降缓慢，特别是对自己熟悉的、与专业有关的思维能力在老年时仍能保持。但是老年人由于感知和记忆力的减退，无论在概念形成，逻辑推理和解决问题的思维过程还是创造性思维和逻辑推理方面都受到影响。尤其是思维的敏捷度、流畅性、灵活性、独特性，以及创造性比中青年时期下降明显，但个体差异很大。有些高龄的人思维仍很清晰，而有些年龄不大的人却有严重的思维障碍。

　　（四）人格的变化

　　人到了老年期，人格（即人的特性或个性，包括性格、兴趣、爱好、倾向性、价值观、才能和特长等）也相应有些变化。如对健康和经济的过分关注与担心所产生的不安与焦虑，对现状把握不住而产生的怀旧和发牢骚；学习新事物的能力降低、机会减少而产生保守、孤独、任性的情绪等。

　　（五）情感与意志的变化

　　老年人的情感和意志过程因社会地位、生活环境、文化素质的不同而存在较大差异。老年过程中情感活动是相对稳定的，即使有变化，大部分也是因为生活条件、社会地位的变化所造成的，并非完全是年龄本身所致。

　　（六）个性的变化

　　传统观念认为，老年人在年老过程中，欲望和需求日益减少，驱力（动机）及精神能量日益减退。因此，老年人容易出现退缩、孤独等心理问题，性格也易从外向转变为内向，行为从主动变为被动。而近年国内外心理学研究发现，老年人虽然经历退休、丧偶、生活困难、社交减少、疾病、死亡威胁等诸多生物-心理-社会问题，但老年人的个性仍是比较稳定的而且是继续发展的。老年人在个性方面的改变主要表现在以下几方面：①人生观的改变。老年人对成功、名利的追求逐渐地或迅速地淡化，因而其支配性、竞争性、攻击性、活动性均有可能减弱，而更多地关注于健康、家庭关系，更多地关心下一代，有的甚至热心于社会公益活动。②自私的暴露。在中年期，个体的自私因社会活动受到抑制，而在老年期表现突出；另外，老年人满足心理需要的资源日渐减少，因此，部分老年人对可用的资源抓得更紧，显得尤为自私。如老年人为了期望子女给自己更多的照顾，希望子女就近工作。③自尊心的改变。低自尊与高服从是老年人自尊心改变的表现，这与社会经济地位的降低和健康状况的下降有密切的关系。

二、老年人心理变化的影响因素

　　（一）各种生理功能减退

　　随着年龄的增长，各种生理功能减退，并出现一些老化现象，如神经组织，尤其是脑细胞逐渐发生萎缩并减少，导致精神活动减弱、反应迟钝、记忆力减退，尤其表现在近期记忆方面。视力及听力也逐渐减退，感知觉随之降低；由于骨骼和肌肉系统功能减退，运动能力也随之降低。

（二）角色适应障碍

由于社会地位的改变，可使一些老年人发生种种心理上的变化，如孤独感、自卑、抑郁、烦躁、消极等。老年人必然要经历离退休过程。离退休是人生光荣的一个转折点，每个人都会有这一天，这并不意味着人老没用了，而只是工作任务、目的和责任的变化。老年人应充满乐观情绪，满怀信心地面对离退休新角色。

（三）人际关系紧张

老年人离退休后，生活范围缩小，大多局限于家庭，很容易造成老年人情感波动，使老年人变得多愁善感、多疑，在人际关系上处理不良或出现紧张。有的老年人感觉自己在社会和家庭中的地位下降，还有的老年人离退休后变得异常敏感，对身边小事十分计较。家庭成员之间的关系，如子女对老年人的态度、代沟产生的矛盾等，对老年人的心理也都会产生影响。

（四）经济拮据

老年人离退休后，除基本的退休金外，不再享受在职的午餐、奖金、劳务等额外补贴，收入会有一定程度的下降。如果退休金过低，配偶又无经济来源，为维持生活，老年人不得不精打细算、节衣缩食。长期处于经济拮据和紧张状态，会给老年人造成很大的精神压力，影响其心理状态。对于另一部分无退休金或无任何经济来源的老年人，在目前我国社会养老保障政策尚未十分完善的情况下，要依赖子女赡养。子女赡养老年人虽是我国的优良传统，但部分老年人仍有寄人篱下之感，如果儿女稍有态度不妥，可能挫伤老年人的自尊和自信。

（五）生活规律失常

规律的生活是维持身心健康的重要保障之一。当老年人离退休后，虽然无须按照严格的上下班时间作息，但仍需要保证足够的休息与活动、规律的饮食等，以便维持良好的身心健康状态。如果老年人作息无规律，不按时起居，无节制地放纵自我，如通宵达旦打麻将或玩牌、饮食无规律等，致老年人睡眠不足、过度疲劳、精神萎靡不振而诱发心身疾病。

（六）疾病

老年人由于各器官、系统功能的减退，致使抵抗力下降，患病的机会增加。有些疾病会影响老年人的心理状态，如脑动脉硬化，脑组织供血不足，脑功能减退，促使记忆力减退加重，甚至会诱发老年性痴呆等。还有些疾病，如脑梗死等慢性疾病，常可使老年人卧床不起，生活不能自理，以致产生悲观、孤独等心理状态。患病作为一种应激性事件，特别是老年人多患有慢性疾病，需要长期服药治疗、反复检查，容易使老年人产生沉重的心理压力，常会导致老年人产生过分依赖、恐惧、焦虑、抑郁等心理反应。

（七）丧偶

自古以来，我国就有"白头偕老"的美好愿望。老年丧偶虽属自然规律，但对于同甘共苦和相濡以沫一生的配偶，一方面生离死别的情景常使老年人悲痛欲绝、泣不成声，另一方面对去世配偶的思念之情使老年人情绪低落、失眠、暗自流泪、食欲下降等。丧偶后面临生活失去依托，失去了昔日有事商量、有话交流的情感沟通情况。丧偶的老年人往往感到孤独和寂寞。

第二节　老年人常见心理问题和精神障碍的防护

随着人口老龄化的迅速发展，老年人的心理健康问题和精神障碍日益突出。不仅直接影响老年人对自身健康的评价和晚年生活质量，同时也影响着衰老的速度及老年病的治疗与康复。因此，加强老年人常见心理问题和精神障碍的护理，对于维护老年人身心健康和延缓衰老具有重要意义。

一、老年人常见的心理问题及护理

（一）焦虑

焦虑是一种很普遍的现象，适度的焦虑有益于个体更好地适应变化，有利于个体通过自我调节保持身心平衡等，但持久过度的焦虑则会严重影响个体的身心健康。

1．原因

①体弱多病、行动不便，如耳聋、眼花、躯体不适、手脚不灵活、力不从心、疼痛、性功能障碍、社交障碍、沟通能力下降等；②心理-社会因素，如离退休、经济威胁、环境改变、家庭关系不和、丧偶等；③疑病性神经症；④疾病，如抑郁症、痴呆、甲状腺功能亢进症、低血糖、直立性低血压等；⑤药物，如抗胆碱能药物、咖啡因、β受体阻滞剂、皮质类固醇、麻黄碱等均可引起焦虑反应。

2．表现

焦虑可分为急性焦虑和慢性焦虑两大类。

（1）急性焦虑：主要表现为急性惊恐发作。老年人常突然感到内心紧张、心烦意乱、坐卧不安、睡眠不稳、口干、心悸、脉搏加快、多汗、血压升高、潮热感、呼吸加快等。严重时，可出现阵发性气喘、胸闷、濒死感。并由此而产生妄想和幻觉，有时有轻度意识障碍。急性焦虑发作一般可以持续数分钟或数小时。发作后，又复平静，交感神经功能亢进引起的躯体变化也恢复平稳。

（2）慢性焦虑：其焦虑情绪可以持续较长时间，其焦虑程度也时有波动。老年慢性焦虑一般表现为平时比较敏感、易激怒，生活中稍有不如意的事，就会生闷气、发脾气等。

持久过度的焦虑可严重损害老年人的身心健康，加速衰老，可诱发高血压、冠心病；当急性焦虑发作时，可引起脑卒中、心肌梗死、青光眼眼压骤升而头痛、失明，或发生跌伤等意外事故。

3．防护措施

（1）评估老年人的焦虑程度：可用汉密尔顿焦虑量表和状态-特质焦虑问卷对老年人的焦虑程度进行评定。

（2）指导老年人保持良好心态：教育老年人保持良好的心态，学会自我疏导，自我放松。采取自我护理行为，主动寻求帮助，对自己有正确的认识和评价；树立信心，培养新的兴趣。提高自我调节能力，保持心态稳定。

（3）针对原因进行处理：指导和帮助老年人及其家属认识焦虑的原因和表现，正确对待离退休等问题，尽快适应新生活、新角色。

（4）子女应理解和尊重老年人：要理解老年人的焦虑心理，倾听他们的心声，鼓励老年人宣泄内心的负性情绪。帮助老年人的子女学会谦让和尊重老年人，真正从心理、精神上关心体贴老年人。

（5）药物治疗：尽量避免使用或慎用可引起焦虑症状的药物。焦虑过于严重者，遵医嘱应用抗焦虑药物，如利眠宁、多虑平等。

（二）抑郁

老年人自我意识和自我控制水平降低，抑郁如果持续的时间较长，则可使心理功能下降或社会功能受损，并可陷入孤独、悲观、厌世的阴影中。老年性抑郁症是老年期最常见的功能性精神障碍，高发年龄大部分在50～60岁之间，80岁以后者少见。一般病程较长，老年人自杀通常与抑郁有关。

1．原因

①增龄所致的生理和心理功能退化；②较多的应急事件，如离退休、丧偶、经济窘迫、家庭关系不和等；③孤独；④对事物消极的应对方式；⑤慢性疾病，因病躯体功能障碍、因病致残导致老年人自理能力下降或丧失。

2．表现

抑郁的发生是渐进而隐袭的，早期可表现为神经衰弱的症状，如头痛、头晕、食欲下降等。后期表现如下。

（1）情感障碍：忧郁心境长期存在，大部分患者表现为郁郁寡欢、内心沉重，对生活没有信心，对一切事物兴趣下降，有孤独感、失落感、自觉悲观失望，有突出的焦虑烦躁症状，有时也表现为激越。

（2）思维活动障碍：思维迟钝，反应缓慢，思考问题困难和主动性言语减少，痛苦的联想增多，常出现自责、厌世、疑病。

（3）精神活动障碍：出现比较明显的认知功能损害的症状，如记忆力显著减退，计算力、理解力、判断力下降，动作迟缓，反应迟钝，缺乏积极性、主动性。严重时可不语，不动，生活需要照顾。

（4）意志行为障碍：轻者依赖性强，遇事犹豫不决，稍重时活动减少，不愿社交，严重者可处于无欲状态，日常生活均不能自理。严重者有自杀企图和行为。老年患者一旦决心自杀往往比成人更坚决，行为也更隐蔽，应引起高度重视。

（5）躯体症状：伴有突出的躯体性焦虑，常感疲乏、精力不足、失眠或睡眠过多、头痛、四肢痛、胸闷、心悸、食欲下降、消化不良、口干、便秘、体重减轻等，有时这些症状可能比较突出，冲淡或掩盖了抑郁心境，称之为隐匿性抑郁。

3．防护措施

首先应注意饮食起居，严防自杀；避免诱发因素，采用心理治疗；药物治疗首选三环类抗抑郁药，如多塞平、阿米替林、丙米嗪；对药物治疗无效或对药物不良反应不能耐受者，有严重自杀企图和行为及伴有顽固的妄想症状者，有明确的躯体疾病不能用药物治疗者，可采用电休克治疗。

（三）孤独

随着人口老龄化，老年人的孤独问题表现得越来越突出。

1．原因

①离退休后远离社会生活，不参加任何工作；②无子女或因子女长大成人后与老年人分

开居住成为空巢家庭；③子女或他人对老年人不理解；④性格内向或孤僻；⑤体弱多病，行动不便，降低了与亲朋来往的频率；⑥丧偶。

2．表现

孤独无助，寂寞，自尊降低，伤感、抑郁情绪，精神萎靡，常偷偷哭泣，顾影自怜。如体弱多病，行动不便时消极感会更加明显。久之，身体免疫功能降低，容易患躯体疾病。有的老年人为摆脱孤独，会选择不良生活方式，如吸烟、酗酒等，严重影响身心健康，有的老年人会因孤独而转化为抑郁症，有自杀倾向。

3．防护措施

（1）社会予以关注和支持：大力发展老年人服务事业，建立老年公寓，对尚有工作能力和学习要求的老年人，各级政府和社会要为他们创造工作和学习的机会，如开设老年大学。社区应经常组织适合老年人的各种文体活动，如打腰鼓、扭秧歌、跳广场交谊舞、参加书画剪纸比赛等。对于卧床行动不便的老年人，社区应派专人定期上门探望。

（2）积极适应新变化、扩大社会交往：老年人应参与社会，积极而适量地参加各种力所能及的有益于社会和家人的活动，在活动中扩大社会交往，做到老有所为，即可消除孤独与寂寞，更从心理上获得生活价值感的满足，增添生活乐趣，也可以通过参加老年大学学习消除孤独，培养广泛的兴趣爱好，挖掘潜力，增强幸福感和生存价值。

（3）子女注重精神赡养：子女必须从内心深处关心父母。与父母同住的子女，茶余饭后陪父母聊聊天，听听父母的唠叨；和父母同住一城的子女，与父母房子的距离最好不要太远，方便经常回家看望；身在异地的子女，应尽量常回家看看，或经常通过电话、互联网等进行情感交流，将使老年人感到莫大的欣慰；对于丧偶的老年人，子女应支持老年人的求偶需求。

（四）自卑

即自我评价偏低，它是一种消极的情感体验。当人的自尊需要得不到满足，又不能恰如其分、实事求是地分析自己时，就容易产生自卑心理。

1．原因

①老化引起的生活能力下降；②疾病引起的部分或全部生活自理能力和适应环境的能力丧失；③离退休后角色转换障碍；④家庭矛盾。

2．表现

老年人形成自卑心理后，往往过低评价自己的能力，觉得低人一等，把自己看得一无是处，认为自己"老不中用"，是"废人"，失去信心，放弃追求。他们看不到人生的希望，领略不到生活的乐趣，也不敢去憧憬美好的明天。

3．防护措施

（1）用乐观的态度对待老年：人到老年只要努力就会得到他人的理解和尊重。乐观地对待一切，勇敢地对待疾病，克服自卑心理。

（2）遇事无争，修养心境：人到暮年，做到安心处事、性格豁达，不必争强好胜，始终保持泰然自若、心平气和的心理。

（3）为老年人创造良好的社会心理环境：鼓励老年人参与社会活动，做力所能及的事情，满足自我实现的需要，增加生活的价值感和自尊。

（4）尊重生活不能自理的老年人：在不影响健康的前提下，尊重生活不能自理的老年人的生活习惯，满足老年人受尊重的需要。

二、老年人常见的精神障碍及护理

（一）老年性抑郁症

老年性抑郁症泛指存在于老年期（≥60岁）这一特定人群的抑郁症，包括原发性抑郁（含青年或成年期发病，老年期复发）和见于老年期的各种继发性抑郁。严格而狭义的老年期抑郁症是特指首次发病于60岁以后、以持久的抑郁心境为主要临床特征的一种精神障碍。

抑郁症是老年人最常见的精神疾病之一。国外65岁以上老年人抑郁症患病率在社区为8%～15%，在老年护理机构约为30%。我国老年人抑郁症患病率可达7%～10%，在那些患有高血压、冠心病、糖尿病甚至癌症等疾病的老年人中，抑郁症发病率高达50%。

1. 原因

（1）患有慢性疾病：如高血压、冠心病、糖尿病、癌症等，或有躯体功能障碍。

（2）遗传因素：早年发病的抑郁症患者，具有明显的遗传倾向。

（3）生化异常：增龄引起中枢神经递质改变，如5-羟色胺（5-HT）和去甲肾上腺素（NE）功能不足，以及单胺氧化酶（MAO）活性升高，影响情绪的调节。

（4）神经-内分泌功能失调：下丘脑-垂体-肾上腺皮质轴功能失调导致昼夜周期波动规律紊乱。

（5）心理社会因素：老年期遭遇到的生活事件，如退休、丧偶、独居、家庭纠纷、经济窘迫、躯体疾病等对老年性抑郁症的产生、发展作用已被许多研究证实。

2. 表现

老年性抑郁症的临床症状群与中青年相比有较大的临床变异，症状多样化，趋于不典型。老年性抑郁症患者更易以躯体不适的症状就诊，而不是抑郁心境。具体表现如下。

（1）疑病性：患者的表现从轻微的躯体不适开始，继而出现焦虑、不安、抑郁等情绪，由此反复去医院就诊，要求医师给予保证，如要求得不到满足则抑郁症状更加严重。疑病性抑郁症患者疑病内容常涉及消化系统症状，便秘、胃肠不适是此类患者最常见也是较早出现的症状之一。

（2）激越性：激越性抑郁症最常见于老年人，表现为焦虑、恐惧，终日担心自己和家庭将遭遇不幸，大祸临头，搓手顿足，坐卧不安，惶惶不可终日；夜晚失眠；或反复追念着以往不愉快的事，责备自己做错了事导致家人和其他人的不幸，对不起亲人，对环境中的一切事物均无兴趣，可出现冲动性自杀行为。

（3）隐匿性：抑郁症的核心症状是心境低落，但老年性抑郁症患者大多数以躯体症状为主要表现形式，常见的躯体症状有睡眠障碍、头痛、疲乏无力、胃肠道不适、食欲下降、体重减轻、便秘、颈背部疼痛、心血管症状等，情绪低落不太明显，因此极易造成误诊。隐匿性抑郁症常见于老年人，以上症状通常表现为阴性症状，服用抗抑郁药可缓解、消失。

（4）迟滞性：表现为行为迟滞，通常以随意运动缺乏和缓慢为特点，肢体活动减少，面部表情减少，思维迟缓、内容贫乏、言语迟滞。患者大部分时间处于缄默状态，行为迟滞，重则双目凝视，情感淡漠，对外界动向无动于衷。

（5）妄想性：大约有15%的患者抑郁比较严重，可以出现妄想或幻觉，看见或听见不存在的东西；认为自己犯下了不可饶恕的罪恶，听见有声音控诉自己的不良行为或谴责自己、让自己去死等。由于缺乏安全感和无价值感，患者认为自己已被监视和迫害。这类妄想一般以老年人的心理状态为前提，与他们的生活环境和对生活的态度有关。

（6）自杀倾向：自杀是抑郁症最危险的症状。抑郁症患者由于情绪低落、悲观厌世，严重时很容易产生自杀念头，且由于患者思维逻辑基本正常，实施自杀的成功率也较高。据统计，抑郁症患者的自杀率比一般人群高20倍。自杀行为在老年期抑郁症患者中很常见，而且很坚决，部分患者可以在下定决心自杀之后，表现出镇定自若，不再有痛苦的表情，而是进行各种安排，如会见亲人，寻求自杀的方法及时间等。因此，常由于患者所表现出的这种假象，使亲人疏于防范，很容易使自杀成为无可挽回的事实。由于自杀是在疾病发展到一定的严重程度时才发生的，所以及早发现疾病，及早治疗，对抑郁症患者非常重要。

（7）抑郁症性假性痴呆：抑郁症性假性痴呆常见于老年人，为可逆性认知功能障碍，经过抗抑郁治疗可以改善。

（8）季节性：有些老年人具有季节性情感障碍的特点。抑郁常于冬季发作，春季或夏季缓解。

3．防护措施

（1）日常生活：①保持合理的休息和睡眠。生活要有规律，鼓励患者白天参加各种娱乐活动和适当的体育锻炼；晚上入睡前喝热饮、热水泡脚或洗热水澡，避免看过于兴奋、激动的电视节目或会客、谈病情。为患者创造舒适安静的入睡环境，确保患者充足睡眠。②加强营养。既要注意营养成分的摄取，又要保持食物的清淡。多吃高蛋白、富含维生素的食品，如牛奶、鸡蛋、瘦肉、豆制品、水果、蔬菜，少吃糖类、淀粉类食物。

（2）用药

① 密切观察药物疗效和可能出现的不良反应，及时向医师反映。目前临床上应用的抗抑郁药主要有以下几种。

a. 三环类和四环类抗抑郁药：以多塞平、阿米替林、氯丙嗪、马普替林、米安色林等为常用，这些药物的应用比较成熟安全，疗效肯定，但可出现口干、便秘、视线模糊、直立性低血压、嗜睡、心动过速、无力、头晕、心脏传导阻滞、皮疹、诱发癫痫等不良反应，不作为老年患者的首选药物。

b. 选择性5-羟色胺再摄取抑制剂（SSRI）：主要有氟西汀、帕罗西汀、氟伏沙明、舍曲林、西酞普兰、艾司西酞普兰。常见的不良反应有头痛、影响睡眠、食欲减退、恶心等，症状轻微，多发生在服药初期，之后可消失，不影响治疗的进行。其中，艾司西酞普兰禁与非选择性、不可逆性单胺氧化酶抑制剂（包括异烟肼）合用，以免引起如激越、震颤、肌阵挛和高热等5-羟色胺综合征；如果患者用药要由单胺氧化酶抑制剂改换成艾司西酞普兰，则必须经14日的清洗期。

c. 单胺氧化酶抑制剂（MAOIs）和其他新药物：因前者不良反应大，后者临床应用时间不长，可供选用，但不作为一线药物。

② 坚持服药：因抑郁症治疗用药时间长，有些药物有不良反应，患者往往对治疗信心不足或不愿治疗，可表现为拒药、藏药或随意增减药物。要耐心说服患者严格遵医嘱服药，不可随意增减药物，更不可因药物不良反应而中途停服。另外，由于老年性抑郁症容易复发，因此强调长期服药，对于大多数患者应持续服药2年，而对于有数次复发的患者，服药时间应更长。

（3）严防自杀：自杀观念与行为是抑郁患者最严重而危险的症状。患者往往事先计划周密，行动隐蔽，甚至伪装病情好转逃避医务人员与家属的注意，并不惜采取各种手段与途径，以达到自杀的目的。

① 识别自杀倾向：首先应与患者建立良好的治疗性人际关系，在与患者的接触中，应能识别自杀倾向，如在近期内曾经有过自我伤害或自杀未遂的行为，或焦虑不安、失眠、沉默少语，或抑郁的情绪突然"好转"，在危险处徘徊、拒餐、卧床不起等。给予心理上的支持，使他们振作起来，避免意外发生。

② 环境布置：患者住处应光线明亮，空气流通、整洁舒适，墙壁以明快色彩为主，并挂上壁画，摆放适量的鲜花，以利于调动患者积极良好的情绪，焕发对生活的热爱。

③ 专人守护：对于有强烈自杀倾向的患者要专人24小时看护，不离视线，必要时经解释后予以约束，以防意外。尤其夜间、凌晨、午间、节假日等人少的情况下，要特别注意防范。

④ 安全管理：自杀多发生于一刹那间，凡能成为患者自伤的工具都应管理起来；妥善保管好药物，以免患者一次性大量吞服，造成急性药物中毒。

（4）心理

① 阻断负向的思考：抑郁患者常会不自觉地对自己或事情保持负向的看法，护士应该协助患者确认这些负向的想法并加以取代和减少。其次，可以帮助患者回顾自己的优点、长处、成就来增加正向的看法。此外，要协助患者检查其认知、逻辑与结论的正确性，修正不合实际的目标，协助患者完成某些建设性的工作和参与社交活动，减少患者的负向评价，并提供正向增强自尊的机会。

② 鼓励患者抒发自己的想法：严重抑郁患者思维过程缓慢，思维量减少，甚至有虚无罪恶妄想。在接触语言反应很少的患者时，应以耐心、缓慢及非语言的方式表达对患者的关心与支持，通过这些活动逐渐引导患者注意外界，同时利用治疗性的沟通技巧，协助患者表述其看法。

③ 怀旧治疗：怀旧治疗作为一种心理社会治疗手段在国外被普遍应用的价值已得到肯定。它是通过引导老年人回顾以往的生活，重新体验过去的生活片段，并给予新的诠释，协助老年人了解自我，减轻失落感，增加自尊及增进社会化的治疗过程。也有研究显示，怀旧功能存在个体差异，某些个体不适合怀旧治疗。

④ 学习新的应对技巧：为患者创造和利用各种个人或团体人际接触的机会，以协助患者改善处理问题、人际互动的方式，增强社交的技巧。并教会患者亲友识别和鼓励患者的适应性行为，忽视不适应行为，从而改变患者的应对方式。

（5）健康指导

① 不脱离社会，培养兴趣：老年人要面对现实，合理安排生活，多与社会保持密切联系，常动脑，不间断学习；并参加一定限度的力所能及的劳作；按照自己的志趣培养爱好，如种花、钓鱼、练书法、学摄影、下棋、集邮票等。

② 鼓励子女与老年人同住：子女对于老年人，不仅要在生活上给予照顾，同时要在精神上给予关心，提倡精神赡养。和睦、温暖的家庭和社交圈，有助于预防和度过灰色的抑郁期。避免或减少住所的搬迁，以免老年人不易适应陌生环境而感到孤独。

③ 社会支持：社区和老年护理机构等应创造条件让老年人进行相互交往和参加一些集体活动，针对老年期抑郁症的预防和心理健康促进等开展讲座，有条件的地区可设立网络和电话热线进行心理健康教育和心理指导。

第三节 老年人心理健康的维护与促进

心理健康又称心理卫生，第三届国际心理卫生大会将心理健康（mental health）定义为："所谓心理健康，是指在身体、智能，以及情感上与他人的心理健康不相矛盾的范围内，将个人心境发展成最佳状态。"据有关专家对多种老年病发病原因的分析，有70%与老人自身心理不健康有关。

一、老年人的心理健康

综合国内外心理学专家对老年人心理健康标准的研究，结合我国老年人的实际情况，老年人心理健康的标准可以从以下六个方面进行界定。

1. 智力正常

人的智力主要由观察能力、记忆能力、思维能力、想象能力和操作能力构成。有正常的思维，有良好的记忆。判断事物基本准确，不发生错乱；在平常生活中，有比较丰富的想象力；分析问题条理清楚，思路清晰，对答自如，即为智力正常。

2. 情绪健康

情绪稳定与心情愉快是情绪健康的重要标志。心理健康的老年人能经常保持愉快、乐观、开朗、豁达、自信的心情。并能适度宣泄不愉快的情绪，通过正确评价自身及客观事物而较快地稳定情绪。

3. 意志坚强

行动的自觉性、果断性和顽强性，是意志坚强和情绪健康的重要标志。心理健康的老年人能自觉地确定行动目标，具有按此目标行动的决心和毅力，有独立自主的能力，用自己的意志调节和支配自己的行为。

4. 心理协调

人的思想与行动相统一，称为心理协调。老年人尽管动作迟缓，但并不慌乱；做事头尾相顾，讲话条理清楚；处理问题恰当，即为心理协调。

5. 反应适度

人对外界事物的反应有个体差异。但应在一定的限度以内，如果过于敏感或迟钝，均为心理不健康的表现。

6. 关系融洽

作为老年人，乐于与他人交往，既对别人施予感情，也能欣赏并接受别人的感情，与大多数人心理相容，关系融洽，是心理健康的表现。

二、老年人心理健康的维护与促进

（一）维护和增进心理健康的原则

1. 适应原则

心理健康强调人与环境能动地协调适应，达到动态平衡，以保持良好的适应状态。人对环境的适应、协调，不仅仅是被动的顺应和妥协，更主要的是积极、能动地对环境进行改造以适应个体的需要，或改造自身，以适应环境的需要。因而需要积极主动地调节环境和自身，减少环境中的不良刺激，学会协调人际关系，发挥自己的潜能，以维护和促进心理健康。适应不能脱离个体年龄和身体状况的变化，注重身心统一，以获得心理情绪的最佳状态。

2．发展原则

人和环境都在不断发展和变化，每个人的心理健康状态都不是静止的，而是动态发展的过程。人在不同年龄阶段、不同时期、不同身心状况下和不同或变化的环境中，其健康可以因个体内部心理状态和外部环境条件的变化转变为不健康。所以在人的一生中，都存在着维护和增进心理健康的问题。所以，要以发展的观点动态地把握和促进心理健康。

3．系统原则

人是一个开放系统，人的生命活动与健康的基本条件是人体内外环境的协调与平衡。因此维护和增进心理健康要考虑到人既是生物的人，社会的人，也是具有自我意识，善于思考、情感丰富、充满内心活动的人。而人所生活的环境也是一个历史发展的综合体。所以只有从自然、社会文化、道德、生物、人际关系等多方面、多角度、多层次考虑和解决问题，才能达到内外环境的协调与平衡。

4．整体原则

每个个体都是一个身心统一的整体，身心相互影响。因此，通过积极的体育锻炼、卫生保健和培养良好的生活方式以增强体质和生理功能，将有助于促进心理健康。

（二）维护和增进老年人心理健康的措施

1．加强老年人自身的心理保健

（1）树立正确的生死观：死亡是生命的自然结果，当死亡的事实不可避免时则应泰然处之。因此，只有确立正确的生死观，克服对死亡的恐惧，以无畏的勇气面对将来生命的终结，才能更好地珍惜生命，使生活更有意义和乐趣。

（2）正确评价自我健康状况：由于老年人对健康状况的消极评价，对疾病过分忧虑，更感衰老、无用，对老年人心理健康十分不利。因此，应实事求是，指导老年人正确评价自身健康状况，对健康保持积极乐观的态度，采取适当的求医行为，促进病情的稳定和康复。

（3）作好离退休的心理调节，适应角色的转变：老年人从原来的职业功能上退下来，这是一个自然的、正常的、不可避免的过程。只有充分理解新陈代谢，新老交替的规律，才能对离、退休这个生活变动泰然处之。离退休必然会带来社会角色、地位的变动，对此，要教育老年人有足够的思想准备，必须认识与适应离退休后的社会角色转变，才能生活得轻松愉快。

（4）树立老有所为、老有所用的新观念：老年人阅历丰富、知识广博，很多老年人为家庭、为社会在继续发挥余热，以获得心理的满足和平衡。老年人如何继续发挥作用，需根据自身的具体情况及客观条件而定。对于身体好、精力充沛、仍可继续从事职业生活的离退休老年人来说，退休后的继续工作、再就职，十分常见。

（5）老有所学，丰富精神生活：老年人退出工作岗位后，仍然需要学习。学习不仅是老年人的精神需要，而且可以增长知识、活跃思维、开拓眼界、端正价值观等，同时也有益于身心健康。"勤用脑可以防止脑力衰退"。应指导老年人根据自身的具体条件和兴趣学习和参加一些文化活动，如阅读、写作、绘画、书法、音乐、舞蹈、园艺、棋类等，不但可以开阔视野、陶冶情操，丰富精神生活，减少孤独、空虚和消沉之感，而且是一种健脑、健身的手段，有人称之为"文化保健"。它既可以通过使用大脑来锻炼大脑的思维、逻辑、想象、识别、运算、感知觉等功能，而且由于大脑、眼、四肢等的并用，使人的感官和肌肉、关节都得到锻炼。

（6）妥善处理家庭关系：家庭是老年人晚年生活的主要场所。老年人需要家庭和睦与温馨，及家庭成员的理解、支持和照料。但老年人与子女之间在思想感情和生活习惯等方面有时因看法和处理方法不同，而有所谓"代沟"，即不相适应、难以沟通或保持一致的状况。作为子女应尽孝道，多关心、体谅、尊重老年人，遇事多与老年人商量，对于不同意见要耐心听取，礼让三分，维护老年人的自尊。作为老年人亦不可固执己见，独断专行，应有意识地克制自己的一些特殊性格，应理解子女，以理服人，不必要求晚辈事事顺应自己。遇事多和老伴、子女协商，切不可自寻烦恼和伤感。老年夫妻要互相关怀、体贴，相互宽容，使老年夫妻生活充满情趣与温馨，是老年人长寿的良药。

（7）培养良好的生活习惯：良好的生活习惯对老年人心理健康至关重要。如起居有常、饮食有节、戒烟、节酒等。适当修饰外貌，装饰环境，扩大社会交往，多与左邻右舍相互关心、往来，有助于克服消极心理，振奋精神，怡然自得。

2．改善和加强社会支持系统

（1）进一步树立和发扬尊老敬老的社会风气：尊老敬老是中华民族的传统美德，也是老年人保持心理健康的良好社会心理环境。在我国未老先富的国情下，应加强宣传教育，继续大力倡导养老敬老，以促进健康老龄化的实现。

（2）尽快完善立法：应制定我国《中华人民共和国老年人保护法》《中华人民共和国老年人福利法》等法规，加强老龄问题的科学研究，为完善立法提供依据，为维护老年人的合法权益、增强老年人安全感、解除后顾之忧、安度晚年提供社会保障。

（3）加强老年人问题的科学研究：这也是研究老年期心理卫生的一个重要方面，包括开展衰老及老年病的基础和应用性的战略研究项目；鼓励对衰老进行跨学科多层次的科学研究；开展对老年人的衣、食、住、行、家庭问题、就业问题等的研究等。只有开展老年人问题全方位的研究与实施相关政策，才能实现健康老龄化的愿景。

（4）充分发挥社会支持系统的作用：政府、社会、单位、邻里、家庭及亲友等都应对老年人给予关心、安慰、同情和支持，为老年人建立起广泛的社会支持系统网，形成尊老、敬老的社会风气。满足老年人的物质和文化需求，如医疗与经常性体检。尽快发展老年人服务事业，提供老年人食品、服装；开设老年人门诊，方便老年人就医和保健；加强老年人社会保险和福利设施，为健康老龄化的实现奠定基础。

三、与老年人沟通的常用技巧

（一）非语言沟通的技巧

非语言沟通对于因逐渐认知障碍而越来越无法表达和理解谈话内容的老年人来说极其重要。照顾者要达到持续的沟通，及时了解老年人的思考、需要、感觉，必须强化非语言沟通方式。但在应用各种方式的非语言沟通过程中必须明确：老年人可能因其功能障碍而较为依赖非语言沟通方式，但并非意味着其心理认知状态也退回孩童阶段。所以，要避免不适宜的拍抚头部等让老年人感受到不适应和不接受的动作；要尊重与了解老年人的个性和文化背景，以免影响沟通效果；并观察何种沟通模式是老年人反应良好的特定方式，并予以强化和多加运用。

1. 触摸

触摸可表达触摸者对老年人的关爱，而触摸他人或事物则可帮助老年人了解周围环境，肯定其存在价值。然而，触摸并非万能，若使用不当，可能会增加老年人的躁动或触犯老年人的尊严等。因此在使用该沟通模式的过程中要掌握以下注意事项。

（1）尊重老年人的尊严与其文化社会背景：检查涉及老年人的隐私时，应事先得到老年人的允许，且应注意不同社会文化对触摸礼仪使用的不同。

（2）渐进地开始触摸，并持续性观察老年人的反应：例如从单手握老年人的手到双手握老年人的两手；进行社交会谈时，由90～120cm渐渐拉近彼此距离；在此过程中观察老年人脸部表情和触摸的部位是松弛（表示接受且舒适），还是紧绷（表示不舒适）；身体姿势是退缩后靠，还是接受前倾，都可为下一步措施的选择提供依据。

（3）确定适宜的触摸位置：最易被接受的部位是手，如握手，其他适宜触摸的部位有：手臂、背部与肩膀。头部则一般不宜触摸。

（4）确定老年人知道触摸者的存在方可触摸：部分老年人因为视力、听力的逐渐丧失，常容易被惊吓，所以应尽量选择从功能良好的那一边接触老年人，绝不要突然从背后突然触摸。

（5）对老年人的触摸予以正确的反应：护理人员应学习适当地接受老年人用抚摸我们的头发、手臂或脸颊来表达谢意，而不要一味地以老年人为触摸对象。

2. 身体姿势

每当言语无法清楚表达时，身体姿势都能适时有效地辅助表达。与认知障碍的老年人沟通前，必须先让他知道我们的存在；口头表达时，要面对老年人，利于他读唇，并加上缓和、明显的肢体动作来有效地辅助表达。同样，若老年人无法用口头表达清楚时，可鼓励他们以身体语言来表达再给予反馈，以利于双向沟通。日常生活中能有效强化沟通内容的身体姿势有：挥手问好或再见；招手作动作；伸手指出物品所在地，或伸手指认自己或他人；模仿和加大动作以指出日常功能活动（如洗手、刷牙、梳头、喝水、吃饭）；手臂放在老年人肘下，或让老年人的手轻勾治疗者的手肘，协助其察觉我们要他同行的方位。对于使用轮椅代步的老年人，注意不要俯身或利用轮椅支撑身体来进行沟通，而应适时坐在旁边或蹲在旁边，并维持双方眼睛于同一水平线，以利于平等地交流与沟通。

3. 倾听

对老年人时耐心的倾听也非常重要，有些老年人喜欢一直说话的原因是当他们能听到自己的声音时，他们会感到安全，沟通过程中护理人员应保持面部表情平和、不紧绷或皱眉，说话声音要略低沉、平缓且带有欢迎的热情，说话时倾身向前以表示对对方的话题有兴趣，但是小心不要让老年人有身体领域被侵犯的不适。可适时夸大面部表情，以传达惊喜、欢乐、担心、关怀等情绪。

4. 眼神

眼神的信息传递是脸部表情的精华所在，所以保持眼神的交流是非常重要的，尤其是认知障碍的老年人，常因知觉缺损而对所处情境难以了解，因此需提供简要的线索和保持眼对眼的接触，必要时正面回应老年人，以吸引其注意力。

（二）语言沟通的技巧

1. 老年人的语言表达

口头沟通对外向的老年人而言，是抒发情感和维护社交互动的好途径，而书信沟通则更适合内向的老年人。随着年龄增长，不论老年人原有的人格特征如何。都可能变得比较退缩与内向，较少参与社会活动，而影响其语言表达能力，可能会产生寂寞和沮丧。最好的解决方法是提供足够的社交与自我表达的机会，予以正向鼓励，但不管老年人是选择接受还是拒绝参与，都应予以尊重。

2．电话访问

利用电话可协助克服时空距离，有效追踪老年人现况，甚至还可以进行咨询、心理治疗或给予诊断以利持续性治疗。除了应避开用餐与睡眠时间外，护理人员最好能与老年人建立习惯性的电话问候与时间表，这样会使老年人觉得有社交活动的喜悦。

当电话访问对象有听力障碍、失语症或定向力障碍时，需要特别的耐心并采用有效的方法。例如，说话速度放慢和尽可能咬字清楚；要求失语症的老年人以其特殊的语言重复所听到的内容，譬如复述重要字句，或敲打听筒两声以表示接收到信息；对于认知渐进障碍的老年人利用电话接收信息更为困难，除了缺少面对面的视觉辅助效应外，也常被其思绪障碍所干扰。所以，在开始沟通时，必须明确介绍访问者与老年人的关系，以及此次电话访问的目的。为减少误解的发生，必要时还需要以书信复述信息。另外，听力困难的老年人可鼓励安装电话扩音设备，可直接放大音量，以利于清晰听到。

3．书面沟通

只要老年人识字，结合书写方式沟通可针对老年人记忆减退而发挥提醒的功能，也可增加老年人对健康教育的依从性。使用书写方式要注意以下几点：①使用与背景色对比度较高的大体字，以便于看清；②对关键的词句应加以强调和重点说明；③用词浅显易懂，尽可能使用非专业术语；④运用简明的图表或图片，来解释必要的过程；⑤合理运用小标签，如在小卡片上列出每日健康流程中要做的事，并且贴于常见的地方以防记错或遗忘。

第四节　特殊老年人群的心理与防护

有的老年人因子女不在身边、家庭不和，退休、住在高楼中等原因致精神、情绪、行为性格等都有较大改变，这些对老年人的精神和身体健康都是不利的。因此，政府、社会、家庭等应对老人给予关心和照顾，医务人员应加强对这类老年人群的护理，为老年人提供良好的社会环境和心理环境，使老年人提高生活质量。

一、空巢综合征老年人

"空巢家庭"是指家中无子女或子女成人后相继离开家庭，只剩下老年人独自生活的家庭。空巢家庭的老年人常由于人际疏远、缺乏精神慰藉而产生被疏离、被舍弃的感觉，出现孤独、空虚、寂寞、伤感，精神萎靡、情绪低落等一系列心理失调症状，称为空巢综合征。

据统计，目前我国空巢老人数量达到了老年人口的一半。2010年公布的一项调查也发现，中国城市老年空巢家庭已达到49.7%，农村老年空巢家庭也达到了38.3%。到2020年以后，新中国成立后生育高峰中出生的、绝大部分育有一个子女的一代步入老年，预计因空巢而引发的老年身心健康问题将更加突出，必须引起高度重视。

1．原因

（1）对子女情感依赖性强，有"养儿防老"的传统观念。

（2）儿女却因种种原因无法与老年人同住，导致老年人独居时间多；部分子女家庭观念淡薄，长久不探望老年人。

2．表现

精神空虚、无所事事；孤独悲观、烦躁不安、精神萎靡、抑郁焦虑、顾影自怜；部分老年人常偷偷哭泣；行为活动减少、兴趣减退、深居简出，很少与社会交往。如体弱多病，行动不便时，上述消极感会更加重。久之，会减低身体免疫功能，导致一系列的躯体症状和疾病，如失眠、头痛、乏力、食欲减退等。

3．防护措施

（1）正视"空巢"：随着竞争压力和人口流动性的增加，年轻人选择离开家庭来应对竞争，从前那种"父母在，不远游"的思想已经不再适用于今天的社会。做父母的要做好充分的思想准备，计划好子女离开后的生活方式，有效防止"空巢"带来的家庭情感危机。

（2）夫妻相惜相携：对于进入中老年的家庭应该及时将家庭关系的重心，由纵向的亲子关系转向横向的夫妻关系，夫妇之间给予更多的关心、体贴和安慰，并培养共同兴趣与爱好，一同参与文娱活动或公益活动，增添新的生活乐趣。

（3）自我调节，回归社会：老年人应走出家门多参加社会活动，如阅读、写作、绘画、书法、舞蹈、园艺、棋类等。开阔视野、陶冶情操，丰富精神与社会生活，扩大社会交往。

（4）子女应多关心：子女经常回家看望和照顾父母，与之交流，多了解和满足老年人的生活和情感需求。在异地工作的子女，应经常电话问候，传递对老年人的关爱，避免老年人孤寂、空虚，使老年人精神愉快，心理上获得安慰与满足。

（5）政府扶持、社会合力：充分发挥社会支持系统的作用，各界都应对老年人给予关心、关爱，提供支持，为老年人建立起广泛的社会支持网络，老年大学、老年人活动中心等。政府提供社会性的服务，在全社会倡导尊老爱幼、维护老年人的合法权益；依托社区，组织开展各项活动，定期电话联系或上门看望空巢老年人，建立家庭帮扶制度，帮扶救助对象重点放在空巢老年人中的独居、高龄等弱势群体上。

二、离退休综合征老年人

离退休综合征是指老年人由于离退休以后不能适应新的社会角色、生活环境和生活方式的变化而出现焦虑、抑郁、悲哀、恐惧等消极情绪，或因此产生偏离常态行为的一种适应性心理障碍。这种心理障碍往往还会引起其他疾病的发生或发作，严重地影响了身体健康。

大多数老年人经过心理疏导或自我心理调适在1年内基本恢复常态，个别需较长时间才能适应。但也有少数老年人对这种新变化感到突然和苦闷，出现心理不适应和失态行为，甚至导致其他疾病。据统计，约有1/4的离退休人员会出现不同程度的离退休综合征，该问题应引起老年护理者的足够重视。

1．原因

（1）离退休前缺乏足够的心理准备。

（2）离退休前后生活境遇反差过大，如社会角色、生活环境、家庭关系等的变化。

（3）个人适应能力差或个性缺陷。

（4）社会支持缺乏。

（5）失去价值感。

研究发现，事业心强、好胜而善辩、拘谨而偏激、固执的人离退休综合征发病率较高；

无心理准备突然退下来的人发病率高且症状偏重；平时活动范围小，爱好局限的人发病率高。男性比女性适应慢，发病率较女性高。

2．表现

离退休综合征老年人主要表现为焦虑症状，如坐卧不安、心烦意乱、行为重复、无所适从，偶尔出现强迫性定向行走；由于注意力不集中而常做错事；由于情绪的改变而易急躁和发脾气，做事缺乏耐心，容易发怒，对任何事情都不满或不快；多疑、对现实不满、常怀旧；有的老年人因不能客观地评价事物甚至发生偏见；有强烈的失落感、孤独感、衰老无用感，对未来生活感到悲观失望；自信心下降，无兴趣参加以前感兴趣的活动，不愿与人主动交往；懒于做事，严重时个人生活不能自理。甚至出现失眠、多梦、心悸、阵发性全身燥热感等症状。

3．防护措施

（1）调整心态：衰老是不以人的意志为转移的客观规律，退休也是人生必然经历的过程，老年人必须在心理上认识和接受这个现实。消除"人走茶凉"的悲观思想和不良情绪，坚定美好的信念，将退休生活视为另一种绚丽人生的开始，重新安排自己的生活、学习和工作，做到老有所为、老有所学、老有所乐。

（2）发挥余热：离退休老年人如果身体健康、精力旺盛，可积极寻找机会，做一些力所能及的工作，发挥余热，为社会继续做贡献，实现自我价值，完善并提升自己的人生。

（3）培养爱好：老年人应积极参加街道社区、各大公园、老年活动中心的文娱体育活动，也可以自由选择适合于自己特点的棋牌类、球类、健身操、太极拳、歌舞等活动。

（4）关爱与支持：家庭和社会应关心和尊重离退休老年人的生活权益，包括精神和物质的关怀，家人要多陪伴老年人；单位要经常联络、看望离退休老年人，使他们感到精神愉快、心情舒畅。此外，社区对可能患有离退休综合征的老年人提供特殊帮助，组织各种有益于老年人身心健康的活动，包括娱乐、学习、游戏、体育活动。

三、高楼住宅综合征老年人

所谓高楼住宅综合征，是指一种因长期居住于城市的高层闭合式住宅里，与外界很少接触，也很少到户外活动，从而引起一系列生理上和心理上的异常反应的疾病。这种病症多发生于离退休后久住高楼而深居简出的老年人。由于目前城市化发展很快，各大、中城市高楼林立，老年人高楼住宅综合征发生率近年呈明显上升趋势。

1．原因

老年人由于住在高楼中，外界交往和户外活动减少，找不到聊天对象产生孤寂感，这种局面不利于老年人的身心健康。

2．表现

高楼住宅综合征老年人常见症状有四肢无力、脸色苍白、消化不良、脾气暴躁、注意力不集中、焦虑及忧郁等症状。久之不爱活动，不愿与人交谈，性情孤僻，对外界适应能力差，严重者因孤独、抑郁、对生活失去信心而产生自杀倾向。它是导致老年肥胖症、糖尿病、骨质疏松症、高血压及冠心病的常见原因。

3．防护措施

（1）增加人际交往：与左邻右舍应经常走动、聊天，以增加相互了解，增进友谊，这样也有利于独居高楼居室的老人调适心理，消除孤寂感。和其他老年人交朋友，一起打太极拳、做老年操，既增进友谊，又锻炼身体，消除孤寂感。根据身体状况，积极参与社区、居委会等组织的老年活动，消除因居住高楼而不利于人际交流的弊端。

（2）保持乐观情绪：在平常生活中，不如意的事是常有的，怒、忧、悲、恐等不良刺激不时发生，要创造良好心境，做到理智冷静，自我调节。

（3）经常户外活动：居住高楼的老人，每日应下楼到户外活动 1～2 次，常呼吸户外的新鲜空气，增加活动量。

（4）心理辅导：对已经发病的老年人应及时给予心理辅导和治疗，对严重抑郁或有自杀倾向的老年人应遵医嘱用药，避免各种不良后果发生。

（5）健康教育：向老年人及其家属讲解高楼住宅综合征的发病原因及表现；帮助家属理解老年人患病境况；鼓励老年人和家庭成员采取积极的应对方式，如参加体育活动、加入老年人社团组织、增加人际交往、加强自我心理调适等。

四、疑病症老年人

疑病症是精神异常的表现，老年疑病症就是老年人以怀疑自己患病为主要特征的一种神经性的人格障碍，表现为对自身的健康状况或身体的某一部位和某一部分功能过分关注，老年人经常诉说某些不适，反复就医，怀疑患了某种躯体方面或精神方面的疾病，但与其实际健康状况不符，老年人整个心神被对疾病的疑虑和恐惧所占据。

1. 原因

（1）与人格特征有关：性格内向孤僻、敏感多疑、固执死板、谨小慎微、自我中心或自怜的老人容易产生疑病症，经常把自己身上的不适与医学科普文章上的种种疾病"对号入座"，往往有较强的自恋倾向，过度关心自己的身体，男性老年人常有强迫人格，女性则与癔病性格有关。

（2）与早期经历有关：在成长过程中，患疑病症的老年人往往有接触过疾病的经历，例如家庭中有人患过病，或者亲密的家庭成员在老年人成长的关键时期去世，或者在童年时家人对老年人漠不关心等，这些早期的不幸经历对老年人造成心理创伤，也有可能引发疑病症。

（3）不良环境刺激：外界的一些不良刺激也会加剧老年人的疑病倾向。如离退休后独居一处，空闲无事容易产生孤独、失落感，导致特别关注自己的健康。耳闻目睹原来自己社交范围内的老朋友或老同事患病或死亡，有疑病倾向的老年人便往往会联想到自己，因而变得忧心忡忡。在求医过程中，医务人员不恰当的言语、态度和行为都可能促使老年人产生怀疑患有某些疾病的信念。也有部分老年人，由于躯体疾病后的衰弱状态，或者由于环境的变迁，以及个体生理心理条件的改变，如绝经期等的疑虑，因自我暗示或条件联想而产生疑病症。

2. 表现

临床上多表现为患者对自身变化特别敏感和警惕，对一些微小的变化也特别关注，并且加以夸大和曲解，将其作为严重疾病的证据；患者常感到忧郁和恐慌，对自己的病症感到极为焦虑，然而其严重程度与实际情况极不相符。

（1）疑病：疑病的心理障碍有两种表现。一种是疑病感觉，对身体某部位的变化特别敏感，进而疑病，或过分关注，诉说的症状常涉及身体的多个部位并且种类多样，但其描述往往含糊不清，部位不恒定。另一种老年人的描述形象逼真，生动具体，他们指给医师看有病的部位，或者表演如何不适，带有强烈的情感色彩，形成患有严重疾病的证据。客观的身体检查的结果证实没有病变，老年人仍不相信，对报纸杂志上介绍的一些常见病对号入座，不相信医师的结论，甚至认为医师有故意欺骗和隐瞒的行为。医师的再三解释和保证均不能使其消除疑虑，因为担心患了不治之症，得不到有效治疗而惶惶不安、焦虑、苦恼。

（2）疼痛：约有2/3的老年人有疼痛症状，常见部位为头部、下腰部或右髂窝。这种疼痛描述不清，有时甚至诉全身疼痛，老年人四处求医辗转内外各科，最后才到精神科，常伴有失眠、焦虑和抑郁症状。

（3）躯体症状表现多样广泛：可涉及身体许多不同区域，患者认为自身患了某种严重疾病或坚信某种异物侵入身体，如口腔内有异味、恶心、吞咽困难、反酸、胀气、腹痛、心悸、左侧胸痛及呼吸困难等，担心高血压或心脏病。有些老年人怀疑自己五官不正，特别是鼻子、耳及乳房形状异样，还有诉体臭或出汗等。

3．防护措施

（1）心理：开始让老人尽情倾诉，暴露出心理矛盾和冲突，对他们出示的各种检查结果表示同情，尽量回避与老人讨论症状或向老人表示疑病是无客观依据的，从而取得老年人信任，解除或减轻老年人的精神负担，与他们建立良好的护患关系。在老人信任医务人员的基础上，逐步引导其认识疾病的本质。然后对老年人个性特点进行分析，如果暗示性很高，可以作一些暗示疗法，可获得较好的疗效。另外，老年疑病症通过心理医师对其实施认知性心理治疗、森田疗法等，可望取得更好的疗效。

（2）转移注意力：指导老年人保持乐观、开朗的心态，引导老年人多回忆愉快的往事，回味当时的幸福体验，多设想今后美好的生活，不要让过去的痛苦和不幸笼罩自己。组织老年人参加一些有益的娱乐活动和适当的社会活动，转移老年人的注意力。

（3）避免医源性影响：在工作中医务人员要特别注意避免不恰当的言语、态度和行为。在老年人就诊过程中，当出现新的症状与主诉时，注意不要简单地把他们归入疑病症的症状之中，须认真检查是否确实伴发了躯体疾病，以免延误治疗。

（4）药物治疗：一方面进行对"症"治疗，满足老年人在心理上的渴求，使其取得心理平衡；另一方面可试用抗焦虑药如地西泮、阿普唑仑、三唑仑，或抗抑郁药如阿米替林、多塞平和丙咪嗪等，对减轻焦虑、抑郁或恐怖等症状有一定效果，但是用量不宜过大，时间不宜过长。

第五节　老年人常见的安全问题与防护

随着年龄的增长，老年人机体功能发生退行性改变，常伴发高血压、冠心病、糖尿病、阿尔茨海默病、脑卒中等多种慢性疾病，且有病程长、病情重、用药复杂的特点，极易发生跌倒、压疮、坠床、噎呛、走失等常见的安全问题。这些安全问题的发生不仅给老年人造成痛苦，增加经济支出，延长住院时间，甚至危及生命，也会给医院造成不良影响，导致医疗纠纷。老年人安全问题越来越受到关注，已成为老年护理工作和护理质量评价的重要组成部分。

一、噎呛

食物团块完全堵塞声门或气管引起的窒息者为噎食；食物卡在喉部或隆突咳嗽刺激性感

受器的部位，或食物进入气管刺激支气管，引起咳嗽反射把食物喷出者为呛咳。两者可同时出现也可独立出现。

1. 原因

（1）吞咽功能障碍：随着年龄的增长，吞咽肌肉可能会变得较弱，导致吞咽困难。这种情况在医学上被称为吞咽障碍或吞咽困难，可能因神经系统疾病（如帕金森病或中风后遗症）而加剧。

（2）口腔健康问题：牙齿缺失或义齿不适可以影响咀嚼能力，增加噎食的风险。口腔或喉部的感染和炎症也可能影响正常吞咽。

（3）神经系统疾病：如前所述，中风、帕金森病、阿尔茨海默病等神经退行性疾病可以损害控制吞咽和咀嚼的神经，从而增加噎呛的风险。

（4）药物不良反应：某些药物可能会引起口干或影响神经系统，从而影响吞咽能力。

（5）慢性疾病：如呼吸系统疾病（慢性阻塞性肺病或哮喘）和胃食管反流病（GERD）等，这些疾病可能会间接影响吞咽过程。

（6）急性事件：如食物或异物意外卡在喉咙，尤其是在没有适当咀嚼或在说话、笑闹时吃东西的情况下。

2. 防护措施

（1）评估吞咽功能：老年人应定期进行吞咽功能的评估，尤其是那些有神经系统疾病（如中风、帕金森病）的老年人。专业的言语语言病理学家（SLP）可以进行这种评估，并提供个性化的建议和训练，如吞咽训练和特定的吞咽技巧，以改善吞咽安全性和效率。

（2）适当的饮食调整：饮食的调整是预防老年人噎呛的关键措施之一。应避免给老年人提供难以咀嚼或吞咽的食物，如坚果、生蔬菜或过于干硬的食品。饮食应以软质、易吞咽的食物为主，必要时使用增稠剂来调整食物和饮料的稠度。此外，确保食物切成小块，以减少噎呛的风险。

（3）正确的进食姿势：进食时的姿势对于防止噎呛极为重要。老年人在进食时应保持端正的坐姿，身体微微向前倾，确保头部和颈部保持直线，有助于食物顺畅通过食管。避免在躺下或半躺的姿势下进食。

（4）缓慢、细致地进食：老年人在进食时应避免急促和分心，如边吃边说话，或边吃边看电视。细嚼慢咽可以帮助更好地控制食物的吞咽，减少噎呛的可能。

（5）环境安静、无干扰：确保进食环境安静、舒适，无干扰，有助于老年人集中注意力于进食，从而降低噎呛的风险。

（6）常规口腔护理：良好的口腔卫生是预防噎呛的另一个重要方面。定期的口腔护理可以预防口腔疾病，如牙周病和龋齿，这些问题可能影响咀嚼和吞咽能力。确保使用适合老年人的口腔清洁工具，如软毛牙刷和非刺激性的漱口水。

（7）适当的药物管理：某些药物可能会影响口腔的润滑或神经控制，从而影响吞咽能力。与医师合作，定期评估老年人的药物方案，必要时进行调整，以减少这些药物可能带来的不良反应。

（8）充足的水分和营养：保证老年人充足的水分和营养摄取同样重要，因为脱水和营养不良都可能影响整体健康，包括吞咽能力。老年人应定期摄取足够的液体，除非有医疗限制。同时，应确保他们的饮食含有足够的蛋白质和其他必需营养素，以支持肌肉功能，包括吞咽肌肉。

（9）监测与响应：对于有噎呛风险的老年人，家属和护理人员应学习和熟悉急救技能，特别是海姆立克急救法和基本的心肺复苏术（CPR）。这样在发生噎呛时能迅速采取措施，有效响应紧急情况。

（10）使用辅助工具：对于某些老年人来说，使用辅助餐具如防滑碗盘、加厚的餐具把手或特制的吸管，可以帮助他们更好地控制食物和饮料，从而降低噎呛的风险。这些工具可以使吃饭过程更加安全和容易。

（11）定期复查和调整护理计划：随着老年人状况的变化，他们的吞咽能力和总体健康状况也可能发生变化。定期复查吞咽功能和整体健康状况，并根据需要调整护理计划，是预防噎呛的一个重要步骤。这包括调整饮食、餐具和护理技巧，以适应他们当前的需求。

（12）增强沟通和教育：加强与护理团队之间的沟通，确保所有照顾者都了解老年人的特定需求和预防措施。此外，对家属和照顾者进行教育，让他们了解噎呛的风险、预防措施和应对策略，可以增强整个护理团队的能力，更好地保护老年人的安全。

二、跌倒

跌倒是指患者突然或非故意地停顿，倒于地面或倒于比初始位置更低的地方。但不包括暴力、意识丧失、偏瘫或癫痫发作所致的跌倒。跌倒可能造成的不良后果有：增加患者身体、心理创伤；患者会因害怕再次跌倒而有焦虑、抑郁或失去自信心，患者生活质量因制动或卧床而明显降低；延缓原有疾病的恢复，住院时间延长，床位周转率降低；增加患者及医院经济负担及引发医疗纠纷。

1. 原因

（1）肌肉力量减退和平衡障碍：随着年龄的增长，肌肉质量和力量会逐渐减退，这称为肌肉减少症。平衡能力也会受到影响，这增加了跌倒的风险。

（2）关节疾病：如骨关节炎或类风湿性关节炎等关节疾病会影响关节的灵活性和稳定性，使行走和转身动作变得困难，从而增加跌倒的风险。

（3）神经系统疾病：包括帕金森病、多发性硬化症和阿尔茨海默病等神经系统退行性疾病，这些疾病会影响运动控制和认知功能，从而增加跌倒的可能性。

（4）视觉障碍：老年人常见的视力问题，如白内障、青光眼、年龄相关的黄斑变性等，均可影响视觉清晰度，增加误踩或绊倒的风险。

（5）听力下降：听力减退可能降低对周围环境的感知能力，使老年人难以察觉到潜在的跌倒威胁，如背后的接近声音。

（6）药物不良反应：某些药物，尤其是镇静剂、抗抑郁药、降压药等，可能会导致头晕、低血压或平衡障碍，这些都是跌倒的风险因素。

（7）慢性疾病：糖尿病、心血管疾病、高血压等慢性疾病都可能通过各种机制增加跌倒的风险，例如通过影响血压、血糖水平或神经系统功能。

（8）外在因素

① 不适当的鞋服：穿着不合脚的鞋或过于宽松的衣物可能导致绊倒。

② 家居环境障碍：家中的滑动地毯、电线、杂物或不平的地面都是常见的跌倒障碍。

③ 照明不足：家居或外出路径的照明不足会增加跌倒的风险，特别是在夜间或昏暗环境中。

④ 浴室和厨房的危险：浴室和厨房常因湿滑地面和高度活动而成为跌倒高发区。

⑤ 外部环境因素：不平的人行道、台阶、坡道或任何形式的户外环境不平整都可能导致老年人跌倒。

2．防护措施

（1）改善家居安全

① 清除障碍物：确保生活空间没有散落的物品，比如电线、地毯边缘、小家具等，这些都是潜在的绊脚石。

② 使用防滑垫：在浴室地板、浴缸、淋浴间以及厨房等湿滑地面上铺设防滑垫，减少滑倒的风险。

③ 安装扶手和抓杆：在楼梯旁、卫生间和淋浴间安装坚固的扶手和抓杆，帮助老年人稳定身体，特别是在起立或行走时。

④ 改善照明：提高家中照明，尤其是在夜间频繁起夜的路线上，如走廊、楼梯和卫生间，考虑使用夜灯。

（2）个人健康管理

① 定期体检：定期检查视力和听力，及时纠正视觉和听觉问题。定期评估药物的不良反应，尤其是可能导致头晕或低血压的药物。

② 锻炼和平衡训练：参加适合老年人的体育活动，如打太极、练瑜伽或水中健身，这些活动可以增强肌肉力量和改善平衡能力。

③ 营养饮食：保持均衡的饮食，确保足够的钙和维生素D摄入，支持骨骼健康。

（3）适当的装备和工具

① 穿着适当的鞋子：穿着合脚、防滑、支撑好的鞋子，避免穿拖鞋或高跟鞋。

② 使用辅助工具：如果有必要，使用拐杖、手杖或助行器，以增加行走的稳定性。

（4）环境适应性调整

① 适应性家具：考虑使用高度适宜的椅子和床，使起身和坐下更为容易和安全。

② 温度适宜：保持室内温度适宜，避免因寒冷导致的肌肉紧张和僵硬。

（5）教育和培训

① 跌倒预防教育：参加跌倒预防课程，了解如何安全行走和避免跌倒。

② 紧急响应系统：考虑佩戴紧急呼叫装置，以便在跌倒后迅速获取帮助。

（6）社区支持和资源

① 利用社区资源：加入社区健康计划，利用社区中心提供的锻炼、健康检查和社交活动。

② 家庭和社区的支持：确保家庭成员、朋友和邻居了解老年人跌倒的风险和预防措施，鼓励他们参与到老年人的安全保障中来。

（7）定期家庭安全评估

① 进行家庭安全检查：定期进行家庭安全检查，识别潜在的跌倒风险。可以请专业人士或利用地方政府、社区组织提供的资源来评估家居环境，并根据建议进行必要的改造。

② 更新环境适应性：随着老年人健康状况的变化，他们的生活环境也需要相应调整，比如调整家具布置，以便更好地支持他们的活动。

（8）心理健康的维护

① 关注心理健康：老年人的心理健康同样重要，因为抑郁和焦虑等情绪问题可以增加跌倒的风险。通过提供足够的社会支持、心理咨询和适当的社交活动来维护老年人的心理

健康。

② 增强自信：通过增强老年人的身体功能和提供必要的支持，帮助他们增强行动的自信，减少因害怕跌倒而导致的过度小心和限制活动。

（9）紧急情况的准备

① 教授应对跌倒的正确方法：教育老年人如何在跌倒时保护自己。例如，学习如何正确地落地，以减少伤害。

② 制定应急计划：确保老年人和照顾者都知道如何在跌倒发生后快速反应，包括联系紧急服务、家庭成员或邻居。

（10）技术的运用

① 智能家居技术：考虑利用智能家居技术，如自动感应夜灯、智能摄像头和跌倒检测系统，以提高老年人居住的安全性。

② 移动健康监测：使用可穿戴设备监测老年人的活动和健康状况，这些设备可以实时追踪位置、活动水平甚至生命体征，以便在出现问题时及时介入。

三、烫伤

烫伤是外科常见急症，指由高温液体、高温固体或高温蒸汽等所致的皮肤损伤。老年烧烫伤的病情特点是：创面多为深度、反应重、病程长，容易引发其他疾病或加重原有疾病。

1. 原因

（1）感觉知觉减退：随着年龄的增长，人的感觉器官会逐渐退化。包括对温度的感知能力减弱，使得老年人难以及时察觉过高的温度，因此在接触到热水、热油或其他热源时可能不易立刻感到痛感，从而增加了烫伤的风险。

（2）运动能力和协调性下降：老年人的肌肉力量、灵活性和协调性通常会随年龄增长而下降。这些身体功能的衰退不仅减慢了他们的反应速度，也影响了他们的运动控制能力。例如，在厨房操作时，不稳的手可能导致热水壶、烹饪锅具等容易翻倒，从而引发烫伤。

（3）认知功能减退：认知功能的衰退是老年人常见的问题，包括记忆力下降、注意力不集中或判断力减弱。这可能导致他们忘记关掉炉火或错误判断热源的安全性。例如，他们可能误判热水或食物的温度，或者忘记已经把热水器打开，从而在不知不觉中造成烫伤。

（4）药物不良反应：某些药物的不良反应可能影响老年人的注意力和反应速度，甚至可能引起眩晕或低血压，增加在厨房或浴室中不慎接触热源的风险。此外，长期使用类固醇或其他免疫抑制剂的老年人皮肤可能变薄，对热伤害的抵抗力降低。

（5）生活环境因素：老年人的生活环境可能存在各种安全隐患，特别是在他们独居或在较老旧的住所中。例如，过时的电器设备、不恰当的水温设置或家庭内部的危险布局（如厨房与生活区域过于接近）都可能成为导致烫伤的因素。

（6）慢性疾病的影响：老年人常见的慢性疾病如糖尿病、心血管疾病等，可能通过多种机制增加烫伤的风险。例如，糖尿病患者可能由于神经病变而感觉麻木，而心血管疾病患者在使用热水时可能因血压问题而感到头晕或失去平衡，这些状况都可能在不经意间导致接触热源而引发烫伤。

（7）营养状况不良：营养状况不良也可能影响老年人的皮肤健康，使皮肤更易受到热伤害。皮肤的健康状态在很大程度上依赖于足够的营养摄入，包括蛋白质、维生素和矿物质。营养不良可能导致皮肤变薄、失去弹性，降低了对外部伤害的保护能力。

（8）独居生活：独居的老年人可能没有即时的帮助来应对紧急情况，比如在发生烫伤时迅速采取冷敷等应急措施。独居也可能导致心理上的孤立，从而减少了对自我保护意识的关注，尤其是在处理热水、火源等潜在危险时。

（9）心理因素和行为模式：心理状态和行为习惯也对老年人烫伤的风险有着直接的影响。抑郁、焦虑或其他心理健康问题可能影响他们的注意力和判断力。而习惯于某种生活方式，如独自烹饪或坚持使用传统而不安全的厨房工具，也可能不自觉地增加烫伤的风险。

（10）缺乏适当的安全知识和教育：许多老年人可能没有接受过关于如何安全处理热源的适当教育。这包括使用电器设备的安全操作、正确调节家中热水器的温度、使用防滑垫以及在厨房和浴室中采取其他预防措施。缺乏这些知识可能使他们在日常生活中不经意间遭遇烫伤。

2. 防护措施

（1）提高家庭安全：①调整热水器温度。将家中热水器的温度设置在约49℃以下，以防止烫伤的风险。②使用防滑垫。在浴室、厨房等可能接触到热水的地方铺设防滑垫，减少滑倒的风险。③安装自动关闭功能的电器。使用具有自动关闭功能的电热毯、电炉等电器，以避免过热引起的烫伤。④明确标记热源。在烤箱、炉灶等设备上明确标记开关，确保老年人容易识别和操作，减少误操作的风险。

（2）个人防护措施：①教育和培训。对老年人进行烫伤预防教育，教授他们正确的使用热水和电器的方法。②穿戴适当的服装。在厨房工作时，穿戴长袖衣物和使用厚厨房手套，以防止热油或热水溅出造成烫伤。③选择合适的鞋。在家中穿着防滑、包覆性好的鞋，减少滑倒的风险，尤其是在可能会接触到热水或热油的地方。

（3）监测和辅助技术：①安装烟雾和一氧化碳报警器。在厨房及关键区域安装烟雾和一氧化碳报警器，以便及时发现火灾和烫伤的风险。②使用远程监控系统，对于独居的老年人，家属可以安装视频监控系统，远程关注老年人的安全状况，及时发现并应对可能的危险情况。③智能家居设备。利用智能家居系统控制家中的电器使用，如通过智能手机控制热水器、炉灶等，以减少老年人直接操作的需要。

（4）环境设计与改造：①优化厨房布局。确保厨房内烹饪区域的安全，如将炉灶和微波炉置于易于操作且安全的高度，防止烫伤。②提高照明。增强家中的照明，特别是在厨房、浴室和走道等区域，确保老年人能清楚看到周围环境，避免因视线不清而发生意外。③适老化改造。进行适老化家居改造。例如，在浴室安装防滑地板、紧急呼叫按钮等，以提高老年人的自我保护能力。

（5）行为和习惯的调整：①避免单独进行高风险活动。鼓励老年人在有家属或护理人员在场的情况下进行需要使用热水或热源的活动，以便在发生意外时能立即得到帮助。②定期检查。定期检查家中的电器和设备，确保它们处于良好和安全的工作状态，避免因设备老化或损坏导致的烫伤事故。③安全教育。持续提供安全教育和信息，帮助老年人了解新的安全技术和防护措施，增强他们对烫伤风险的认识和自我防护能力。

（6）应急准备：①学习基础的急救知识。确保老年人及其照顾者了解基本的急救措施，如对烫伤的冷敷处理、何时寻求医疗帮助等。②配备急救工具。在家中配备急救箱，包括冷敷包、烧伤膏、无菌纱布等，以便在发生烫伤时可以立即采取措施。③紧急联络清单。制定并明显放置紧急联络清单，包括家庭成员、邻居、医师和紧急服务的联系方式。

（7）社区资源的利用：①参与社区活动。鼓励老年人参与社区组织的健康和安全相关活动，通过这些活动学习更多防护知识和技能。②利用社区支持服务。利用社区中的老年人支持服务，如家庭安全评估、改造资助程序等，这些服务可以帮助老年人提升居家安全。

（8）鼓励健康生活方式：①促进适度运动。适当的体力活动可以帮助老年人保持良好的身体状况，提高其反应速度和协调能力，间接减少烫伤的风险。②维持均衡饮食。均衡的饮食有助于维持健康的皮肤和整体健康状况，更好地抵抗意外伤害。

四、外伤出血

外伤性出血可分为外出血和内出血两种。血液从伤口流向体外者称为外出血，常见于刀割伤、刺伤、枪弹伤和碾压伤等。若皮肤没有伤口，血液由破裂的血管流到组织、脏器或体腔内，称为内出血。引起内出血的原因远较外出血为复杂，处理也较困难。

1. 原因

（1）身体功能退化：老年人的皮肤随着年龄增长变得更加薄弱和脆弱，皮下脂肪层减少，皮肤的保护能力下降，即使是轻微的摩擦或撞击也可能导致皮肤损伤和出血。此外，血管随着年龄的增长也会变得更加脆弱，更容易受到损伤。

（2）行动不便与跌倒：由于肌肉退化、关节炎症或神经系统疾病（如帕金森病或中风后遗症）的影响，老年人的行动能力通常受限，平衡能力减弱，这使得他们更容易跌倒。跌倒是老年人外伤出血的主要原因之一，常见的后果包括皮肤擦伤、深层撕裂伤或骨折伴随的出血。

（3）慢性疾病：老年人常见的多种慢性疾病如高血压、糖尿病和心血管疾病，均可能通过各种机制加剧外伤出血的风险。例如，糖尿病患者可能会因神经病变而对疼痛不敏感，使不易察觉到小伤口延误处理，导致出血更严重；而血管病变则可能使得血管更容易破裂。

（4）药物不良反应：老年人常用的一些药物，如抗凝血药（华法林、阿司匹林等）和非甾体抗炎药（如布洛芬），可能会增加出血的风险。这些药物可以导致血液凝固能力降低或胃肠道出血，从而在发生外伤时加重出血情况。

（5）认知功能下降：认知功能障碍如阿尔茨海默病和其他形式的痴呆症，可能导致老年人判断力减退，无法正确评估环境中的风险，从而更容易发生意外伤害。这些伤害常常涉及外伤出血。

（6）视力问题：视力减退会使老年人难以识别环境中的危险，如障碍物和不平的路面，增加了摔倒和碰撞的机会，这也是导致外伤出血的一个重要因素。

（7）环境因素：居住环境中存在的各种危险如滑倒的地面、不稳固的家具、照明不足等，都可能增加老年人发生外伤出血的风险。此外，老年人使用工具或家用电器时操作不当也可能导致意外伤害。

2. 防护措施

（1）改善居家安全：①消除家中障碍。清除家中可能导致绊倒的物品，如松散的电线、地毯边缘等。确保所有走道清晰且宽敞。②安装抓杆和扶手。在楼梯、浴室、厕所等地方安装抓杆和扶手，帮助老年人稳定身体，防止跌倒。③改善照明。提高家居照明，特别是在夜间起床时路线上的照明，如卧室到浴室的路径，使用感应灯或夜灯。④使用防滑地垫。在浴室、厨房等易滑地点铺设防滑垫，减少滑倒事故。

（2）监控健康状况：①定期体检。定期进行全面体检，特别关注与出血风险相关的疾病，如心血管疾病、糖尿病等。②药物管理。评估老年人正在使用的所有药物，特别是抗凝血药物和非甾体抗炎药，以确保剂量适当且监测潜在的不良反应。③营养监控。确保老年人获得足够的营养，特别是维生素K和铁等对血液健康至关重要的营养素。

（3）提高个人保护：①适当的服装。鼓励老年人穿着保护性较强的服装，如长袖衣服和长裤，以减少皮肤直接暴露的机会。②使用防护装备。在进行可能导致伤害的活动时，如园艺或使用厨房工具，应佩戴合适的防护手套和眼镜。

（4）增强身体功能：①锻炼和康复。通过适当的锻炼增强肌肉力量和平衡能力，如散步、太极或瑜伽，这些都有助于提高他们的整体稳定性和减少跌倒的风险。②平衡训练。参与平衡和协调性训练，这对预防跌倒特别重要。

（5）教育与培训：①安全意识培训。对老年人进行安全教育，包括如何安全使用家用电器、如何防止跌倒、急救知识等。②应急响应。教授老年人及其照顾者基本的急救技能，特别是如何处理小型创伤和出血，以及何时寻求医疗帮助。

（6）社区和家庭支持：①建立支持网络。确保老年人有一个支持网络，包括家庭成员、朋友和邻居，他们可以在发生紧急情况时提供必要的帮助。②利用社区资源。鼓励老年人利用社区中提供的各种资源，如老年人活动中心的健身课程或平衡训练，这些资源可以帮助他们保持身体活力和社会互动，同时提高自身安全。

（7）环境评估与改造：①家庭安全评估。定期进行家庭安全评估，检查潜在的安全隐患，如松动的地板砖、不稳固的家具等，及时进行修复或改造。②适老化设计。考虑进行适老化设计改造，如安装较低的门槛、宽敞的门口和更加人性化的家具布局，以适应老年人的生活需求。

（8）心理健康维护：①关注心理健康。老年人的心理健康同样重要，应定期进行心理健康检查，及时发现并处理抑郁、焦虑等情绪问题，这些心理问题可能间接影响他们的身体健康和安全。②增强自信与独立性。通过各种活动和训练，帮助老年人维持自信心和生活的独立性，这对预防跌倒和其他事故至关重要。

（9）技术应用：①使用智能设备。鼓励使用智能家居设备，如自动照明系统、紧急呼叫按钮和活动监控器等，这些设备可以增加老年人居住的安全性，并在紧急情况下提供快速响应。②移动健康监控。利用可穿戴设备监测健康状况，如心率、血压等，这些数据有助于监控老年人的健康，并在出现异常时及时作出反应。

五、触电

触电是由于人体直接接触电源，受到一定量的电流通过致使组织损伤和功能障碍甚至死亡。触电除在局部造成烧伤外，可对全身产生严重影响，甚至威胁生命。

1. 原因

（1）生理因素导致的操作失误：随着年龄的增长，老年人可能会经历各种生理变化，如手部震颤、关节僵硬和肌肉力量减退。这些变化可能导致他们在操作电器时出现失误，如插拔电源插头时手部不稳定，触摸到裸露的电线或不小心操作错误，容易发生触电事故。

（2）认知能力下降：认知功能的退化是老年人触电风险增加的另一个重要原因。随着年龄的增长，老年人可能会出现记忆力减退、判断力和注意力下降等现象。这可能导致他们忘记关掉电源，或在设备仍然连接电源的情况下进行清洁和维护，从而增加触电的风险。

（3）视力减退：老年人常见的视力问题，如白内障、老花眼等，可能导致他们在接触电器和电线时不能清楚地看到其状态。例如，他们可能无法区分电线的保护层是否已经磨损，或者无法看清楚电源插座和开关的确切位置，增加了误触裸露电线或错误操作的风险。

（4）家庭环境因素：老年人的居住环境可能不符合最新的电气安全标准，特别是在一些老旧的住宅中。这些环境可能存在以下三种问题。①电线老化。电线和电缆随时间老化，绝缘层可能破损，导致裸露的电线增加触电风险。②电器设备过时。使用过时的电器设备，这些设备的安全标准可能不符合现代要求，易发生故障或短路。③电源插座和开关的不当布局。电源插座和开关可能布置不当或数量不足，迫使老年人使用延长线或接线板，这可能导致电线混乱甚至电线超负荷。

（5）药物影响：老年人可能需要服用多种药物来控制各种慢性病症，部分药物可能会影响他们的肌肉控制、视觉和认知能力。例如，抗抑郁药或镇静剂可能会导致手抖或反应迟钝，进而增加操作电器时的危险。

（6）心理因素和行为习惯：心理状态的变化，如焦虑、抑郁或孤独感，可能影响老年人的注意力和行为决策。此外，由于长期习惯，他们可能不愿意改变使用某些电器的方式，即使这些方式不再安全。

2．防护措施

（1）提高家庭电气安全：①定期检查电气系统。请专业电工定期检查家中的电线、插座、开关和电器，确保所有电气设备符合当前电气安全标准。②更新老旧电器。更换或维修过时、损坏或有安全隐患的电器。使用具有过载保护和自动关闭功能的现代电器。③使用防漏电（GFCI）插座。在厨房、浴室、地下室和户外等容易触电的区域安装地漏电断路器（GFCI）插座，以防意外电击。④合理布局电源插座。确保家中有足够的插座以避免过度依赖延长线和电源板，这些往往会导致电线混乱并增加触电风险。⑤维护良好的照明。保持家中各处，尤其是操作电器的地方有良好的照明，避免因视线不良而发生意外。

（2）教育与培训：①普及电气安全知识。定期向老年人普及电气安全知识，包括正确使用电器的方法、常见的电气危险和急救措施。②标示指示清晰。在电器和开关上使用易于理解的标签，特别是对于视力不好的老年人，使用大字体和高对比色标签。③提供紧急联系方式。确保老年人知道在触电事故发生时应急联系人的电话号码，以及如何快速切断家中主电源。

（3）适应性改造：①安装触摸开关和传感器。为了减少需要手动操作的次数，可以安装触摸开关或是自动感应器，如自动灯光感应器，减少老年人触摸电器的风险。②使用无线电器。尽可能选择无线电器来减少家中电线的数量，如使用无线电话、使用无线遥控设备等。

（4）改善行为习惯：①避免单独操作大型电器。鼓励老年人在有家属或看护在场的情况下使用大型电器，如洗衣机、烘干机等。②规避高风险活动。教育老年人避免在潮湿环境中操作电器，例如不要在浴室内使用吹风机或其他便携式电器。

（5）增强监测与支持：①安装紧急呼叫系统。在家中安装紧急呼叫系统，以便老年人在发生触电，或其他紧急情况时能迅速求助。②社区支持。利用社区资源，如老年人日间中心或居家护理服务，为老年人提供必要的支持和教育。

六、坠床

坠床是指从床上掉落在地上，为突发的非故意事件。坠床往往导致老年人机体损伤，功能状态衰退甚至危及生命，防范坠床是护理质量管理中的一个重要方面，也是评价医疗护理质量的一个重要指标。

1. 原因

（1）生理因素：①肌肉力量和平衡减退。随着年龄的增长，肌肉质量、力量和灵活性会逐渐减退，这影响老年人的平衡和协调能力。在尝试起床或转身时，这种身体功能的衰退可能导致他们失去平衡并从床上跌落。②夜间活动频繁。老年人可能因多种原因（如夜间尿频）在夜间需要多次起床。在昏暗的环境中，他们更容易跌倒。③慢性疾病的影响。诸如帕金森病、关节炎、心脑血管疾病和糖尿病等慢性疾病可能导致行动缓慢、肌无力或神经功能受损，这些都增加了坠床的风险。④药物不良反应。许多老年人需要服用多种药物，一些药物如镇静剂、睡眠药、抗抑郁药等可能导致患者昏昏欲睡、反应迟钝或平衡能力受损，增加了坠床的风险。

（2）认知功能障碍：①阿尔茨海默病。认知功能的衰退，可能导致老年人在夜间醒来后迷失方向，他们可能尝试离开床铺而不记得自己的行动限制或床边的环境布局。②视力下降。随着年龄增长，老年人的视力通常会下降，这影响他们对周围环境的感知，尤其在夜间或光线不足的条件下，容易发生摔倒。

（3）床具和环境因素：①床高不适当。床高过高或过低都可能增加坠床的风险。过高的床使得上下床时更困难，而过低的床则可能导致老年人在尝试起身时失去平衡。②床边缺乏防护。床边没有安装有效的护栏或床栏，特别是对于有认知障碍的老年人来说，更容易在无意中翻滚出床。③环境障碍物。床周围环境杂乱，如地上有衣物、鞋或其他物品，增加了夜间起床时摔倒的风险。

（4）心理与行为因素：①孤独与焦虑。孤独感和焦虑可能导致老年人在夜间更频繁地醒来，焦虑状态下可能急促地行动，从而增加坠床的风险。②拒绝使用辅助工具。有些老年人可能因为自认为还能像以前一样自如地行动，而拒绝使用床栏、手杖或其他辅助设备。这种过度自信可以导致他们在没有适当支持的情况下尝试起床，增加了坠床的风险。

（5）睡眠障碍：①睡眠质量差。老年人可能会遭受各种睡眠障碍，如睡眠呼吸暂停、失眠或睡眠周期改变等，这会导致夜间频繁醒来。在这些频繁醒来的时刻，他们在尝试起床时可能由于睡眠不足而反应迟钝，协调能力下降。②夜间混淆状态。夜间混淆是一种常见的症状，特别是在有认知障碍的老年人中。这种状态下的老年人可能在半夜醒来后处于迷失状态，容易在尝试离床时坠落。

2. 防护措施

（1）改善床具配置：①适宜的床高。确保床的高度适中，不太高也不太低，以方便老年人上下床，同时减少跌倒风险。②使用床栏和防护边框。在床的两侧安装床栏或防护边框，以防止老年人在睡眠中翻滚导致坠床。③床垫选择。选用适当硬度的床垫，既能提供足够的支持，又能减少移动时的困难。

（2）提高卧室安全性：①夜间照明。安装感应夜灯或床头灯，确保老年人夜间起床时能清楚看到周围环境，减少摔倒的风险。②整理卧室环境。保持卧室内通道畅通，无杂物堆放，尤其是床边要保持清洁，避免任何可能导致绊倒的物品。③防滑地毯。在床边放置防滑地毯，以防老年人下床时滑倒。

（3）行为和习惯的调整：①规律的睡眠时间。建立规律的睡眠时间表，帮助老年人保持良好的睡眠习惯，减少夜间频繁醒来的次数。②适当的活动和锻炼。鼓励老年人进行适度的身体活动和锻炼，如太极、瑜伽等，这些活动可以增强他们的肌肉力量和平衡能力，减少坠床风险。③避免夜间饮水过多。控制夜间饮水量，以减少夜间起床上厕所的次数，从而降低坠床风险。

（4）使用辅助设备：①安装床旁扶手。在床边安装扶手，帮助老年人在起床和躺下时保持平衡。②床铃和紧急呼叫系统。为老年人提供床铃或紧急呼叫设备，使他们在需要帮助时能够及时通知照护者或家人。

（5）定期检查药物：定期评估老年人的药物情况，特别是那些可能影响睡眠质量、平衡感或认知能力的药物。与医师合作，调整剂量或更换药物，以减少不良反应的影响。

（6）增强监护和教育：①家庭成员和看护人的培训。教育家庭成员和看护人有关老年人安全的知识，包括如何正确使用床栏、防护设备和急救措施。确保他们了解如何防止坠床和应对可能发生的坠床事件。②定期评估和回访。定期评估老年人的居住环境，确保所有预防措施都处于最佳状态，并根据老年人的健康变化适时调整。

（7）心理支持：①提供情感支持。确保老年人获得充分的情感和心理支持，帮助他们处理孤独、焦虑或抑郁等问题，这些心理状态可能影响他们的睡眠质量和夜间行为。②鼓励社交活动。鼓励老年人参与社交活动和社区活动，增强他们的社会联系，提高生活质量，减少因孤立感导致的焦虑和夜间惊醒。

（8）环境适应性改造：①床周围安全优化。适当调整家具布局，确保床周围没有尖锐或硬质的物品，这些物品在坠床时可能造成伤害。②温馨舒适的睡眠环境。创建一个温馨和舒适的睡眠环境，使用适宜的床上用品，调节适宜的房间温度，减少噪声和光线干扰，有助于改善老年人的睡眠质量。

七、压疮

各种类型的瘫痪、长期卧床或因疾病而制动均可导致压疮。有调查显示，国内内科住院患者60岁以下压疮发生率是 0.5% ～ 1%，老年患者发生率为 15.5%。压疮是临床上老年患者最常见的并发症之一。

1. 原因

（1）减少的移动能力：老年人常常由于年龄增长、慢性疾病或术后恢复等原因导致活动能力下降。当一个人不能频繁改变体位时，特定身体部位（如骨突出的地方，骶骨、髋骨、脚跟等）上的持续压力会削弱皮肤及其下组织的血液供应，增加了发生压疮的风险。

（2）营养不良：适当的营养对维持皮肤和其他组织的健康至关重要。老年人可能因为吞咽困难、消化问题或食欲下降等多种原因而出现营养不良。缺乏足够的蛋白质、维生素和其他关键营养素会使皮肤变得更脆弱，更容易受到压力的损伤。

（3）潮湿的皮肤环境：长时间的尿液或大便暴露会导致皮肤潮湿，增加皮肤的脆弱性，并使之更容易受到损伤。老年人若患有失禁问题，这种情况更为常见。

（4）减少的皮肤弹性和厚度：随着年龄增长，皮肤会失去一部分弹性和厚度，这会使得皮肤更易受到压力、摩擦或剪切力的伤害。

（5）慢性疾病：系统疾病如糖尿病、心血管疾病和血液系统疾病，都可以影响血液循环，减少血液流到皮肤和组织的供应，从而增加了压疮的风险。

（6）感知减退：老年人可能因神经退行性疾病或其他健康问题而导致对疼痛或压力的感知减弱。这意味着他们可能不会意识到需要改变位置以减轻持续的压力。

（7）药物不良反应：某些药物可能导致皮肤干燥或影响患者的认知和移动能力，从而间接增加了发生压疮的风险。

（8）不当的床铺和坐具：使用不当的床垫、轮椅垫或其他支撑设备可能会增加特定部位的压力，尤其是如果这些设备不能正确分散压力或提供足够的支撑时。

2. 防护措施

（1）定期改变体位：①定时翻身。对于卧床的老年人，应每两小时翻身一次，以减少对任何一个部位的持续压力。②使用体位垫。在易受压力的部位使用特制的体位垫，如凝胶垫、气垫或泡沫垫，可以帮助分散压力。

（2）使用适当的支撑设备：①专用床垫和坐垫。使用防压疮床垫和坐垫，如动态空气交换床垫或水床，这些床垫可以有效减轻皮肤的压力。②轮椅调整。确保轮椅适合使用者，包括适当的座椅宽度、深度和高度，以及足够的背部和腿部支撑。

（3）营养管理：①均衡饮食。确保老年人摄入足够的蛋白质、维生素和矿物质，这些营养素对皮肤健康至关重要。②水分补充。鼓励适量饮水，保持适当的水分，帮助保持皮肤的弹性和健康。

（4）皮肤护理：①定期检查皮肤。每日检查皮肤状态，特别注意压力点附近的皮肤，寻找红斑、肿胀、硬化或破损等早期压疮迹象。②保持皮肤干燥和清洁。保持皮肤干燥，防止由于潮湿引起的皮肤损伤，特别是对于有失禁问题的老年人，需要使用适当的吸湿材料并频繁更换。

（5）教育与培训：①教育护理人员和家属。确保护理人员和家属了解压疮的风险因素、预防策略和早期识别的重要性。②提供资源。提供关于如何照顾卧床患者的资源和培训，包括如何正确使用床垫、翻身技巧和皮肤护理。

（6）环境调整：①改善床铺条件。保证床单平整，避免皱褶，因为皱褶可能增加皮肤的摩擦和剪切力。②适宜的房间温湿度。维持适宜的室内温度和湿度，避免过热或过于干燥，这些极端条件可能影响皮肤的健康。

（7）压疮风险评估：定期对老年人进行压疮风险评估，使用标准化工具如Braden Scale进行评估，根据评估结果调整预防策略。

八、走失

走失是指住院患者在完成住院手续后至完成出院手续前，或门诊及急诊患者于本院就诊期间，未经主管医师的同意，因各种原因发生的出走、失踪事件。有资料表明，北京市每年约有3000老人走失，一旦阿尔茨海默患者走失在24小时以上，其生还的可能性只有50%。老年患者走失，易延误治疗，并对人身安全构成危险，可能发生跌倒、撞伤等不良事件。

1. 原因

（1）认知障碍和痴呆：①记忆力下降。随着年龄的增长，特别是在阿尔茨海默病和其他类型的痴呆患者中，记忆力减退是常见现象。老年人可能忘记自己的住址、如何返回家中或他们为何会出现在某个地方。②空间定向障碍。认知功能衰退还影响老年人的空间定向能力，使他们难以识别熟悉的环境，即使在自己居住多年的地方也可能迷路。③判断力减退。认知障碍还可能导致老年人判断力下降，他们可能无法正确判断情况的安全性，如穿越马路或识别潜在的危险。

（2）心理健康问题：①抑郁症和焦虑。老年人可能因为抑郁症或焦虑症而试图离开家中，寻找舒缓心理压力的方法，或是因为某些心理触发因素而离开安全的居住环境。②情绪波动。情绪不稳定也可能促使老年人离开家中，特别是在没有监护的情况下。

（3）生理需求：①尿急或其他生理需求。老年人可能因为突然的生理需求（如寻找厕所）而匆忙离开，但在外时可能忘记回家的路。②健康状况变化。如低血糖等突发健康问题可能导致混乱和定向能力下降，使得老年人在没有目的地的情况下游走。

（4）社会和环境因素：①居住环境改变。搬家到新环境可能会导致老年人感到困惑和不适应，尤其是在新环境中找不到熟悉的地标时。②缺乏适当的监护。在没有足够监护的情况下，老年人可能由于好奇心或回忆驱使而离家出走。③社会孤立。缺乏社交活动可能导致老年人寻求外出的机会，有时这种外出可能导致走失。

2. 防护措施

（1）环境安全性增强：①安全的居住环境。确保老年人居住的环境是安全的，门窗都配备适当的锁具。对于易于走失的老年人，可以考虑安装额外的安全设备，如门上的警报器，当门被打开时会发出警告。②清晰的标识。在家中放置清晰的指示牌，帮助老年人识别各个房间的功能，尤其是卫生间的位置，减少他们因找不到卫生间而出门寻找的风险。

（2）使用技术辅助工具：①穿戴式跟踪设备。为老年人配备 GPS 追踪器或其他智能穿戴设备，这些设备可以帮助家属或照护者实时监控他们的位置。②安装摄像头。在家中的主要区域安装摄像头，特别是出入口处，以便在老年人试图离开时可以迅速发现并采取措施。

（3）社区和家庭的支持：①邻里网络。建立一个支持系统，包括邻居、朋友和家庭成员，使他们了解老年人可能走失的风险，并知道如何在发生走失时迅速响应。②参与社区活动。鼓励老年人参加社区组织的活动，这不仅可以提高他们的社会参与度，还可以通过社区的支持网络来增加对他们行踪的监控。

（4）增强健康：①定期医疗检查。定期进行医疗和心理健康评估，特别是对于那些患有认知障碍的老年人，及时调整治疗方案。②改善营养与锻炼。保证老年人获得均衡的饮食和适度的体育活动，以维持他们的身体健康和认知功能。

（5）教育和训练：①认知训练。对老年人进行定期的认知训练，帮助他们保持记忆力和日常生活技能，延缓认知能力的衰退。②应对策略教育。教育老年人和照护者如何识别走失的风险，以及一旦走失，应如何有效应对。

（6）法律保护：确保有相应的法律和政策保护老年人的安全和权益，例如，有些地区实施了"银色警报"系统，当老年人走失时，可以迅速通知社区和警方。

九、受虐

老年人受虐已成为国际上公认较为普遍而严重的问题。老年人受虐问题，不仅对老年人身心健康造成严重影响，还会增加社会疾病负担及社会相应福利机构负担。2002年，美国国家科学院提出了老年受虐一词的定义。这个定义的描述包括两方面：①由老年人的家庭成员，或其他照顾者、亲近信赖的人对老年人实施虐待行为、故意造成严重伤害的行为或者故意或无意地导致严重伤害风险的行为；②老年人的照顾者不能满足老人维持生存的基本需求，或难以保障老年人人身安全。

1. 原因

（1）社会文化因素：①年龄歧视。在许多文化中，存在对老年人的负面态度和刻板印象，将老年人视为负担而非贡献者。这种年龄歧视可能导致老年人在家庭和社会中的地位下降，增加了他们遭受虐待的风险。②家庭结构变化。现代社会家庭结构的变化，如家庭成员分散、子女不与老年人同住等，减少了老年人得到家庭支持和照顾的机会，有时候也导致照顾者的压力增大，从而增加虐待行为的发生。③社会隔离。老年人由于退休、健康退化或亲友去世等原因，可能会出现社会孤立。缺乏足够的社交活动可导致老年人更容易遭受虐待，而且这种虐待可能不被外界发现。

（2）经济因素：①经济依赖。经济问题是老年人受虐的重要因素之一。老年人可能因为经济上依赖照护者而遭受虐待，包括财务剥削和物质上的忽视。②照护者的经济压力。照护者可能因为缺乏经济资源而产生巨大的压力，尤其是在需要同时照顾小孩和老人的"夹心层"家庭中。这种压力有时会以虐待行为表现出来。

（3）心理因素：①照护者的心理健康问题。照护者的心理健康状况，如抑郁、焦虑或其他心理疾病，也是导致老年人受虐的重要因素。这些心理问题可能影响照护者的耐心和抚养能力，从而在压力大时采取虐待行为。②老年人的认知障碍。患有认知障碍的老年人，如阿尔茨海默病患者，可能因为沟通困难而无法表达自己的需要或痛苦，增加了他们遭受虐待的风险。

（4）制度性因素：①缺乏适当的政策和资源。在许多国家，缺乏专门针对老年人保护的政策、法律和社会服务。公共资源的不足，如社区支持服务、老年人福利设施等，也使得老年人更容易遭受忽视和虐待。②医疗和社会服务人员的培训不足。健康护理和社会服务人员可能没有得到足够的培训来识别和处理老年人受虐的情况。此外，忙碌的工作环境和人手不足也可能导致对老年人的忽视。

2．防护措施

（1）加强法律与政策的支持：确保有明确的法律禁止对老年人的所有形式的虐待，并设立严厉的处罚措施以威慑潜在的侵犯者。制定专门的政策来保护老年人，如提供社会支持服务、财务援助和医疗保健。

（2）社会教育和意识提升：通过媒体和公共教育活动提高社会对老年人受虐问题的意识。强调尊重老年人的重要性，并教育公众识别虐待的迹象。对医疗保健提供者、社会工作者、执法人员等进行培训，使他们能够更好地识别和响应老年人受虐的情况。组织社区活动，如讲座和研讨会，增强老年人和他们的家庭成员对防止虐待的认识。

（3）提供充足的资源和支持：①建立支持网络。创建社区支持网络，包括老年人活动中心、志愿者组织和邻里互助团体，以减少老年人的孤立和忽视。②改善医疗和社会服务。提供适当的医疗和心理健康服务，特别是为患有认知障碍的老年人提供专门的支持。③经济援助。为经济上不独立的老年人提供经济援助和管理服务，减少他们因经济原因受到家庭成员的虐待。

（4）增强老年人的自我保护能力：教育老年人识别虐待的迹象，并告知他们在受到虐待时如何求助。确保老年人知道在遭受虐待时可以联系的各种资源，如紧急呼叫服务、社会服务机构或信任的家庭成员。

（5）环境安全性增强：①家庭安全评估。对老年人的居住环境进行安全评估，确保他们的居住环境是安全的，无法被轻易进入或被监视。②适应性改造。对老年人的家进行适应性改造，如安装扶手和紧急呼叫系统，以增加他们在家中的安全感和自立能力。

参考文献

[1] 美国睡眠医学会.睡眠障碍国际分类[M].3版.高和,译.北京：人民卫生出版社,2017.

[2] 郭兰婷,郑毅.儿童少年精神病学[M].2版.北京：人民卫生出版社,2016.

[3] 郝伟,赵敏,李锦.成瘾医学：理论与实践[M].北京：人民卫生出版社,2015.

[4] 贾建平,陈生弟.神经病学(住培规划教材)[M].北京：人民卫生出版社,2016.

[5] 贾建平.中国痴呆与认知障碍诊治指南[M].2版.北京：人民卫生出版社,2016.

[6] 李凌江,陆林.精神病学[M].3版.北京：人民卫生出版社,2015.

[7] 李凌江,马辛.中国抑郁障碍防治指南[M].2版.北京：中华医学电子音像出版社,2015.

[8] 于丽丽.精神科护理[M].北京：科学出版社,2023.

[9] 苏静,邵蓉,肖静.精神科护理[M].长沙：中南大学出版社,2018.

[10] 井霖源.精神科护理[M].北京：人民卫生出版社,2018.

[11] 杨德森,刘协和,许又新.湘雅精神医学[M].北京：科学出版社,2015.

[12] 刘哲宁,杨芳宇.精神科护理学[M].5版.北京：人民卫生出版社,2022.

[13] 李凌江,陆林.精神病学[M].3版.北京：人民卫生出版社,2015.

[14] 李凌江,马辛.中国抑郁障碍防治指南[M].2版.北京：中华医学电子音像出版社,2015.